中医肿瘤学新论

主编◎王笑民

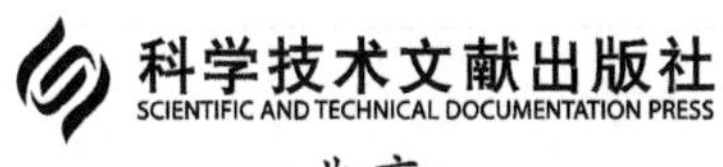

·北京·

图书在版编目（CIP）数据

中医肿瘤学新论 / 王笑民主编. -- 北京 : 科学技术文献出版社, 2025. 6. -- ISBN 978-7-5235-2247-9

Ⅰ. R273

中国国家版本馆CIP数据核字第2025XC1244号

中医肿瘤学新论

策划编辑: 孔荣华　责任编辑: 张雪峰　张　睿　责任校对: 彭　玉　责任出版: 张志平

出 版 者　科学技术文献出版社

地　　址　北京市复兴路15号　邮编　100038

编 务 部　（010）58882938，58882087（传真）

发 行 部　（010）58882868，58882870（传真）

邮 购 部　（010）58882873

官方网址　www.stdp.com.cn

发 行 者　科学技术文献出版社发行　全国各地新华书店经销

印 刷 者　北京虎彩文化传播有限公司

版　　次　2025 年 6 月第 1 版　2025 年 6 月第 1 次印刷

开　　本　710×1000　1/16

字　　数　227千

印　　张　15.75

书　　号　ISBN 978-7-5235-2247-9

定　　价　68.00元

编委会

主　编：王笑民

副主编：杨　永　刘　声

编　委：杨　霖　程培育　念家云　丁彤晶

马婷婷　李晓晓　张佳慧　马云飞

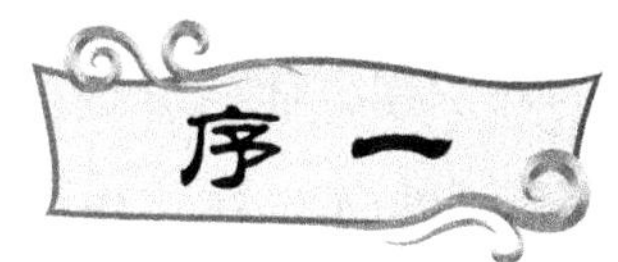

序 一

肿瘤严重危害人类健康，世界各国在肿瘤研究方面投入大量人力、物力和财力，虽获一定进展，但未能彻底解决问题。

中医药治疗肿瘤富有中国特色，且在肿瘤的综合治疗中发挥着重要作用。从古至今，历代医家对肿瘤的病名、病因、病机、诊断、治疗进行了由浅入深、由简到繁、由表及里的研究，建立了针对肿瘤的诸多理论和学说，形成了“虚痰瘀毒在肿瘤发生、发展过程中起重要作用”的中医病机学共识，这些理论、学说和共识对肿瘤的中医药治疗起到了很好的指导作用。由于古代肿瘤发病率较低，古典医著对于肿瘤的认识不够全面、不够深入，并且现代医家虽认识到“虚痰瘀毒”是肿瘤的重要病机，但未能系统深入地思考这些病机产生的本源及致病特征，对于上述病机要素的脏腑定位、阴阳特征、作用途径、作用力度及其相互影响的研究不够，因此到目前为止，有关中医肿瘤学的完整理论体系尚未成形。

本书作者立足于中医理论，运用中医思路、中医方法对现代肿瘤的诊疗进行了较为深入的思考和研究，在总结前人经验、不断实践的基础上建立“虚极致实”“肾实致病”“燚为病性、岩是病质”等一系列新的学说，提出肿瘤发病“虚是病本、毒是关键、痰瘀成形”的学术观点。这些观点、认识、学说为中医药治疗肿瘤提供了新的思路。

治病必求于本。中医药若想在肿瘤诊疗方面取得突破性进展，必须深入思考疾病的本质、精准把握发病的机制。中医药在肿瘤及其治疗引起的并发症方面的缓解（减症）作用也是有目共睹的，但中医药对局部病灶的控制（治病）作用仍有待进一步提升，希望本书能为中医药治疗肿瘤能力的提升带来有益的帮助。

国医大师　刘嘉湘

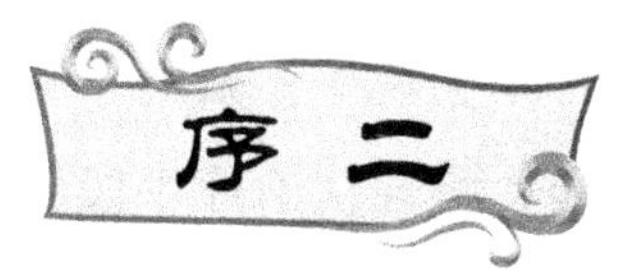

序二

恶性肿瘤是严重危害人类健康的一种常见疾病，防治肿瘤已成为全世界医学领域中的重要研究课题和迫切任务。生物治疗、免疫治疗等新方法不断出现，靶向药物更新换代，大型临床研究持续开展。虽然这些治疗手段取得不少进展，但仍有许多问题尚未解决。

中医药是一个伟大的宝库，它有着与疾病做斗争的丰富经验与系统理论。我国古代医学文献中记载了大量对肿瘤的理论认识与治疗方药，至今仍在指导着中医临床并取得了可观的疗效。在当前肿瘤治疗中，我国正走着自己独特的中西医结合治疗的道路。中医药因其独有的整体观念和辨证论治特色，在改善肿瘤相关并发症、提高患者生活质量、延缓肿瘤复发与转移等方面发挥了重要作用。同时，历代医家也不断创新完善中医肿瘤理论体系，该体系涵盖了中医肿瘤的病因、病机、诊断、治疗等方面。近几十年来，从认识到正气在肿瘤发生、发展中的重要作用，到形成“虚、痰、瘀、毒”的中医肿瘤病机共识，中医肿瘤理论快速发展，并有效指导临床实践。然而，中医肿瘤理论仍有许多“盲点”和“茫点”：癌毒阴阳属性、致病特征、毒量毒力等具体问题尚待澄清；现代治疗手段对机体虚、痰、瘀、毒的影响仍需思考；扶正与祛邪的选择与时机仍需优化；完整的中医肿瘤理论体系仍需中医肿瘤工作者不断添砖加瓦。

该书作者从中医理论出发，坚守中医原创思维，对恶性肿瘤类疾病的发病原因、发病机制、病机要素的相互作用及现代治疗的影响、肿瘤诊断与治疗等各方面进行了深入的思考与探索。在总结归纳前人学术思想与临床经验的基础上，原创性地提出了“岩燚说”“肾实说”“心神不力说”；归纳了肿瘤独特的病机如火水未济、太少合病、阳虚毒聚等；将现代治疗手段纳入中医理论，并深入思考了其对虚、痰、瘀、毒的影响。这些新学说、新思想、新提法成为中医肿瘤理论体系发展的新动能。

中医药治疗肿瘤任重道远，提高临床疗效是其关键。只有认识疾病本质、精准把握核心病机，才能提高疗效。希望本书能对中医药治疗肿瘤有所助力。

全国名中医　郁仁存

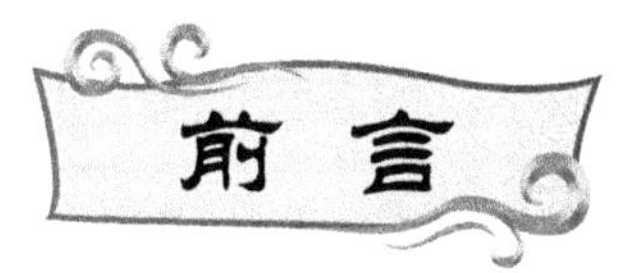

前言

恶性肿瘤发病率逐年上升，已成为严重威胁人类健康的主要疾病，防治肿瘤任务迫切，责任重大。中医药在肿瘤防治中发挥了重要作用，中医肿瘤学经过几十年的发展，逐步形成了相对完善的中医肿瘤理论体系，在临床实践中积累了丰富经验。虽然整体调节（调理）有优势，但局部病灶控制（治病）亟待加强，这就需要源头理论上的更新及创新，因此，原创中医肿瘤理论体系尚待完善。

本书即是基于中医原创思维，多维度丰富了中医肿瘤理论体系，包括病因病机、诊断治疗、未病先防等多方面，尤其提出了较多新假说、新学说、新思想，体现了“新论”之意。其一，用“岩燚”高度概括肿瘤特征，提出“胎毒”“少阴直中”“元精异化”等病因；其二，原创“肾实”“心神不力”等病机理论，首次论述“木风火”及复发转移中“肝风”的作用；其三，治疗方面提出“扶正恋邪”的新思考，并将疾病与人体分为三阶段、九状态，指导祛邪与扶正的运用等；其四，将现代治疗手段纳入中医论治体系中，系统论述了现代治疗手段的中医属性及其对“虚痰瘀毒”的影响，进一步扩大了中医肿瘤体系的范畴。

本书从想法到完稿历时十年之久，可谓“十年磨一剑”。其间数易其稿，不断更新补充，力求“言务新，说有据，行能效”。相信能给肿瘤学科的各级医师、科研人员及医学院校师生带来启发与益处。书中多次提到穿山甲与炮山甲等药物，现均已禁用。书中如有不足之处，欢迎指正。

王笑民

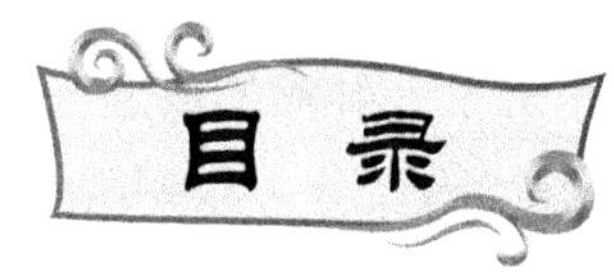

绪　论

一、中医肿瘤学定义

中医肿瘤学是以中医基本理论为指导，应用中医传统研究思维与方法，在仔细观察肿瘤的临床现象、认真总结肿瘤诊疗成果的基础上，阐述肿瘤发生、发展的病因病机，提出肿瘤诊断、治疗、康复及预后规律的一门学科。它强调内因即正气虚，也就是机体抗病能力强弱在恶性肿瘤发生、发展和转归过程中起决定性作用；而外因是重要条件。

二、中医肿瘤学发展思路

中医肿瘤学发展应立足中医学思维与方法，突出理论创新。运用“象思维”等原创思维建立中医肿瘤学理论，不断深化并丰富“虚、痰、瘀、毒”的病机框架，积极探索特色病机、具体病机，“翻译”现代肿瘤诊疗的最新研究成果并纳入体系中的相应项目，不断丰富中医肿瘤理论体系，形成富有活力的、可持续发展的现代中医肿瘤理论体系。在此基础上，由理论带动临床实践不断前进，产出一系列疗效确切的方药、治法与中医技术，并采用现代科学研究方法“阐释”其科学机制与内涵，引导学科不断向前发展。

三、中医肿瘤学研究方法

中医肿瘤学发展至今，在中医药防治肿瘤术后复发和转移、中医药治疗肿瘤相关的并发症、中医药延长晚期肿瘤患者生存期、提高患者生活质量等研究领域均取得了一定成果。中医药作用于人体治疗疾病的机制复杂，靶点多样，属于“N把钥匙开N把锁”。研究方法从传统的病案研究，到采用标准化循证的大型随机对照试验，再到现代大数据背景下的真实世界研究，不断升级。

（一）个案分析

中医肿瘤学在20世纪60—70年代起步，研究初期以搜寻整理古籍文献中有关肿瘤的记载，寻找抗癌的中草药、民间单方和验方为主，囿于时代局限，研究方法多为个案报道，因为缺乏科学的验证方法，这些所谓抗癌中草药的疗效并没有充分的证据。另外，一部分医师将自己的临床验案加以整理，利用个案分析的方法总结经验，为中医肿瘤学发展做出了贡献。这种个案分析的方法传承了古代以病案研究为中心的研究方法，体现了中医学个体化的独特优势，但因个人验案数量有限，且当时缺乏现代计算机数据挖掘的技术，证据力度有限，难以形成可推广的方案。

（二）循证研究

循证医学的核心思想是一切医疗决策都要遵循临床证据，这一点和依赖经验的传统医学有所不同。经过严格设计的随机对照试验结果成为高证据等级的治疗推荐，并被作为临床决策的主要依据。近30年来，随着现代肿瘤治疗的发展，手术、放化疗占据了肿瘤治疗的主力地位，中西医结合肿瘤研究伴随循证医学的成熟也进入快速发展时期，中医肿瘤研究运用循证方法，走过了一条从小样本病例观察、对照试验，到队列研究，再到大型随机对照试验的研究道路。代表性研究有中国中医科学院广安门医院的“扶正培本法为基本疗法防治非小细胞肺癌的系列研究（参一胶囊等）”和上海中医药大学附属龙华医院的“扶正抗癌治疗晚期非小细胞肺癌临床研究”。通过大型随机对照试验，中医药在对手术、放化疗的增效减毒，在延缓手术后复发、转移及改善晚期肿瘤患者生活质量上积累了可靠的临床证据，并逐渐开始建立中医药肿瘤治疗体系。

但是，循证医学所推崇的随机对照研究方法以“一把钥匙开一把锁”的理念为前提，所阐述的是单个药物分子对单个靶点的作用效应，而传统中医给药方法为汤剂，患者接受“无数把钥匙”，显然这种单因素研究方法不适用于中医药诊疗的研究。另外，前些年有方法学专家推崇的病证结合随机对照试验的研究方法，貌似科学，其实漏洞明显。首先，病证结合的研究基本不设证的终止点，也就是说，以 2 个月为一疗程，当患者服药 3 天后病情改善，如果继续服用此后 57 天的中药病情未进一步改善，则是药不对证，如果是 60 天证无变化，那么证明药物无效（因为没有设定证的量化分级标准，无法判定证在程度上的变化）；其次，病证结合所用的处方往往是对准某一疾病的某一中医证型，目的是消除证（缓解症状），而设立的观察指标却是针对疾病的治疗效果，以肿瘤为例，设计病证结合研究的主要终止点为生存期、无进展生存期、肿瘤局部病灶的变化（完全缓解、部分缓解、疾病稳定等），完全是文不对题，这样的研究要出好的结果，显然是十分困难的。因此，沿用中医的临床研究方法，应用计算机信息技术，通过大样本个案的真实世界研究，应该是中医肿瘤临床研究的可行方法。

（三）基础实验

基础研究是阐明中医药抗肿瘤分子机制、推动临床转化和新药创新的重要手段。中医肿瘤学在中药抗肿瘤机制研究中，采用现代分子生物学技术、高通量测序等方法，通过动物实验和细胞实验，从免疫逃逸、肿瘤微环境、血管生成、耐药基因、转移因子、干细胞及细胞凋亡、自噬等多角度，阐释了中药在抑瘤、抗复发转移和逆转耐药方面的部分机制，体现了中药抗肿瘤的多靶点效应，并筛选出一批效果明确的中药单体或复方，为下一步进行临床转化奠定了基础。另外，中医肿瘤理论和实践的发展也离不开基础实验研究，否则会无法被验证，说不清机制，也使理论创新成为无源之水、无根之木。新的假说和理念除需要临床实践检验外，还需要找到客观证据并被现代科学方法验证，才可能变成理论。

复方中药的机制研究存在很多困难，首先是成分复杂，而可选择的研究方法还是分子－靶点－效应的单因素分析方法。另外“体外试验复方如何应用”这一问题长期困扰中医药基础研究者，无论是复方水提物直接应用还是血清药理学及肠吸收液等新方法，都存在不同程度的缺陷。笔者认为，既然是应用分子－靶点－效应的研究思路，不妨采取中药主要成分单体的配伍研究，虽然不是太全面，但是至少能从侧面反映问题的实质。

近年来，有学者应用网络药理学的方法预测单味中药或中药复方的有效成分及作用靶点，这一方法较之前以单体替代单味中药或复方来研究有效成分及作用机制，有了长足的进步，可能成为今后研究中药效应机制的一个重要方法。

（四）大数据与真实世界研究

随着计算机信息技术的发展，大数据在医学研究中的应用越来越广。大数据具有快速化、大量化及多样化的特点。不同来源且类型多样的海量数据相互混杂在一起，组成了一个复杂的数据系统，大数据分析技术是挖掘大数据中蕴藏价值的关键，数据挖掘是从复杂数据系统中揭示隐藏规律的过程。面对大数据，我们的思维方法也应做出相应转变：整体思维，关注点从样本数据变成整体数据；容错思维，即接受数据的混杂和相互干扰；相关思维，即从追求数据的线性因果联系变成探索数据间的相关性。

中医用整体观念指导临床，疗效评价往往不是单一指标，诊疗过程中包括四诊、身心、主客观等多层次、非线性的数据；中医的辨证论治和个体化特点决定了在诊疗中产生的数据是多源多样且动态关联变化的，这都与现代大数据的特点契合。将传统的个案研究与大数据技术相结合，将海量的诊疗数据集中在一起进行数据挖掘，找出数据间的关联性和隐藏价值，既继承了中医研究的传统，又能发挥现代优势，也成了中医肿瘤学重要的研究方法之一。

另外，大数据背景下的真实世界研究，逐渐成为中医肿瘤研究的新方法。笔者正在进行的“紫龙金片治疗非小细胞肺癌患者的真实世界临床评价研究”就是其中的代表。相比于随机对照试验采集样本数据并进行因果关系推导，真实世界研究更符合中医临床实际，所收集的数据更全面完善。大数据的统计分析基于总体数据进行，不排除混杂因素，有利于全面展示数据间的相关性，得到更客观的结果。统计学方面，随机对照试验主要用卡方检验、Fisher 精确检验、log-rank 检验、ROC 曲线分析、Kaplan-Meier 生存曲线分析等统计方法，直接将最终数据与基线数据进行比较，忽略了中医诊疗中证的动态变化，这也是证候研究走入困局的原因之一；真实世界研究因其混杂因素多，除了需要上述统计方法，还需要多因素分析、工具变量、倾向评分等方法。值得思考的是，面对真实世界研究产生的海量数据，除运用信息挖掘的技术手段外，要想让其产生价值，需要以问题为导向，选择合适的思维角度，组建数据库并设计算法，并在结果中验证思路，以期挖掘出数据背后隐藏的有价值的关联性信息。

（五）网络化研究

肿瘤为复杂性疾病，多基因位点与心理、环境因素共同参与其发生、发展。现代科学运用还原论的分析方法，寻求特征基因对应靶标药物，在复杂性疾病治疗中往往收效不大，单靶点、高选择性药物带来更多不良反应和耐药性。中医中药为多靶点共协调系统，面对复杂性疾病更有优势，其作用机制很难从单一基因靶点或分子通路阐释清楚，而系统生物学、网络化的研究方法如网络药理学结合大数据算法，可能更适合发现肿瘤靶点和中医方药之间的相关性，体现中医药真正的优势。

四、中医肿瘤学目标

中医肿瘤学的未来要立足自身，树立以我为主、中字为先的发展思路，应着眼于自身原创理论的构建，将现代医学成果纳入中医理论体系中。面对西医肿瘤治疗占据主要阵地的现状，我们不能满足于“随从”地位。中医肿瘤学的发展一定是围绕提高自身临床疗效这一目标，涉及理论体系的完善、技术手段的丰富、临床验证的确定等几个方面。中医肿瘤临床疗效的提高一定伴随中医肿瘤基础理论的完善和突破。突破在于运用中医原创思维，基于临床实践提出新的理念和想法，并在大量临床中验证，得到明确疗效后，用现代科学手段说明阐释其实质，经过此途，理念才有可能上升为理论，既可有效指导临床，又可用现代科学语言交流推广。

中医肿瘤临床疗效不应仅体现在改善肿瘤患者症状、提高生活质量、提高手术成功率及减轻并发症、减轻放化疗不良反应等方面，中医同样可以抑瘤缩瘤、稳定肿瘤。改变中医药疗效不强的固有理念，用以毒攻毒、清热解毒、精准制毒为手段，重视结构重建研究，做到“缩瘤治病”，进入肿瘤治疗主流阵地，形成独具特色的“中医方案”“中国方案”。

第一章　中医肿瘤学源流与各家学说

第一节　古典医著对肿瘤的论述

古人对肿瘤的认识和论述分散在各个时期的中医典籍当中。早在殷周时期，古人对肿瘤就有所发现，殷墟甲骨文上已记有“瘤”。两千多年前的《周礼》中载有专治肿瘤一类疾病的医师，当时称为“疡医”，负责治疗肿疡。《周礼·医师章》亦有“疡医掌肿疡、溃疡、金疡、折疡之祝药、刮杀之齐。凡疗疡以五毒攻之，以五气养之，以五药疗之，以五味节之”。这对肿瘤的治疗有一定的影响，谓中医学诊治肿瘤之源起。至今日本和朝鲜仍将肿瘤称为“肿疡”。

中国现存最早的医书《黄帝内经》（后简称《内经》）中就有瘤的分类记载，并提到瘤的起因是“营卫不通”“寒气客于肠外与卫气相搏”“邪气居其间”。这些邪气在不同的部位，发为不同的肿瘤，如筋溜、昔瘤、肠溜、骨疽等。如《灵枢·刺节真邪》中记载：“虚邪之入于身也深，寒热相搏，久留而内着……有所疾前筋，筋屈不得伸，邪气居其间而不反，发为筋瘤；有所结，气归之，卫气留之，不得反，津液久留，合而为肠溜。”《灵枢·水胀》曰：“肠蕈何如？岐伯曰……其始生也，大如鸡卵，稍以益大，至其成，如怀子之状，久者离岁，按之则坚，推之则移，月事以时下，此其候也。”《难经·五十五难》中论述了“积”与“聚”的区别：“气之所积，名曰积，气之所聚，名曰聚，故积者，五脏所生，聚者，六腑所成也。积者阴气也，其始发有常处，其痛不离其部，上下有所终始，左右有所穷处。聚者阳气也，其始发无根本，上下无所留止，其痛无常处，谓之聚。”“积”由五脏阴气所生，故有“五积”：肝之积曰肥气，心之积曰伏梁，脾之积曰痞气，肺之积曰息贲，肾之积曰奔豚。

汉代华佗在《中藏经·论痈疽疮肿》中指出：“夫痈疽疮肿之所作也，皆五脏六腑，蓄毒不流则生矣，非独因荣卫壅塞而发者也。”认为肿瘤的发病是五脏六腑“蓄毒”所生，不单是因为营卫之气的壅塞而引起。其指明肿瘤是由脏腑功能失调所致，强调了“内因”在发病中的主导地位。东汉末年张仲景所著《伤寒杂病论》中有许多针对类似肿瘤疾病的诊断和治疗的记载：如用养阴、甘温法治疗“肺痿”；用软坚散结、活血祛瘀法治疗“瘕”等；并记载了大量临床行之有效的方剂，如麦门冬汤、旋覆代赭汤、抵当丸、抵当汤、鳖甲煎丸、大黄䗪虫丸等。

晋代葛洪在《肘后备急方》卷四“治卒心腹症坚方”中云：“凡症坚之起，多以渐生，如有卒觉，便牢大自难治也。腹中症有结积，便害饮食，转羸瘦。”认识到肿瘤有一定的发展过程，往往自我发觉时多属晚期，形成“虚证”（恶病质），预后不良。隋代巢元方所著《诸病源候论》不但分门别类记载了许多肿瘤疾病和所属的症状，如“瘕”“积聚”“食噎”“反胃”“瘿瘤”“缓疽”等病证，而且还论述了这些病证的成因和病机。唐代孙思邈《备急千金要方》中载肿瘤专方50余首，方中突出了虫类药、剧毒药及攻痰化瘀药的使用，并应用灸法治疗癥瘕积聚。宋代《卫济宝书》中第一次使用“嵒”字。

金元时期，四大学派的形成促进了对肿瘤病因病机的认识。刘完素认为“六气皆从火化”；李杲认为“内伤脾胃，百病由生”，在治疗肿瘤时，也强调胃气的重要性，其所创的补中益气汤、连翘散坚汤等方剂为临床所常用；张子和认为病之所生，乃邪气所致，主张汗、吐、下三法治肿瘤；朱丹溪认为“阳常有余，阴常不足”，提出了肿瘤治疗中的“养阴”思想，并强调了“痰”在肿瘤发生、发展中的作用：“凡人身上中下有块者多是痰。”

直到明代才开始用“癌”字来统称乳癌及其他恶性肿瘤，“癌”字是从“嵒”演变而来，故可通用。申斗垣《外科启玄》中有“癌发”的记述，对癌的发生、发展与预后有较详细的论述。明代张介宾指出，凡积聚之治，不过四法：曰攻，曰消，曰散，曰补。治积之要，在知攻补之宜，当于孰缓孰急中辨之。凡坚硬之积，必在肠胃之外，膜原之间，非药力所能至，宜用阿魏膏、琥珀膏，或用水红花膏、三圣膏之类攻其外，再用长桑君针法，以攻其内。这种内外兼施，针药膏并用的方法符合肿瘤治疗的需要。赵献可在《医贯》中认识到肿瘤性疾病好发于老年人，“唯男子年高者有之”“反胃……命门火衰，釜底无薪”，故主张益火之源，温中散寒，用八味丸和理中汤等治疗。

清代的一些医学论著中记载了大量的肿瘤案例，在“噎膈”“反胃”“肺痿”“乳岩”“肾岩翻花”等病的病因病机、辨证论治、处方用药及预后等方面又有进一步发展。如俞震在《古今医案按》中指出：“风、劳、臌、膈四大恶病，而噎膈尤恶，十有九死。”叶天士在《临证指南医案》中谈到噎膈为血枯气衰所致，治以调化机关、和润血脉为主，认为“阳气结于上，阴液衰于下……必有瘀血顽痰逆气阻隔胃气……其未成者用消瘀去痰降气之药……若用人参，永无愈期”。王清任在《医林改错》中对瘀血所致肿瘤指出“结块者，必有形之血”，为后世临床应用活血化瘀提供了理论依据。

进入民国时代，中医药学对肿瘤认识的日趋深入，对肿瘤的病因病机分析、辨证更细，名称也更复杂。

由于时代所限，前辈医家对肿瘤的认识多局限在见其形而不知其性的阶段。能认识“疮”“疡”“积”“聚”“岩”等形态与质地特征，早期将肿瘤归属于外科一类，古籍记载准确而生动，已十分不易。而对肿瘤性质和本质的认识，后继的中医药学者仍在继续探索。现代肿瘤学也是在 20 世纪 70 年代起才开始逐渐认识到肿瘤的分子生物学特征的。可以说在中医肿瘤学这一学科形成之前，中医典籍里关于肿瘤类疾病的记载和论述虽没形成独立的理论体系，但为后世中医学者提供了重要参考。博大的中医学中处处闪耀着理法方药的智慧，可为后学者提供源源不断的理论及治疗武器。

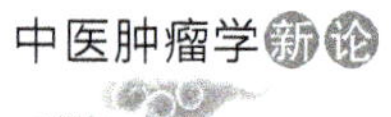

第二节　现代中医肿瘤各家学说

中医肿瘤学的形成不过是近五六十年的事情。20 世纪 50—60 年代，一批中医、中西医结合方面的肿瘤工作者如余桂清、张代钊、郁仁存、刘嘉湘、周仲瑛、邵梦扬、周岱翰等，投身到中西医结合治疗恶性肿瘤的事业中，成了最早一批中医、中西医结合肿瘤领域的专家，在理论与实践中都积累了丰富的经验，留下了自己代表性的学术思想与治疗手段，推动了中西医结合肿瘤学的发展。

一、余桂清

余桂清，教授，1921 年出生于湖北武汉。1955 年调到卫生部中医研究院（现中国中医科学院），跟随近代著名中医外科专家段馥亭学习，1960 年参加卫生部“西学中班”，毕业后从事骨结核的治疗研究，1963 年年初，被任命为中国中医科学院广安门医院肿瘤科主任，是我国第一个中西医结合肿瘤专业科室的创建人。

余桂清为中国中西医结合学会肿瘤专业委员会名誉主任委员及中国中医研究院（现中国中医科学院）资深研究员。他开创了扶正培本治疗肿瘤的先河，引领了全国肿瘤扶正培本治疗及研究，牵头完成国家“六五”“七五”中医肿瘤攻关课题，奠定了“扶正培本”治疗肿瘤学术思想发展的基础。

（一）学术观点——“扶正培本”的学术思想

余桂清在肿瘤论治中倡导扶正培本的治疗法则。《内经》言“正气存内，邪不可干”“邪之所凑，其气必虚”。张景岳明确论述“凡脾肾不足及虚弱失调之人，多有积聚之病”。余桂清认为正气内虚是肿瘤发生、发展的根本原因。与现代医学的手术、放射治疗（简称“放疗”）、化学治疗（简称“化疗”）等治疗手段不同，中医药治疗肿瘤是在整体观念指导下，通过培补脏腑气、血、阴、阳不足，调整机体失衡状态，使内环境趋于稳定，增强患者体质和抗癌能力。中医药的疗效特点并非直接清除瘤体、杀灭癌细胞，而是在保持瘤体稳定的前提下，更注重使患者获得较高的生活质量和较长的生存时间。扶正培本法最能体现中医药治疗肿瘤的这一特点和优势。扶正培本法有丰富的内涵，具体又可衍生出众多不同治法，如健脾益气法、养阴生津法、补肾温阳法、益气生血法等。

扶正培本的主要措施包括：采用药物调补人体气血不足与脏腑失调，从精神、饮食、锻炼等方面调摄，以达人体精神平衡、气血充足。中医学认为肾为先天之本，脾为后天之本，故扶正培本法多从脾肾入手，但具体应用时还需根据具体情况，辨证论治。

（二）诊疗特色——力倡扶正祛邪的原则，并应用于中西医结合分阶段治疗中

近代中医、西医对恶性肿瘤应“扶正”抑或“祛邪”存有争议。余桂清倡导在肿瘤的治疗中注重扶正培本，但并不否定祛邪的作用。余桂清认为，临床上需因人因时因地制宜，既不能盲目重用有毒药物以防耗气伤阴败胃，又不可一味扶正以免姑息养奸。肿瘤是全身疾病的局部表现，只有把扶正与祛邪有机地结合起来，根据患者身体具体情况、病理类型、病期早晚，虚则补之、实则泻之，以手术、放疗、化疗或中医攻毒之品祛邪抗癌，以扶正培本方药调整人体阴阳、气血、脏腑、经络，做到“祛邪不伤正”“扶正不留邪”，才能使患者最大程度获益。

在临证中药方中，其抗癌类药每方一般不超过 2 味，剂量不超过 15 g，而扶正类药往往 4 ~ 5 味，如选用苦寒的半枝莲、白花蛇舌草等清热解毒类药物时，常佐以党参、炒白术、茯苓、黄芪等益气健脾。余桂清应用活血化瘀药如莪术、桃仁时指出，有血瘀证时方可用此类药，且量不宜大（一般不超过 9 g），时间不宜久，需佐以扶正的太子参、黄芪，以免伤血。

在采用中西医结合治疗时，余桂清认为应当根据患者病情进展、机体邪正消长状态，采取不同的阶段性的治疗策略。在患者初诊邪盛时，应尽可能地采用手术、放疗、化疗治疗以打击和消灭肿瘤（攻邪为主），同时要注意保护正气（辅之以扶正培本治疗）；待肿瘤负荷大大降低后，则将治疗重点

转入以扶正培本为主，最大限度地促进造血功能和免疫功能的恢复（重建正气）；经过免疫功能和骨髓功能的重建，必要时还可转入以打击肿瘤为主的第三阶段，巩固疗效，尽可能地清除体内的残存癌细胞；之后再进入长期以扶正培本为主的治疗，预防肿瘤复发转移或在保持瘤体稳定的前提下使患者获得较高的生活质量和较长的生存时间，具体如下。

1. 扶正培本与手术相结合

手术是肿瘤治疗的主要方法，术前患者机体内部常常存在不同程度的阴阳失衡状态。术前 1 ~ 2 周配合应用扶正培本药物，可以调理患者脏腑功能和气血阴阳，使机体保持“阴平阳秘”的状态，不但有利于手术顺利进行，也可减少术后并发症发生的可能。常用的扶正培本法有补气养血、健脾和胃、滋补肝肾法，方用四君子汤、四物汤、补中益气汤、八珍汤、十全大补汤、六味地黄丸等。由于手术损伤往往造成身体脏腑功能紊乱，特别是胃肠道功能失调、免疫能力下降、伤口难以愈合等，可予以益气固表、养阴生津、健脾和胃、益气解毒等扶正培本法治疗。

2. 扶正培本与化疗相结合

化疗药物损伤人体气血津液，导致脏腑功能紊乱，扶正培本能够减少化疗的毒副作用、减轻症状、增强机体免疫功能、提高化疗通过率，对某些化疗药物还有增敏作用。对于化疗引起的骨髓抑制，中医认为是气血两虚、脾肾亏虚，治以益气生血、健脾补肾，常用当归补血汤加减；对化疗引起的消化道反应，中医多辨证为脾胃不和，治以健脾理气和胃，方用香砂六君子汤和半夏竹茹汤加减；化疗药物常对心、肝、肾功能等有一定损伤，中医应用扶正培本方法，治以补血养心、滋补肝肾，方用生脉饮、六味地黄丸等。

3. 扶正培本与放疗相结合

放疗对机体有不同程度的耗气伤阴，甚则损及津液、脏腑，临床表现为胃脘不适、倦怠乏力、纳呆食少、口干喜冷饮、心烦、小便黄赤、大便干结、舌红或暗红、苔黄、脉弦滑数。中医认为是热毒内盛、津液受损、气血不和、脾胃失调、肝肾亏损，可根据患者实际情况分别治以清热解毒、益气养阴、调和气血、健脾和胃、滋补肝肾。

当然，随着现代医学的发展，肿瘤的西医治疗并不局限在以上三者，但其治疗均不外乎合理的扶正祛邪原则。

总之，余桂清在肿瘤治疗中始终坚持发挥中医药的特色，把握中医药的优势去治疗肿瘤。他特别重视中医扶正培本这一法则，依靠中医重视机体自身抗病能力的观点，去探索中医药如何提高机体自身抗癌功能。他强调临证时在明确诊断的前提下，首先要考虑的是最佳的治疗方案是什么，如何更好地与手术、化疗或放疗相结合的问题，而非一味地开中药方而不考虑其他治疗手段。这种将中医扶正与现代医学手段结合起来的方法是具有中国特色的肿瘤综合治疗模式，它简化了临床实践的思考过程，普及性较强。中国中医科学院广安门医院便在此框架的基础上，结合最新肿瘤治疗进展，制定了一系列中医肿瘤临床指南。

二、张代钊

张代钊，1929 年 6 月出生于四川自贡。1955 年毕业于山西医学院（现山西医科大学）医疗系。分配到中国中医研究院工作。1955—1958 年参加全国第一届“西学中班”。1958—1983 年先后在中国中医研究院内外科研究室及广安门医院肿瘤科工作，是肿瘤科创始人。1983 年至今在中日友好医院中西医结合肿瘤内科工作，是肿瘤科创始人及首任科主任，博士研究生导师，北京中医药大学教授。全国首批 500 名著名中医药专家之一。1992 年起享受国务院政府特殊津贴。

张代钊曾任中国中西医结合学会第二、第三、第四、第五届理事兼肿瘤专业委员会副主任及顾问，中国癌症研究基金会（现中国癌症基金会）常务理事兼中医药肿瘤专业委员会主任委员，中国抗癌协会理事兼肿瘤传统医学专业委员会副主任，北京抗癌协会理事，国务院学位委员会学科评议组第三届成员，《中华肿瘤杂志》《中药药理与临床》《中国肿瘤临床年鉴》《中国中西医结合外科杂志》编委。

张代钊是我国著名的肿瘤学专家，致力于中西医结合防治肿瘤临床工作 60 余年，医术精湛，德高望重，是我国中西医结合肿瘤学科的创始人之一。在运用中医、中西医结合方法防治常见癌瘤及肿瘤的个性化治疗、中医药配合放化疗减毒增效、中西两法治疗肿瘤并发症、提高肿瘤患者生存质量、延长患者生存期等方面均积累了丰富的临床经验，同时在科研和教学工作方面也多有建树，学术影响深远。

张代钊的学术思想和成就主要体现在以下几方面。

（一）在全国率先开展中医药防治肿瘤放化疗毒副作用的临床与基础研究，并取得了很大成就

张代钊自1960年年初与中国医学科学院肿瘤医院合作，在全国率先开展了中医药防治恶性肿瘤放化疗毒副作用的临床与基础研究，最早提出了中医药减轻放化疗毒副作用的治则，并与余桂清、段凤舞等研制了中药健脾益肾颗粒、扶正解毒冲剂、扶正增效方等，总结出一套行之有效的中医治疗方法。数十年的临床实践和实验研究说明，运用中医药配合放化疗治疗肿瘤，不仅减毒增效，而且提高了患者的生活质量，延长了患者的生存时间，体现了中西医结合防治肿瘤的特色和优势。其疗效享誉国内外，其经验被同行广泛认同推广，其观点被学术界奉为圭臬。张代钊承担了国家“六五”“七五”“八五”中医肿瘤攻关课题及国家自然科学基金等多项课题，主持及合作课题并指导研究生，从临床到基础都做了深入的研究探讨，荣获国内外多项大奖。

（二）对肿瘤的中医病因病机及治则提出独特见解，指导临床，影响深远

张代钊从事中西医结合诊疗癌瘤数十年，总结出肿瘤的病因病机与“气、血、痰、毒、虚”相关，即气血不和、痰湿不化、毒邪为患和脏腑虚损。从而研究探索出治疗肿瘤的八大原则：补气养血、健脾和胃、滋补肝肾、活血化瘀、通络止痛、化痰利湿、软坚散结、清热解毒。遵循治病求本的思想，强调正气为本、扶正以祛邪的治疗观。张代钊所提出的独特见解，临床上已验证了其治则的正确性，在实验研究中也得到了证实，被后学沿用称颂。

（三）总结提出中西医结合综合治疗是肿瘤治疗的最佳方案

癌瘤是全身疾病的局部表现，目前中西医治疗癌瘤的各种方法都有一定的适应证和局限性，只有中西医有机地结合起来，才能取长补短、扬长避短。因此，对各期肿瘤患者的治疗应在全面分析病情后，制定出一个中西医结合的、有计划的、既规范又个体化的、患者体质及经济能力能承受得了的综合治疗方案。事实证明经过如此综合治疗后的患者生存质量普遍较好，复发及转移率亦较低，其生存率明显提高、生存时间也得到明显延长。因此张代钊教授提出中医中药治疗贯穿西医各种治疗的全过程，有机、合理、科学地结合是肿瘤治疗的最佳方案。

（四）深入食管癌高发区，为食管癌防治做出贡献

20 世纪 70 年代中国中医研究院派出张代钊等加入中国医学科学院肿瘤医院的医疗队，深入食管癌高发区河南林州、河北邯郸等地，在我国食管癌的流行病学调查及中医药的干预方面做了大量工作。其对我国食管癌流行病学调查的统计资料备受国际肿瘤界瞩目。同时张代钊和余桂清、段凤舞等在前期工作的基础上共同研制了抗癌乙片，经中国医学科学院肿瘤研究所林培中教授等长达 16 年的观察，总结出该药可使食管重度增生的癌变率降低 53.2%，此课题已于 1990 年通过专家鉴定。

（五）开创了恶性肿瘤中医外治的新局面

张代钊及其弟子李佩文根据晚期肿瘤患者口服药物困难、晚期并发症较多的情况，在国际上最早研发了中药外用制剂，并进行了深入的临床及实验研究。代表制剂实脾消水膏（功效健脾利水、温阳化瘀）外敷治疗癌性胸腔积液与腹水、痛块灵膏（功效化瘀止痛、温阳通络）外用治疗癌性疼痛均取得满意疗效，实验研究也得到了很好的结果。张代钊的学生及学术继承人继承、发扬并创新了更多的中药外用制剂，这些制剂在业界享有盛誉。

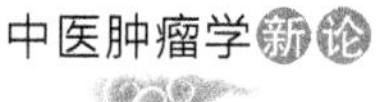

（六）重视肿瘤预防，增强防癌意识；加强康复治疗，提高身心健康

张代钊一贯重视肿瘤的预防，提出动、静、节、律的防癌理念。动：增强体质，天天运动，持之以恒；静：淡泊名利，心胸开阔，心情舒畅；节：饮食节制，荤素搭配，素食为主；律：生活规律，起居有序，动静结合。要寓防癌于全民生活之中，改变过去认为肿瘤不可防、不可治及肿瘤等于死亡的旧观念，倡导患者认识到肿瘤通过早期发现、早期诊断和早期治疗是可以达到根治的。同时张代钊还强调康复治疗是中晚期肿瘤患者治疗的重要组成部分，其重要意义在于患者经过合理的综合治疗后，身心都能得到健康恢复，张代钊教授的经验是“治身在于动，治心在于静”。

（七）传承学术思想，重视人才培养，形成学术思想传承脉络

张代钊不仅是中西医结合临床大家，而且是中西医结合教育学家，他培养学生尽职尽责、无私奉献。1978 年被评为硕士研究生导师、1990 年被评为博士研究生导师，作为全国首批 500 名著名中医药专家之一，先后担任第二、第四批全国老中医药专家学术经验继承工作指导老师。共培养博士、硕士研究生及学术经验继承人 12 名，大多学生已成为目前中西医结合肿瘤学界的佼佼者。张代钊教授学术思想传承脉络已形成。同时培养了大批年轻医师、进修医师、留学生、实习生，为中西医结合肿瘤专业知识的国内外普及与推广做出了很大贡献。曾获全国老中医药专家学术经验继承工作指导老师贡献奖等。张代钊为了中医人才的培养，向上级有关领导建议，积极促成了第四批全国老中医药专家学术经验继承人结业时不拿结业证，改为可考取硕士、博士学位的改变。

（八）主持多项科研课题，科研成果卓著

张代钊曾主持并参加国家“六五”“七五”“八五”中医肿瘤攻关课题及其他国家级、省部级、院级等 10 余项科研课题的研究，均已通过专家鉴定并荣获国家中医重大科技成果乙级奖、卫生部科技进步二等奖等。

已出版代表性著作有《中西医结合治疗癌症有效病例选》《中西结合治疗

放化疗毒副反应》《张代钊治癌经验辑要》等 10 余部，还曾参加了《实用临床肿瘤学》《胃癌》《现代肝癌诊断治疗学》《临床药物治疗系列读本：肿瘤药物治疗学》《建国 40 年中医药科技成就》《肿瘤化学预防及药物治疗》《实用中西医结合内科学》《中医药学临床验案范例》等 10 余部书籍的编写；发表专业论文 80 余篇。

（九）入选现代百年百余位中医药大家之列，从事干部医疗保健工作 40 余年，在国内外不遗余力传播宣传中西医结合诊治肿瘤的学术思想和经验

在国家中医药管理局的关怀和指导下，我国相继编撰出版了大型传记丛书《中华中医昆仑》，该丛书收录了 1911—2011 年这一百年间我国 150 位贡献卓著、深受敬仰的中医药专家的学术思想和临证经验。张代钊对中医的贡献被写入《中华中医昆仑 · 张代钊卷》。

自 20 世纪 70 年代起，张代钊参加中央保健医疗工作已经 40 余年。运用中医及中西医综合治疗方法，为年龄在 70 ~ 90 岁及 90 岁以上的干部保健对象治疗各种肿瘤，获得各方好评，获得了中央保健委员会颁发的干部医疗保健工作优秀奖。

在国际交往中，张代钊自 1974 年出席第十一届国际癌症会议始，多次参加国际肿瘤会议、国际医学会议等，多次出席中日医学研讨会及国际中西医结合肿瘤研讨会、亚太地区肿瘤会议，曾赴意、日、菲、泰、新、印尼、韩、美、荷等国家及中国香港地区讲学、参加会议，以及为著名爱国侨领诊治疾病。张代钊为全国各地肿瘤患者及国际友人诊治疾病和防治肿瘤，赢得很高荣誉。同时在国内外不遗余力地传播宣传中西医结合诊治肿瘤的学术思想和经验，为中医药防治肿瘤在我国肿瘤界普及和得到国际学术界认同方面都做出了突出贡献。

三、郁仁存

郁仁存，男，浙江绍兴人。1955 年毕业于江西医学院（现南昌大学江西

医学院），1959 年 3 月参加北京市“西学中班”，研读中医理论与临床专业知识，1961 年毕业后调至北京中医医院、北京市中医研究所工作，先后任内科主治医师、内科副主任、肿瘤及肾病重点研究室主任。现为首都医科大学附属北京中医医院主任医师，教授，第二届“首都国医名师”，国家中医药管理局认定的第三、第四、第五批全国老中医药专家学术经验继承工作指导老师，享受国务院政府特殊津贴专家，当代国内著名的中西医结合肿瘤专家，撰写了我国第一部《中医肿瘤学》个人专著，是我国中医肿瘤学科创始人之一。

（一）学术观点

1. 提出肿瘤发病“内虚学说”

郁仁存早在 1983 年版《中医肿瘤学》中提出肿瘤发病的“内虚学说”，认为肿瘤的发生是因为机体内阴阳、脏腑、气血、经络等的失调和紊乱，导致机体卫外能力减退，外界致癌因素才能作用于机体致癌。外因是条件，内因是决定性因素。如果正气充实，外在致病因素就无法侵入体内导致疾病的发生，而正气虚弱，无力祛邪外出，邪气留于体内，影响脏腑、经络、气血津液等的正常功能，使机体内环境发生改变，从而导致疾病的发生。内虚是对体内功能失调，造成有利于肿瘤发生、发展的内环境的概括。这一学说对防治肿瘤有指导意义，在防癌方面除防止和阻断外界致癌物质进入人体和长期作用外，更重要的是人体器官组织与功能不致失调，保持和提高机体的防御能力，防止肿瘤发生；在治疗方面，除消除癌灶的手术、放疗、化疗外，还必须根据内虚情况调整机体的内环境，才能取得良效。肿瘤复发和转移的因素极为复杂，但仍以内因起决定性作用，以中医药的改变和调整机体的内在条件，可使一些患者不再复发或延迟复发和转移。在内虚学说的指导下，郁仁存应用中医补气养血、健脾补肾等方法于肿瘤临床的各个治疗时期，包括未病先防、既病防变和防止复发转移等方面。

2. 提出中西医结合治疗肿瘤的“平衡学说”

郁仁存提出了中西医结合治疗晚期肿瘤患者的“平衡学说”，即无论中西医各种治疗方法均应以让患者的正、邪两个方面达到新的平衡为目的，使患者带瘤生存、生活质量更好、生存时间更长。治疗站在整体的高度，根据患者机体正邪力量对比，统筹合理安排中西医多种治癌手段，调动患者自身抗病能力，身心同治、药食并施，达到机体内环境的稳定，使阴阳重归平衡。在“平衡理论”指导下，合理的综合治疗模式应该是在根治肿瘤的同时采用低创伤的手术治疗，配合必要的合理剂量的放化疗，并以平衡阴阳为前提，在辨病与辨证相结合的基础上，制定相应的“扶正祛邪”的治疗法则，维护机体内环境的相对稳定，建立新的平衡状态，最大限度地抑制肿瘤的生长，同时保护机体的正气，改善患者症状，提高生存质量，延长生存期。

3. 提出肿瘤“气虚血瘀学说”和“益气活血法”治癌观点

众多研究发现并证实晚期肿瘤患者普遍存在气虚血瘀证。气虚血瘀证是一种与肿瘤发生、发展、复发、耐药等现象存在密切关联的病理状态，郁仁存根据中医气血学说，结合长期的临床观察，在国内率先提出肿瘤致病的“气虚血瘀学说”，并首倡“益气活血法”治疗肿瘤，研制固本祛瘀汤和固本抑瘤系列方，经临床和基础研究证实有确切抑瘤和对放化疗的减毒增效作用。

4. 系统提出了肿瘤中医发病的六大病机

郁仁存认为，在内虚的基础上，多种致病因素相互作用，导致机体的阴阳失调，脏腑经络气血功能障碍，引起病理产物聚结而成肿瘤。中医病理分为气滞、血瘀、痰凝、湿聚、热毒、正虚六种，并提出相应中医肿瘤治法，理气导滞、活血化瘀、软坚散结、化痰祛湿、清热解毒、扶正培本六种肿瘤治疗大法及相应辨证施治。

5. 提出肿瘤治疗的中西医结合的原则、途径和方法

郁仁存提出了肿瘤治疗中应辨证与辨病相结合、扶正与祛邪相结合、局部与整体治疗相结合、短期治疗与长期维持相结合的四大原则。提倡中西医结合从整体观念出发，运用中医和西医理论及其治疗手段和方法，取长补短，分工合作，相辅相成，提出了中医药与手术、放疗、化疗及生物免疫治疗相结合的具体方法，提高了肿瘤治疗疗效。

6. 重视证型研究

郁仁存重视肿瘤证型研究，在肿瘤患者脾虚证及气虚血瘀证研究上取得一定进展。证明了肿瘤患者气虚血瘀证多见，首先发现和提出放化疗会增加

肿瘤患者气虚血瘀证的出现率或加重原有的气虚血瘀证，证实了气虚血瘀证患者同时出现血液流变学改变及免疫功能低下的实质，是一种与肿瘤发生、发展、复发、耐药等现象存在密切关联的病理状态，为益气活血法治疗肿瘤提供了理论与实践依据。

（二）诊疗特色

1. 内虚责之脾肾，顾护脾肾

郁仁存认为，肿瘤患者“内虚”多源于脏腑虚损，而脏腑虚损以脾肾不足为主。肿瘤患者多存在疲乏无力、形体消瘦、面色无华、纳食减少等脾虚症状。手术或是放化疗均会损伤脾胃，长时间及大量使用苦寒中草药亦可使脾胃受伤。

郁仁存在肿瘤治疗时考虑到这些方法对脾胃功能的影响，在治疗的各个阶段，都注意保护脾胃功能。健脾不只是一味温补，而是以调畅脾胃气机为本，如用木香、砂仁、厚朴花、佛手等，即健脾不在补而在运。补脾阳需升发，补肾阳需蒸腾温煦，因而临床上常采用黄芪、党参、升麻、葛根等一类升阳益气药，以治疗阳气不升之证，使中气得以鼓舞，以达升发清阳之功。郁仁存常用补肾药物有熟地黄、山萸肉、女贞子、菟丝子、枸杞子、桑寄生、墨旱莲、补骨脂、鹿角霜等。在应用肉桂、鹿角胶等滋腻温热助阳之峻品时，郁仁存用鸡内金、砂仁、焦三仙顾护脾胃，补命火而不伤中阳；而配伍六味地黄丸为主滋补养阴之品时，则防其滋腻有碍中州之运化，配合生谷芽、生麦芽升发胃气。

2. 益气活血法的临床运用

郁仁存在运用益气活血法治疗肿瘤时，选择经现代科学研究证明有提高细胞免疫功能及调理脏腑功能的益气药为君药，如生黄芪、人参、淫羊藿、白术、茯苓、生薏苡仁、山药等；活血药则选择已证明对肿瘤细胞有抑制作用且对免疫系统功能无明显抑制的活血化瘀药，如莪术、鸡血藤、姜黄等。另外，益气药用量及活血药用量的比例也是成败的关键，郁仁存临床使用益气药的分量大于活血药，并依据辨证与辨病相结合的原则，选择应用扶正固本与抗癌解毒中药共奏其效。

3. 特色经验方剂

郁仁存根据古籍和肿瘤治疗临床经验，创制了特色且有效的方剂及院内制剂，疗效确切。如升血汤，采用健脾联合补肾的药物组合而成，可用于多种肿瘤放化疗期间，具有健脾益气升血的作用，可稳定血常规指标，减轻放化疗不良反应，协助放化疗过程的顺利完成。又如根据内虚学说创制的固本消瘤胶囊，有益气养阴、活血解毒的功效，主要用于中晚期肺癌。另有来源于古代经验方的黑绛丹（古方乱发鸡子膏），并制成院内制剂血余蛋黄油，具有清热解毒、凉血止血、生肌长肉的功效，主要用于放化疗所致皮肤损伤、溃疡，放射性直肠炎，营养不良性皮肤溃疡，效果显著。

四、刘嘉湘

刘嘉湘，男，1934 年生，国医大师，教授，博士研究生导师。第三批全国老中医药专家学术经验继承工作指导老师，上海中医药大学附属龙华医院教授，从事中医药及中西医结合治疗肿瘤研究 40 余年，先后主持完成“六五”“七五”“八五”“九五”中医中药治疗肿瘤国家攻关课题和国家自然科学基金等重大课题，为中国中西医结合肿瘤学科创始人之一。

（一）学术观点

刘嘉湘认为肿瘤的发生与人体正气的虚实密切相关，随着年龄增长，体内阴阳气血亏损，正气渐虚，脾肾功能渐弱，正气必然匮乏，一方面无力抵御外邪，易受六淫邪毒的侵害；另一方面，由于体内脏腑功能薄弱，随之产生气滞、血瘀、痰凝、毒聚等一系列病理变化，内外二因相结合，遂发为局部有形之积块，并随正气的进一步耗伤而日渐增大甚至转移。正气虚弱是决定肿瘤发生的根本因素，而内外邪气的侵凌只是促使肿瘤发生的外部条件，正虚始终是决定疾病发展和病机演变的关键因素。刘嘉湘将肿瘤的病机概括为阴阳失于平衡，脏腑功能失调，以致正虚不能御邪，外邪乘虚入侵，内邪自生，聚结成积，遂成癌瘤之患。阴阳失衡是肿瘤发病的根本病理变化，并成为正气亏虚、脏腑功能失调的基本病机和关键所在。在此基础上刘嘉湘结

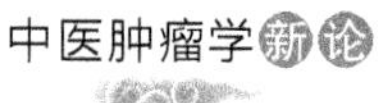

合临床实践加以总结，逐渐形成以顾护正气、协调阴阳为根本原则的扶正治癌学术思想。

1. 扶正是根本，祛邪是目的

扶正法是中医治疗肿瘤的大法，扶正法的主要作用在于调节机体的阴阳、气血和脏腑经络的生理功能，以充分发挥机体内在的抗病能力。扶正法虽然属于中医补法的范畴，但不能完全等同，其不是扶正中药的简单堆砌，更不能不分阴阳、气血的盛衰，对所有肿瘤患者都施以面面俱到的“十全大补”，中医扶正法也不能等同于西医的营养支持疗法、免疫疗法等。其所扶之“正”并非单纯的气、血、阴、阳，还包括脏腑功能的不协调及阴阳之不平衡，扶正的根本目的在于让机体体质恢复到该个体未生病时的正常态体质，但前提是用中医学辨证方法正确辨别患者目前体质之偏颇，然后调整，使其回归阴阳平衡。扶正是根本，扶正的目的在于增强机体的抵抗力，抑制肿瘤的生长，缓解病情，甚至治愈肿瘤。刘嘉湘认为，只有谨守病机，抓住病变的主要矛盾和矛盾的主要方面，处理好扶正与祛邪的辨证关系，使扶正与祛邪有机结合，立足于扶正，结合祛邪，才能掌握治疗肿瘤的主动权。

2. 扶正祛邪，相得益彰

刘嘉湘勤求古训，抓住“因虚致瘤”这一根本病因，提出“扶正为主，祛邪为辅”的肿瘤治疗大法。认为肿瘤治疗的关键是在不伤正气的前提下消灭癌肿。至于确定扶正与祛邪在治疗肿瘤时的主次问题，始终主张扶正是根本，扶正可为祛邪创造条件，祛邪是目的。单纯的扶正或祛邪在肿瘤的治疗中都是不可取的。扶正与祛邪必须根据疾病的不同阶段、机体不同的病理状态而定，其目的是纠正邪盛正衰，调整阴阳平衡，从而达到除瘤存正，带瘤生存的目的。扶正是根本，扶正之中寓祛邪，扶正为祛邪创造条件；祛邪是目的，祛邪之中意在扶正，祛邪既可攻夺邪实，又可进一步顾护正气，而且祛邪药物作用的正常发挥有赖于后天脾胃。扶正与祛邪两者之间存在辨证统一的关系，相辅相成，相得益彰，不可偏废。滥用破气破血或大苦大寒之品一味攻伐，只图一时之快，即使结果有效，也使正气大伤，难以长期存活。

3. 扶正培本，平衡阴阳

对肿瘤患者的治疗，必须分清患者体质的阴阳虚实，辨明脏腑阴阳气血之盛衰，分别采取益气、补血、温阳或滋阴的方法，调整失衡之阴阳。阴阳平衡，则正气自复。刘嘉湘认为无论癌瘤的临床表现如何错综复杂，都能以阴阳为总纲加以分析、整理，进而指导临床施治。对于阴阳失调的病理变化，《素问·至真要大论》中指出："谨察阴阳所在而调之，以平为期。"因而，刘嘉湘坚持调整阴阳、补偏救弊，使阴阳的相对平衡得到维系，促进机体阴平阳秘，乃是肿瘤治疗的根本原则之一，更是运用扶正法治疗癌瘤的关键所在。刘嘉湘认为只有明晰肿瘤患者本已失衡和因治疗带来的新的阴阳失衡的状态，真正掌握好平衡的原则，进行有效的调节，才能使机体获得新的平衡，恢复健康。在肿瘤辨治过程中，刘嘉湘始终强调明辨寒热、厘清阴阳是辨证的关键，而平衡阴阳不仅是治疗的最终目的，同时是取得疗效的重要保证，这是其辨治肿瘤的思想核心。

4. 治病求本，重在脾肾

正气的强弱与脾肾两脏密切相关，晚期肿瘤，常常表现一派脾肾两虚之征象，健脾益肾是常用的扶正培本法之一，且刘嘉湘主张兼顾脾肾。若脾气虚弱，气血不足，日久损伤阳气，治当益气健脾，但勿忘温肾阳以暖脾阳；若脾阴虚弱，胃阴不足，治当养阴润燥，但勿忘滋补肾阴，以益生津之源。治肾阴虚时，善于阳中求阴，配用淫羊藿、肉苁蓉等；治肾阳虚时，善于阴中求阳，伍用熟地黄、何首乌、枸杞子、黄精、女贞子、墨旱莲或鳖甲、龟甲等血肉有情之品，使"阳得阴助而生化无穷，阴得阳升而源泉不竭"。

5. 辨病与辨证相结合

刘嘉湘在辨证的同时，根据肿瘤作为一种疾病的特征、临床分期、细胞类型、肿瘤转移等情况，以及痰凝、毒聚、气滞、血瘀等邪实的不同，分别选择软坚散结、清热解毒、理气活血等祛邪抗癌药物，使辨病与辨证相结合，增强治疗的针对性，提高疗效。在辨证论治的基础上，进行灵活的辨病治疗，是取得疗效的重要保证。

（二）特色诊疗

1. 先辨体质确定"所扶之正"

刘嘉湘扶正治癌的首要关键是正确运用中医学辨证论治方法辨出患者体

质阴阳气血之亏损，即所需扶之“正”，以及气滞、痰凝、血瘀之内邪，然后调治之，以扶正为先，祛邪为辅。刘嘉湘认为肿瘤之所生，与脾胃气虚、气滞痰凝或湿停为饮密切相关，而日久由气入血，伤及阴分，或本身属于阴虚内热体质之人，可见气阴两虚或阴虚内热兼夹瘀血之证，至肿瘤晚期则可见阴阳俱虚之证，故气虚或气阴两虚为肿瘤患者最多见之体质不足之证，而长期肿瘤的消耗或西医手术、放化疗的损伤，很容易使患者原先的气虚证或气阴两虚证进一步加重。临证时刘嘉湘喜用补中益气汤、四君子汤、补肺汤等调治。若气虚日久，寒化则为痰饮，热化则成湿热，可加用二陈汤、参苓白术散、黄连温胆汤、半夏泻心汤等调治之。气病及血，而见气滞血瘀证时可用补阳还五汤、血府逐瘀汤、丹栀逍遥散等。若遇阴虚或阴虚内热体质者，则改用沙参麦冬汤、百合固金汤、增液汤、三甲复脉汤等。疾病后期出现阴阳两虚证时，可用赞育丹、金匮肾气丸、二仙汤、沙参麦冬汤等治疗。

2. 根据肿瘤病位及病理类型辨病加药

刘嘉湘在临床治疗各种肿瘤时除首先参照上述辨证立法调治体质之本外，同时指出肿瘤不同于一般的疾病，具有矛盾的特性，它是一种具有独特病理表现与病理过程的“病”。因此，对于恶性肿瘤的中医治疗，除在中医理论的指导下进行辨证施治外，还可以根据其“病”的特征，参考不同的病种、病理变化、细胞类型、肿瘤转移等情况，选择有针对性的药物，以提高疗效。在具体用药上，刘嘉湘善于根据药物的归经，结合现代药理研究的新成果，选择不同的药物来治疗。如肺癌除酌情选用石上柏、白花蛇舌草、七叶一枝花、蜀羊泉、金荞麦、藤梨根、山豆根、鱼腥草等清热解毒药外，也常选用浙贝母、夏枯草、蛇六谷、半夏、僵蚕、海藻、瓜蒌、猫爪草、山慈菇、生天南星、生牡蛎、石见穿、干蟾皮等化痰软坚药治疗；咳喘较甚者加用杏仁、桔梗、冬瓜子、前胡、羊乳根、紫菀、款冬、桑白皮、枇杷叶、百部等；出现恶性胸腔积液者多加用猫人参、龙葵、葶苈子等。治疗肝癌时，清热解毒药常选用石燕、铁树叶、漏芦、龙葵、半枝莲、白花蛇舌草、岩柏、红藤等；气滞为主者选用柴胡、青皮、八月札、绿萼梅等；血瘀为主者选用郁金、丹参、当归、赤芍、泽兰叶、莪术等。肠癌常用野葡萄藤、苦参、红藤、白毛藤、半枝莲清化湿热，湿热蕴结型常用白头翁、生薏苡仁、黄柏、红藤、败酱草、苦参、马齿苋、白槿花等；瘀毒内阻型常用莪术、红藤、白花蛇舌草、大黄等。脑瘤常用蛇六谷、天葵子、生天南星、天龙、全蝎、蜈蚣、七叶一枝花、夏枯草、生牡蛎、王不留行等化痰软坚。

3. 处方选药特色鲜明

刘嘉湘治疗各类肿瘤均强调审证求因，谨守病机，辨证选药。组方用药强调顾护正气及胃气、调畅情志、调节睡眠及饮食二便，组方力求平和，切忌药性太偏、大毒之品，攻不宜过，滋养之品补不过腻；注意配合使用行气助运药，常用八月札、陈皮以理气和胃，鸡内金、谷芽、麦芽、山楂等健脾消食；避免滥用化瘀破血类中药以防耗伤人体正气，并引发出血或促进转移；重视结合现代药理研究新成果，选择既符合中医辨证又具有一定抗癌活性的药物，并尽量精简药味，力求一药多用。如生天南星化痰之功甚著，其抗癌药理作用也较明显，常于方中用 30 ~ 60 g，应用多年临床尚未发现不良反应；猫人参既有健壮作用，又能治癌性胸腔积液、腹水；生薏苡仁既能健脾利湿、清热排脓，又能抑制癌细胞生长；八月札既能理气散结，又有抗癌作用。在辨证辨病用药的基础上，进行针对性选择药物，常收到明显的效果。另外，刘嘉湘擅长大量使用药对、药组。如地黄与山茱萸同用，可增强滋补肾阴之功，并内寓滋阴清热之意，适用于肺癌之肺肾阴虚、乳腺癌之肝肾阴虚者。白术与莪术，健脾消积，益气与活血并举，使活血消瘀而不伤正，益气生血而不留邪。肉苁蓉与淫羊藿，肺癌之脾肾阳虚者或肺肾阴虚者，皆可用之，但大便溏泄者肉苁蓉当慎用。石上柏与石见穿，二药相伍，增强清热解毒作用，又可活血无出血之虞、止血无留瘀之忧。夏枯草与海藻，治疗局部瘤块，对未行手术、放化疗者尤宜。

五、周仲瑛

周仲瑛，男，汉族，生于 1928 年。周家祖籍，世代从医。其太祖父周敬庵开设“松寿堂”药房，其父周筱斋专攻内科，兼事妇科，着重临证实践，闻名乡里。新中国成立后其父周筱斋被首批聘于江苏省中医院、南京中医学院（现南京中医药大学）从医、任教，是全国著名老中医之一。

1941—1946 年，周仲瑛开始随父周筱斋教授研习中医，并于 1945 年起跟随父亲临证出诊和襄诊。1947 年，周仲瑛考入上海新中国医学院中医师进修班，该进修班由章次公、朱鹤皋、蒋文芳、盛心如等一批老先生授课和临床带教，周仲瑛进一步夯实了中医经典与临床功底。1948 年，周仲瑛先在其父亲诊所独立襄诊，1949 年开始回乡开业行诊，曾和王观民一起合开“瑛民诊所”。1955 年周仲瑛考取江苏省中医进修学校（现南京中医药大学）前往南京学习。1956 年 4 月 4 日，周仲瑛被首批选拔进入南京中医学院附属医院——江苏省中医院，从此开始在南京这块中医名家聚集之地进行临床和教学工作，掀开了人生事业新的一页。1956—1982 年，周仲瑛在江苏省中医院从住院医师、助教干起，在临床和教学、科研第一线，一步一个脚印辛勤耕耘，直至晋升为主任医师、教授，并走上领导岗位，担任业务副院长。由于对中医药事业的无比热爱，加上长期临床一线工作的实践经验，周仲瑛对中医事业的发展有了成熟的思维和想法。1983 年，江苏省委任命周仲瑛为南京中医学院院长。周仲瑛始终以发展中医为己任，坚持走中医特色的办学方向，致力于中医学术的研究与发展，立足于临床，用精湛的医术和卓越的临床疗效为广大人民群众服务，以其深厚的学术功底和不断创新的理论渐被同行认可和推崇，成为著名的中医大家。

周仲瑛是第七届全国人民代表大会代表、首批享受国务院政府特殊津贴专家，先后获全国高等学校先进科技工作者、全国优秀研究生导师、江苏省名中医、全国老中医药专家学术经验继承工作优秀指导老师、全国优秀中医临床人才研修项目优秀指导老师、第一批国家级非物质文化遗产项目“中医诊法”代表性传承人、世界中医药学会联合会首届“王定一杯”中医临床国际贡献奖、全国首届“国医大师”等多项荣誉称号。曾任国务院学位委员会学科评议组（中医）成员、国家中医药管理局中医工作专家咨询委员会委员、卫生部药品审评委员会委员等，是江苏省重点学科“中医内科学（急症）”带头人，是第一至第五批全国老中医药专家学术经验继承工作指导老师、中国中医科学院学术委员、中华中医药学会终身理事、江苏省中医药学会终身名誉会长。

（一）主要学术贡献及成就

重视中医学科建设，率先提出以脏腑为疾病系统分类的基础，并据此编写内科学总论“辨证施治纲要”，提供了全国中医内科学统编教材的编写蓝本，对临床专业分化起到了先导作用；为中医内科急症学科做了大量开拓性工作，构建了中医内科急症学的学术体系。先后主编中医内科学各类教材、教参 13 种，为中医高等教育事业的发展做出重大贡献。

学术上始终坚持以提高疗效为首要目标，继承创新，发展理论。独创审证求机论、知常达变论、辨证五性论、复合施治诸论等理论观点，外感热病倡“气营中心说”，急性肾衰创“三毒说”，内伤杂病创“内生六淫说”“第二病因说”“瘀热论”“伏毒论”“癌毒论”“复合病机”等多种学说。总结毕生临床经验，提出“病机十三条”（风病善变、寒多阴伏、火热急速、湿性缠绵、燥胜伤津、痰病多怪、水饮同源、瘀有多歧、郁病多杂、虚多久病、毒多难痼、疫为戾气、多因复合），主张以病理因素为纲，脏腑病机为基础，病机证素为条目，病性病位为核心，构建中医病机辨证论治新体系。

先后主持参与国家及省部级课题 36 项，获各级科技进步奖及科学技术奖 47 项，如主持“中医药治疗流行性出血热的临床和实验研究”获 1988 年国家中医药管理局科技进步奖一等奖。创制科研新药 6 种，授权发明专利 28 项。先后发表学术论文 300 余篇，主编《中医内科学》《中医内科急症学》《中医病机辨证学》等系列教材、著作共 38 部，其中《中医内科学》获国家教材委员会优秀教材特等奖和第一届中国出版政府奖图书奖提名奖。

（二）主要学术思想（含临证、用药经验）

针对中医药防治肿瘤的科学问题，提出“癌毒”学说。自 20 世纪 80—90 年代，周仲瑛在大量的临床实践中发现，癌病为患必挟毒伤人，提出“癌毒”学说，并指导弟子们深入研究，不断发展完善该学说，为恶性肿瘤的辨治提供了重要的理论依据。

1. 癌毒的概念

癌毒是导致癌病的一类特异性致病因子。它是在脏腑功能失调、气血郁滞的基础上，受内外多种因素诱导而生成，与相关非特异性病理因素杂合而为病。毒必附邪，邪盛生毒，毒因邪而异性，邪因毒而鸱张，以痰瘀为依附而成形，耗精血自养而增生，随体质、病邪、病位而从化，表现证类多端，终致邪毒损正，因病致虚，癌毒与痰瘀互为搏结而凝聚，在至虚之处留着而滋生，与相关脏腑亲和而增长、复发、转移。

2. 癌毒的致病特征

癌毒致病的临床特征包括：一为隐匿，起病之初，深伏脏腑经隧，潜藏骨髓血脉，隐而难察，一旦显露则已难遏制；二为凶顽，病势凶猛，症情乖异，正邪混处，难拘一格；三为多变，转移、复发，走注弥散，传变无常；四为损正，随着病情的进展，毒恋正虚，损伤脏腑，耗竭气血，因病成损；五为难消，由于痰瘀郁毒互结，成为有形的实质性肿块，根深蒂固，胶着难解。

3. 痰瘀郁毒是肿瘤的基础病机病证

癌毒为病多起于气机郁滞，以致津凝为痰，血结为瘀，郁毒与痰瘀互相搏结成形，因此“痰、瘀、郁、毒”是肿瘤病的主要核心病机病证，化痰消瘀是治疗肿瘤的重要大法。据此，可以针对多种病理因素的因果衍变转化而组方，随其所在脏腑病位的病理特性而配药，邪盛正虚者可视脏腑阴阳气血之虚损而扶正补虚，消中有补、补中有消，主次轻重因人而施。一般而言，肿瘤既成之后，最易伤阴耗气，故多以气阴、气血之虚为主，治疗以益气养阴为多。

4. 临证从肿瘤所在病位，求病理因素的特性

由于脏腑生理功能各有所主，因而病证表现也有不同，病理因素的主要特性，亦随之而异，为此必须审证定位求机，才能指引临床治疗。在此基础上，再察不同病期的脉证，识其兼夹，从整体辨其气血阴阳的亏虚，进行立法组方，特别在选药问题上，要根据药物的归经理论，同中求异，加强对主病脏腑治疗的针对性，达到进一步的优化。

5. 用药要点

整体观念，辨证辨病相结合，是优选肿瘤用药的理论基础；辨证求机用药能适应个体的病情，把握其病机特性；辨病用药是采用抗癌通用性药物的依据，并与辨证用药融为一体。辨证用药有助于缓解主要痛苦；病位归经用

药可以加强其针对性与脏腑的亲和度；经验用药可以彰显不同学派的特长。其中，辨证尤应以病机为主导，针对癌毒不同类别的病理特性选药。与此同时，还需结合病位、主症选药，区别邪正主次，针对阴阳气血之虚，益气、养阴、补血、温阳、扶正以抗癌。

此外，对专方专药的选用，则应从有毒、无毒、毒性大小、中医药理论、所主病证等方面，加以衡量取舍。在治疗全过程中，要时刻注意顾护脾胃，运脾健胃，调畅腑气，才能确保气血生化有源，切忌过度治疗损正，伤脾败胃损中，特别对放化疗后脾胃功能严重伤害者尤当重视，即使补益扶正，亦应防滋瘤助长，要做到攻不损正，补不助邪，以知为度。

六、邵梦扬

邵梦扬，生于1933年10月，河南开封人，1958年毕业于河南医学院（现郑州大学）医疗系本科，毕业后被分配到河南中医学院（现河南中医药大学）工作，又于中医学院系统学习中医理论，掌握了中西医两套理论知识和技能，为临床、教学、科研打下了坚实的基础。20世纪50年代开始从事肿瘤防治工作，作为中华人民共和国成立以来较早从事肿瘤防治工作的医务工作者，随河南省医疗队深入到闻名全国的食管癌高发区河南省林州市，开展肿瘤调查和防治工作。20世纪70年代末河南省肿瘤医院建成，被调入河南省肿瘤医院任内科主任，主任医师，兼河南中医学院教授，硕士研究生导师。1992年获得国务院政府特殊津贴，还曾获全国文明卫生先进工作者、河南省优秀专家、河南省五一劳动奖章等多项荣誉。学术任职方面，曾担任中华中医药学会肿瘤分会副主任委员，中国中西医结合学会肿瘤专业委员会委员，河南中医学会肿瘤分会主任委员，河南省中西医结合学会副主任委员等多个学术职务。

邵梦扬孜孜以求，辛勤耕耘，收获了丰硕的成果。邵梦扬先后多次荣获省、市科技成果奖，所研制的生白口服液被批准为国家级新药，并列为国家中药保护品种，主编《中医肿瘤治疗学》《中西医结合临床肿瘤内科学》等6部医学著作。作为第二批全国老中医药专家学术经验继承工作指导老师、全国名老中医药专家邵梦扬传承工作室指导老师、河南省中医院“名师传承研究室”终身导师的邵梦扬培养了许多的医疗人才，桃李满天下。

邵梦扬从医60余年，潜心钻研中西医理论，在中西医两套理论和历代医家宝贵经验的指导下，建立了“三观指导下全方位综合防治肿瘤策略”。此策略就是在中医的三观理念指导下，结合医疗方、病患方、亲友方三个方面的共同力量，合理运用各种治疗手段，治疗肿瘤并预防复发的全程整体的肿瘤防治理念。

（一）“三观”即中医学的整体观、运动观和平衡观

整体观认为人体是一个有机整体，人体构成的各个部分在生理上相互依存，在病理上又相互影响，治疗某一局部疾病往往要从全身角度考虑，肿瘤是一种复杂的全身性疾病的局部表现，所以其防治需从全身考虑而不能仅限于局部。整体观又认为人与自然环境是一个整体，自然环境提供给人们生存的必要条件，所以自然环境的变化就会对人体产生直接或间接的影响。整体观还认为人与社会环境是一个整体，人不可脱离社会而孤立存在，诸多社会因素如政治、经济、文化和人际关系等对人体的生理和心理都有影响。

运动观体现了一种发展的观点。宇宙中的一切事物都在运动变化之中，绝对静止和一成不变的事物是不存在的，这就需要我们用发展的眼光看问题。在肿瘤的防治中，也要以发展的眼光去认识、预防和治疗疾病。运动观包括疾病动态观，在对待肿瘤上，要依据肿瘤治疗效果及时调整方案。有效时维持原治疗方案，稳定时考虑调整治疗方案，进展时必须调整治疗方案。运动观又包括机体动态观，临床上要根据患者治疗期间的机体变化情况随时调整方案。有些患者对放化疗的不良反应大，有些患者对放化疗的不良反应小，治疗方案就要做出相应的调整。运动观还包括心理动态观，在肿瘤治疗过程中，患者的情绪波动有时非常大，应适时对患者进行心理疏导。

平衡观是一种动态平衡观念，是相对的平衡。平衡观包括人与自然环境的平衡，人们应遵循自然界的规律进行各种活动。平衡观又包括机体平衡观，人体内部必须维持一种动态平衡的状态，人体才能保持健康。平衡观还包括心理平衡观，心理平衡就是指健康的心理状态。在肿瘤防治过程中，一

定要充分掌握好心理治疗的方法，纠正不平衡的心理状态，从而达到一种健康积极的心理状态，增强人体自身的免疫应答能力，更好地预防和对抗肿瘤。

（二）“全方位”即医疗方、病患方、亲友方三方共同努力、相互配合抗击肿瘤

医疗方，如医师、护士等医务工作者必须具备良好的医德和精湛的技术。医师不仅要留意肿瘤患者病情的细微变化，更要留意肿瘤患者心理的细微变化。肿瘤患者容易产生焦虑和抑郁，特别需要心理上的帮助，患者的心理反应，需要分清楚哪些是器质性的，哪些是功能性的，以利于正确治疗。

病患方，即医师为肿瘤患者制定了缜密的治疗方案，方案的对象是患者，患者对待肿瘤疾病的态度直接影响治疗的完成。肿瘤患者的心理反应分为积极性反应和消极性反应两种，医师可以做出相应的工作来应对。医师在治疗肿瘤患者时要鼓励患者树立战胜疾病的信心，配合医师的治疗，如果患者失去了精神力量，就不能很好地配合医师的治疗，这样的治疗无疑是失败的。

亲友方，是指患者亲属、朋友。亲友方应该积极配合医师，对患者进行鼓励，促进其合理膳食，适度锻炼，增强患者的自理能力，争取早日康复。

（三）“综合防治”包含综合、治疗和预防三个方面

“综合”是指多种治疗手段的运用；“防”是指在肿瘤得到控制，患者进入康复阶段时，根据患者的机体情况，合理地应用中西医各种康复方法，以提高患者抵抗疾病的能力，预防肿瘤复发；“治”是指治疗肿瘤，根据患者的机体情况、肿瘤的病理分型与分子分型、肿瘤的侵犯范围和发展趋势合理地应用现有的中西医各种治疗手段，以期尽可能地减轻患者痛苦，提高生活质量，延长生存期，提高肿瘤治愈率。

“综合治疗”不是手术、化疗、放疗、介入治疗、生物治疗、内分泌治疗、靶向治疗和中医药治疗等多种治疗方法的混合应用，而是一种有计划、分步骤、系统的、个体化的治疗，是多学科协作多个治疗方案的有机组合，

其中中医药在肿瘤治疗方面有独特的优势，制订肿瘤综合治疗计划时应将中医药的作用贯穿始终。战略上要宏观调控、微观调治；战术上要健后天脾胃、固先天肾精、疏肝解郁、调节情志、清热解毒、化瘀散结；做法上要采用或手术或化疗或放疗或其他疗法并配合中医疗法、情志疗法、食疗、运动等。

邵梦扬将肿瘤治疗分为扶正与攻邪两大治疗法则。常用扶正法包括：健脾和胃法、培本固肾法、疏肝调志法、补益心肺法、益气养血法等；常用攻邪法包括：清热解毒法、活血祛瘀法、化痰散结法、以毒攻毒法等。

邵梦扬十分重视脾胃，脾健则能食，肿瘤患者多数纳差，所以，认为健脾是基础。脾胃乃后天之本，气血生化之源，故有胃气则生，无胃气则死。脾主升，胃主降，脾胃是气机之枢纽。脾胃失健，百病乃生，脾健胃和，疾病乃消。健脾和胃法在恶性肿瘤治疗中有重要地位，该法具有抗癌、扶正、减轻放化疗的消化道反应等作用。凡恶性肿瘤如肺癌、肝癌、肠癌等，或放化疗期间见有脾虚症状和舌象、脉象的均可运用健脾和胃法治疗，而消化道恶性肿瘤应用健脾和胃法在治疗中尤为重要。常用中药人参、党参、太子参、黄芪、大枣、甘草等具有补胃气、健脾气的功效；薏苡仁、白扁豆、猪苓、白术、茯苓、陈皮、法半夏、山药等具有健脾和胃、抑制癌细胞增生的作用；柴胡、郁金、枳壳、三棱、莪术、延胡索、香附、木香、丁香、佛手、香橼、荜茇等具有理气和胃、抗肿瘤的功效；黄芩、黄连、栀子、蒲公英等具有和胃清热的作用；干姜、生姜、姜半夏、法半夏、姜竹茹、旋覆花、代赭石等具有和胃止呕的功效；青皮、陈皮、砂仁、附子、神曲、麦芽、山楂、莱菔子、谷芽、鸡内金等具有健脾和胃助消化的作用。

邵梦扬还特别重视调理肾脏，认为培本固肾法可以提高机体免疫功能、调节内分泌系统平衡、促进造血及保护骨髓、减轻化疗的毒副作用、增强化疗的疗效、激发或提高机体内自动调节和控制的能力、预防肿瘤的发生和发展。肾为先天之本，肾精是构成人体的基本物质之一，也是人体各种功能活动的物质基础。肾主骨生髓、藏精、生血、资血，亦为气血生发之源，肾气的盛衰与免疫功能密切相关，肾虚则使机体的正常活动失去支持，无论肾阴虚还是肾阳虚，都会导致人的免疫能力降低。培本固肾法是中医治疗肿瘤的重要治疗原则，恶性肿瘤患者在疾病的发展和治疗过程中，存在着正气亏损、阴阳失调的问题，特别是放化疗最易使患者骨髓抑制、免疫力下降。凡是恶性肿瘤见肾虚体弱者，均可用培本固肾法治疗。肾阴虚常用中药有龟板、鳖甲、生地黄、黄精、百合、山萸肉、女贞子、枸杞子、生龙骨、生牡蛎等；肾阳虚常用中药有鹿茸、熟地黄、山茱萸、附子、肉桂、菟丝子、金樱子、桑螵蛸、芡实、锁阳、补骨脂、韭菜子、白蒺藜、山药、杜仲、淫羊藿、鹿鞭、白术、茯苓、枸杞子、巴戟天、肉苁蓉等。

“综合预防”是预防肿瘤复发，是一项复杂工程，必须进行全方位综合预防，需要医疗方、病患方和亲友方的协调一致、共同努力，充分、合理、及时地综合运用各种肿瘤治疗与康复措施才有可能实现，其中病患方自己的努力最为关键。预防肿瘤复发有三个要点：第一，脱离病因；第二，改善体内的微环境；第三，提高机体的免疫功能。

七、周岱翰

周岱翰，生于 1941 年，广东汕头人，第三届国医大师，我国著名中医肿瘤学家，国内较早从事中医药治癌、中西医结合抗肿瘤临床研究和开创中医肿瘤教育的学者。现任广州中医药大学肿瘤研究所所长，主任医师、首席教授、博士研究生导师，广东中医药研究促进会会长，《中医肿瘤学杂志》主编，第三批全国老中医药专家学术经验继承工作指导老师，广东省名中医，广东省医学领军人才，享受国务院政府特殊津贴。

周岱翰出生于医学世家，1960 年考入广州中医学院（现广州中医药大学）医疗系，1966 年毕业后先在县级医院急诊科和内科进行临床锻炼。1968 年年初分配至位于东莞市的一间新办的省级专科医院，1978 年，在广州中医学院筹建肿瘤研究室。1987 年，在广州中医学院第一附属医院开设肿瘤专科门诊，是我国较早成立的中医肿瘤医疗、科研机构之一。2017 年，经由中华人民共和国人力资源和社会保障部、中华人民共和国国家卫生健康委员会、国家中医药管理局共同组织评选，周岱翰当选第三届国医大师。2018 年国家中医药管理局、广东省中医药局立项成立“周岱翰国医大师传承工作室”。

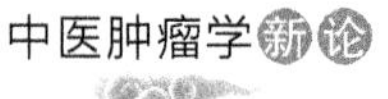

（一）学术贡献及成就

周岱翰长期献身中医肿瘤医教研工作，是现代中医肿瘤学科的主要奠基者和领头人之一，是中医肿瘤学教育的先行者、岭南中医肿瘤学术流派的传承者和发扬者，学术成果颇丰。

1. 现代中医肿瘤学学科奠基者之一

周岱翰重视经典理论指导肿瘤临床，拓展中医肿瘤四诊，提出肿瘤辨证施治规范始于《伤寒杂病论》，其六经、八法为临床绳墨。对辨证论治进行深化，提出辨证论治三层次，即“辨人、辨病、辨证”。师古不泥，首倡肿瘤放疗所致“放射病”按“热毒”论治，拓展了温病学说的内涵。开展中药“直肠滴注”“外敷”等创新肿瘤外治法。探索证候客观化、标准化，制定《实体瘤的中医肿瘤疗效评定标准（草案）》，并在国内推广应用。曾任中华中医药学会肿瘤分会首届、第二届会长，主编首部及第二部本科国家级规划教材《中医肿瘤学》，担任国家新闻出版署批准的第一份中医学科肿瘤专业期刊《中医肿瘤学杂志》主编，丰富和推动中医肿瘤学基础理论的发展。

2. 中医药对肺癌的系列研究

周岱翰基于肺癌基础研究与临床实践，1985 年研制出国内第一个肺癌中成药鹤蟾片，1985 年开始生产，2004 年成为保护品种，至今应用于临床。主持“八五”攻关项目“中医药治疗非小细胞肺癌”，主持“十五”科技攻关项目“提高肺癌中位生存期的治疗方案研究”、“十一五”科技支撑计划“老年非小细胞肺癌中医药综合治疗方案的研究”，验证了益气除痰汤提高非小细胞肺癌生存质量、延长生存期的作用，而中西医结合组疗效最著，显示益气除痰汤与化疗结合，可以起到减毒增效协同作用，亚组分析结果脾虚痰湿型疗效最好。主持国家自然科学基金课题“肺癌脾虚痰湿证的特征性蛋白质表达的研究”，构建脾虚痰湿型肺癌肿瘤相关消减 cDNA 文库及基因表达谱，从蛋白质水平深入探索肺癌“证”的本质及分子分型研究，提出辨证论治选药可作为表现遗传调控剂治疗肿瘤的新观点。

3. 岭南中医肿瘤学术流派奠基人

受《内经》“三因制宜”、国内中医流派成果启发，以本地区肿瘤病因

“湿”“热”为著，病机特点以“温热伤阴”“脾虚湿毒”为患，自20世纪70年代研究岭南中医特色和抗癌中草药，并基于岭南饮食文化特色、岭南人体质特点，主张药食结合，辨证施膳，以“得胃气”，创立《中医肿瘤食疗学》，逐步形成和发扬具有中医药学特色与优势、岭南医学人文特点的中医肿瘤学术流派。流派相关技术、经验在省内11家地市级医院推广应用。

（二）主要学术思想

1. 肿瘤辨证论治规范始于《伤寒杂病论》，拓展“六经辨证”“八法纲目”学术思想，被奉为中医肿瘤临床之圭臬

周岱翰提出辨证论治中，广义的“辨证”和“论治”各有三个层次，“辨证”分辨病（疾病主因、持续作用）、辨证（证由病派生，是某一阶段各种症状的综合表现）、辨症（某一特定时间单一的症状）；“论治”包括治未病（癌前病变）、治现病和疾病预后，由此提出中医治未病思想应用于指导肿瘤的预后。擅长治疗晚期、难治肿瘤，治肺癌首重益气养阴、解毒除痰，提出支气管肺癌的辨病辨证不离“痰、瘀、毒、虚”四字。对中晚期肺癌患者，尤强调“痰”“虚”两字，认为处于这一特定阶段肺癌的病理特征是以“虚”为本，以“痰”为标，虚实夹杂。对中医配合分子靶向药物对局部晚期肺癌的治疗进行了有益的理论思考与临床探索，治肝癌强调健脾养肝、软坚消癥，从岭南地区及我国整体肝癌的发病背景来看，尤重视肝硬化、原发性肝癌的病理联系，认为肝硬化与肝癌关系密切，前者为后者之初，后者为前者之渐，病机皆为肝阴受损凌脾而出现肝火燔灼，清代王旭高谓：“肝火燔灼，游行三焦，一身上下，皆能为病。”据岭南地区气候湿热的特点，周岱翰认为肝脏储备功能是制约肝癌疗效的“瓶颈”，推崇王旭高《西溪书屋夜话录》中的“治肝三十法”，并开展肝癌移植术后抗复发的辨证论治；治大肠癌强调“六腑以通为用，以降为和”，以《金匮要略》下瘀血汤、木香槟榔丸等古方化裁，积累了丰富的经验。

2. 提出放射反应和放射损害属“火邪”“热毒”论，部分化疗毒副作用属“湿热”，皆属温病范畴

周岱翰根据中医理论、症状分析、治疗转归、实验研究等，辨证肿瘤放

疗中放射线的中医药属性为“火”“热”，放射线对组织损害可以修复的为放射反应，出现不可修复的组织损害则为放射损害，此类反应周岱翰统称为“放射病”，其临床表现可分为全身症状和局部症状。在放疗中配合养阴清热解毒、祛瘀通络止痛中药汤剂治疗，可减少放射毒副作用；放疗后予以清热解毒、滋肾育阴可减轻后遗症、降低复发和转移。对化疗后脾肾损伤、骨髓抑制导致的脾肾阴虚，亦可按温病学伤阴论治，强调存津救液、保护元神，治法首推养阴清热。周岱翰在肿瘤领域的发展拓宽了温病学说的学术内涵。

3. 提出“带瘤生存”，更新治癌理念

周岱翰在《肿瘤治验集要》中为“带瘤生存”下了定义：在治疗的漫长过程中，在邪正对峙、邪难压正的情况下，可以出现“带瘤生存”的特殊阶段。此时治疗的目的在于通过辨证论治改善症状、提高生存质量、延长生存期，这是中医治疗肿瘤的特点和优势所在。周岱翰临证擅长治疗晚期、难治肿瘤，践行辨证论治三层次，即以人为本，诊病做到自己、患者、社会三满意，潜心临床，疗效卓著，饮誉国内、东南亚等，每年有大量患者预约等候求治。

4. 针对肺癌创“益气除痰”治疗大法及系列方药，拓展“扶脾即所以保肺”之说

《周慎斋遗书》曰：“五脏分属阴阳，阴阳全赖生克……然扶脾即所以保肺，土能生金也。”周岱翰根据调整脏腑的基本治则、五行学说相生规律，“实则泻其子，虚则补其母”，对于肺癌患者最常见脾虚痰湿证，临床采用“培土生金”，即通过补脾土而益肺金，并创立“益气化痰”治疗大法，研制肺癌系列方药。周岱翰研制“解毒得生煎”直肠滴注开展肿瘤多途径给药，针对内服大剂、峻剂药物有时难为患者所接受，运用经验方“解毒得生煎”（大黄、黄柏、栀子、蒲公英、金银花、红花、苦参），通过直肠内滴注的给药方法，助大肠腑气通降，使六腑通利，糟粕得除，邪有出路，又少伤正之弊，广泛应用于消化、呼吸系统及妇科肿瘤及其相关并发症的治疗。

5. 创立《中医肿瘤食疗学》

《内经》强调饮食调养是摄生和防病的重要一环，《素问·脏气法时论》曰：“毒药攻邪，五谷为食，五果为助，五畜为益，五菜为充，气味合而服

之，以补益精气。”周岱翰提出“土健以灌四旁，论治不忘补中”的学术思想，强调辨证配膳，出版了国内第一部中医肿瘤食疗专著《癌症的中医饮食调养》。此后，先后出版《中医肿瘤食疗学》第一、第二版，开创了中医肿瘤食疗学的先河，拓展了肿瘤康复学学术内涵，进一步发展和完善了中医肿瘤学术体系。

6. 奠定岭南中医肿瘤学术流派理论体系基石

岭南中医肿瘤学术流派根植于岭南医学的土壤，是岭南医学流派的重要分支。其理论体系涵盖中医肿瘤基础理论、四诊、病因病机、实验研究、临床研究、中药制剂、中西医结合抗癌机制、精准治疗、姑息治疗、疗效评价、学术流派等研究，挖掘岭南中医肿瘤学术流派传承轨迹，梳理代表性人物、观点、著作，丰富充实岭南中医肿瘤学术流派理论体系，使岭南中医肿瘤学术流派的传承发展为当代中医学术流派在岭南地区的创新成果。

八、总结

在长期的临床实践中，老一辈肿瘤名家形成了各具特色的学术思想，但这些学术思想也有共通之处。如辨证与辨病相结合，重视整体与局部的关系，均提倡中西合璧，中西医手段结合治疗肿瘤，且重视脾胃或脾肾的先后天之本，重视正气的作用等。同中有异，前辈专家也留下了特色鲜明的学术思想。刘嘉湘提出了“平衡思想”，指出正气不足、阴阳失衡是肿瘤的病机本质，调整阴阳、以平为期是肿瘤的治疗目的，阴阳转变、随证而治是肿瘤的治疗关键，蕴含着丰富的经验和智慧。郁仁存除“内虚”学说外，还提出了“气血血瘀学说”，治疗上重视脾肾，取得了不错的疗效。周岱翰强调肿瘤的病机是“毒发五脏，毒根深茂藏”，但此毒并非癌毒，在治疗中推崇经方治肿瘤，延展了肿瘤的治疗手段。余桂清20世纪70年代首次提出“扶正培本”的治疗原则，并开展了一系列临床与基础研究，取得了一定成果。郁仁存首先提出“益气活血法抗肿瘤”并进行了近20年的探索和研究，围绕免疫调控、血液流变学、肿瘤多药耐药逆转、细胞凋亡及自噬、肝素酶等方面阐述了疗效机制。

时代在发展，中医肿瘤理论经过老一辈中医肿瘤专家的努力已基本形成体系。中医药已参与到肿瘤治疗的全过程中，中医药在防治与减轻放化疗及手术的并发症，如癌因性疲乏、骨髓抑制、恶心呕吐、贫血、认知障碍、术后胃瘫等方面显示出独特的优势。必须承认的是，中医药治疗恶性肿瘤的疗效仍有待提高，中医肿瘤的理论仍需突破和创新，随着癌毒理论的出现，新的问题需要解决，即有理论中仍有一些解释不明、论述不清的理论盲点。如对肿瘤本质的认识，对癌毒阴阳属性的认识，内虚下究竟什么因素导致癌毒产生等问题。笔者提出了“岩”与“燚”特征说、“火水未济说”“癌毒属阳说”“心神不力说”等一系列学说，以期提出理论新见解，丰富中医肿瘤治疗理论。

第二章　肿瘤的发生

肿瘤是全身疾病的局部表现，它的发生、发展、转移等都是人体正气不足所致，中医学整体地看待人体和肿瘤，认为人是一个统一体，恶性肿瘤是全身性疾病的局部表现。

六淫外邪不断侵犯人体，耗损脏腑，日久、过劳或过用造成脏腑器官过多、过长、过快、过度的损耗，导致器官结构退化、功能衰退甚至衰败，邪易客于此处。脏器有长生本能，过快、过度的消耗扰乱了正常生命节律，先天肾精的耗竭速度过快引发脏器及人体的快速修复机制，修复过程中则产生修复过度及无限修复，引起剩余肾精的变异，肾精异化，引动异常的元阳，发生肿瘤疾病。

中医经典著作中有如下关于肿瘤发生、发展的论述，《灵枢·天年》言“人之始生……以母为基，以父为楯”，可知父母先天之精为人体生长的先决条件，而基因源于父母染色体，调控人体发育，与先天之精同源，故基因应为先天之精，归属先天，而基因与肿瘤激活相关，因此肿瘤的发生、发展与先天直接相关。《管子·内业》曰：“精也者，气之精者也。”《素问·阴阳应象大论》载“气归精，精归化”，精化气，气充精，基因作为先天之精，若先天精气亏虚则易致基因紊乱，胚胎即发或生后而发为肿瘤。《灵枢·决气》言“两神相搏，合而成形，常先身生，是谓精”，肾中除藏后天之精外，尚有“常先身生”的先天之精，李中梓曾言“先天之本在肾”，亦明确了肾与先天的关系。先天肾精调控机体生长壮老已，肾虚是衰老的重要原因，如赵锡武谓“人体年老而衰者，由于肾脏之精涸不续于诸脏之故”，而衰老细胞分泌的细胞因子、趋化因子和蛋白酶等衰老相关分泌表型可促进癌细胞的发生、发展。《素问·生气通天论》言“阴者，藏精而起亟也，阳者，卫外而为固也”，同样表明了机体的稳定及细胞正常增生与肾精具有密切联系。《难经·第八难》说：“寸口脉平而死者，何谓也？然，诸十二经脉者，皆系于生气之原。所谓生气之原者，谓十二经之根本也，谓肾间动气也。此五脏六腑之本，十二经脉之根，呼吸之门，三焦之原。”说明肾之精气维持机体的正常运行，是人之根本，肾精不足时，机体易受外界邪气的干扰，易发生变异。

“火”的概念在《内经》病机十九条中多有涉及，如“诸燥狂越，皆属于火”“诸禁鼓栗，如丧神守，皆属于火”。刘完素亦提出“五志过极皆为热甚”，将“火”视为致病因素。《素问·五常政大论》曰：“赫曦之纪……其动炎灼妄扰。”说明了火邪具有妄动之性。《内经知要》言：“火者，阳气也。天非此火，不能发育万物，人非此火，不能生养命根，是以物生必本于阳。但阳和之火则生物，亢烈之火则害物。”如此可见，火性炎上，其力越盛，则危害性越强。癌毒不同于其他的邪气致病，是一种特殊的毒邪，其性更加暴烈肆虐、缠绵难愈，它不断争夺人体的精微营养，最易耗伤气阴津精血以致虚，同时自身不断流散、侵袭与转移。“火”的能量来源于气，“气有余便是火”；随着火的叠加而成“炎”，其火热之性更盛；“焱”为火之盛，其阳热之性越加亢奋；而四火化而“燚”，此乃异常的邪火，其能量不受控制、肆虐无常，是为癌毒。气机郁滞则血行不畅，气血郁滞日久则化为火郁，津液不能正常输布而聚湿生痰，食滞不消损伤脾胃，气血生化乏源，升清降浊功能遭到破坏，脾虚又生痰生湿，如此六郁则互相影响至恶性循环。“燚”是恶性肿瘤功能特点的概括。四火既代表癌毒阳动特性，亢盛煊赫，其中一火更是异常变异的邪阳，亢进无度、不受控制且顽强不灭。“燚”为病理之火，代表了恶性肿瘤无限增殖、流注扩散、肆虐不灭的特点，与癌毒特征非常相似，其形成也是从火到炎到焱到燚逐渐演变而来。

气血是人体生命活动不可缺少的基本物质，也是脏腑、经络等组织器官进行生理活动的物质基础。《难经·八难》曰：“气者，人之根本也。”《类经·摄生类》也认为“人之有生，全赖此气”。气的功用主要为推动、温煦、防御、固摄、气化等，而气的升降出入运动形式是人体生命活动的根本，《素问·六微旨大论》说：“非出入，则无以生长壮老已；非升降，则无以生长化收藏。是以升降出入，无器不有。”血的作用主要为营养和滋润全身，内而脏腑，外达皮肉筋骨，是人体精神活动的主要物质基础，《素问·八正神明论》说：“血气者，人之神，不可不谨养。”气血之间相互依存，“气为血之帅”“血为气之母”，气能生血、行血、摄血。气行则血行，气滞则血瘀，气有一息则不行，血有一息则不通，血的瘀滞，多由气行不畅引起。《医宗金鉴》曰：“血之凝结为疾，必先由气。”可见气滞则道路不通，血不行则生瘀，因此血瘀多半同时有气滞。而唐容川《血证论》记载“瘀血流注，亦发肿胀”，瘀滞日久则成肿块，或日久有形之血，不得畅行，凝结于内，瘀而不化，则为结块。气血失调，常表现为气滞血瘀、气郁不舒、血行不畅，瘀结日久，必成癥瘕积聚。

宋代《仁斋直指附遗方论》指出“癌”有“穿孔透里”的性质，最早对恶性肿瘤易于浸润转移做了形象描述。《灵枢·百病始生》中关于“传舍”理论的描述，可以理解为古人对恶性肿瘤转移的朴素认识，其曰：“虚邪之中人……留而不去，则传舍于络脉……留而不去，传舍于经……留而不去，传舍于肠胃……留而不去，传舍于肠胃之外，募原之间。留着于脉，稽留而不去，息而成积。或着孙脉，或着络脉……或着于肠胃之募原，上连于缓筋，邪气淫泆，不可胜论。”此全面地阐述了邪由局部向远处转移的过程，指出正虚是“传舍”发生、发展的原因，而经络系统是病邪转移的途径。正虚失于固摄，癌毒更易于扩散，形成转移。癌毒耗散正气，又加重正虚，癌毒的扩散与转移趋势超过了正气的防护约束力，疾病便会进展。《素问·六微旨大论》云：“厥阴从中则为少阳，少阳之上，火气治之。”故厥阴一旦发生中化太过，可直接化火。木生火，火的燃烧必然伴随空气的快速运动，从而形成风，风助火燃烧，火势随处流窜，变化多端。肿瘤转移灶出现的不可预知性与“风性善行而数变”的特征相似，脏腑功能失调，气血阴阳亏虚，渐至虚风内生，癌毒乘虚而入，风火相煽，癌毒流注。张从正《儒门事亲·卷一》言“掉摇眩运，非风木之象乎？纡曲劲直，非风木之象乎？……故善行而数变者，皆是厥阴肝之用也”，脑转移患者容易出现头痛、眩晕等征象，而风具有善行而数变的特点，风与肝有密切的联系，《素问·阴阳应象大论》中说：“神在天为风，在地为木，在体为筋，在脏为肝。”在肿瘤患者后期容易

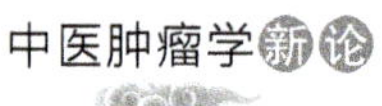

出现多处转移，都与肝风善行有密切的关系。

第一节　内虚学说

内虚学说由首都医科大学附属北京中医医院郁仁存教授在他的专著《中医肿瘤学》中首次提出。内虚即正气亏虚，即人体正气不足，脏腑功能衰退，是人体的正常功能活动及对外界环境的适应能力、抗病能力、康复能力的降低，未能有效维护自身生理平衡与稳定。癌毒的产生虽然与外邪、饮食、七情、起居、其他外界致病因素相关，但从哲学的角度考量，外因是条件，只有作用于内才会产生癌毒。我们认为，“内虚”才是肿瘤发生、发展的关键因素。所谓内虚是指由于先天禀赋不足，或后天失养引起脏腑亏虚，或由于外感六淫、内伤七情、饮食不节等因素引起气血功能紊乱，脏腑功能失调。脏腑功能失调，以脾肾虚损为主。《诸病源候论·积聚候》曰：“积聚者，由阴阳不和，腑脏虚弱，受之风邪，搏于腑脏之气所为也。”明代张景岳有述：“脾肾不足及虚弱失调之人，多有积聚之病。”中医认为，肾为先天之本，内蕴真阴真阳，乃人体阴阳之根本；脾为后天之本，主运化水谷精微，为气血化生之源。脾运化之功，有赖于肾阳的温煦，肾中精气的化生，有赖于后天水谷精微源源不断地化源。脾虚则生化乏源，化生痰湿，久则伤肾；肾气亏虚失其温煦之责，不能助脾运化水湿，湿滞困乏脾阳。脾胃是气机升降的枢纽，中焦之气壅滞，纳化功能失司，一则不能运化水湿，致使水湿积聚，气血运行失常，日久成积；二则脾气虚不能行血，血停而为瘀成积；三则水谷精微缺乏，致使机体正常的生理功能及抗病功能降低，易感外邪而生肿瘤。且元气、卫气、宗气、肾中精气等均有赖于脾土后天的滋养，脾土受困则充养乏源，加之其他因素的作用，元气化生异常，或可酿生癌毒。

正气包括了元、营、卫、气、血、精、神、津、液和腑脏、经络等的功能活动。人体是一个有机整体，人体以五脏为中心，以肾为先天，肾元为初始，分为心、肝、脾、肺、肾五大系统，这五大系统之间，以经络为联系通道，以元气为化源，以气血津液为物质基础，共同组成了结构严密、分工有序、相互协调的整体，保证了正气的强盛和机体的健康。而脏腑功能活动及气血精微物质、精神均是正气的分化和体现。所以，正气既包括构成人体正常机构、维持人体生命活动的精微物质，也包括维护机体正常生命活动的生理功能，是物质（阴）与功能（阳）的统一整体，也符合古代哲学“气分阴阳”的观点。从中医学角度来看，心、肝、脾、肺、肾等脏腑结构异常，元、气、血、阴、阳亏虚及功能不足或失调的状态，谓之虚证。从现代医学角度来看，循环系统、消化系统、内分泌系统、免疫系统、泌尿系统、造血系统等功能衰弱及活性蛋白、营养物质的不足，亦属虚证之列。

元气是正气之根，是最原始、最主要的正气之源。肾元所生之元气流布脏腑，成为构成脏腑经络结构的物质基础，并推动脏腑功能活动。其余正气成分是在元气功能基础上产生的。例如，宗气的生成是在肾元化生脾脏与肺脏后，继而肺中清气与脾之水谷精气相合而成；卫气亦来源于脾之水谷精气；另外，广义上中医正气还包括了血、津、液等，均来源于脾。因此，这里所说的虚，其实是真正意义上的元气之虚，并由此带来其余正气成分的物质减少与功能减退，成为肿瘤产生的基础。

对此，古代医家早有认识，如对于肿瘤的主要病因，《内经》云：“邪之所凑，其气必虚。”亦云：“阳化气，阴成形。”《景岳全书》云：“壮人无积，虚人则有之，脾胃怯弱，气血两衰，四时有感，皆能成积。”积之所成，乃阳虚不能化也。《金匮要略·血痹虚劳病脉证并治》载：“人年五六十，其病脉大者，痹侠背行，若肠鸣、马刀、侠瘿者，皆为劳得之。”“肠鸣、马刀、侠瘿”类似现代胆囊癌、胰腺癌等的临床表现，可以看出其大意是人到了五六十岁，肿瘤多发，其根本在于肿瘤与高龄后正气渐虚有关。明代李中梓《医宗必读》云：“积之成也，正气不足，而后邪气踞之。”肿瘤的形成是正气不足、邪气盘踞所致。如明代张景岳《景岳全书·积聚》曰：“脾肾不足及虚弱失调之人，多有积聚之病。”《诸病源候论》说：“积聚者，由阴阳不和，脏腑虚弱，受于风邪，搏于腑藏之气所为也。”《外证医案汇编》中也明确指出“正气虚则成岩”。可见，正气虚弱既是各种肿瘤形成的基础，也是恶性肿瘤形成和发展的根本条件。具体来说，正气是人体五脏六腑正常结构

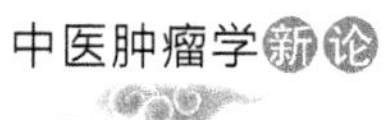

下生理功能的体现，探讨五脏与肿瘤的关系对于辨治恶性肿瘤有积极意义。

一、五脏与肿瘤

（一）心与肿瘤

外邪、饮食、七情等均与肿瘤的发病密切相关，而脏腑亏虚则是肿瘤发生、发展的根本原因。“主不明则十二官危”，心作为一身之主，君主之官，其具备主血脉与主藏神的功能，肿瘤的发生、发展与心的亏虚导致的功能失常密不可分。

心主血脉功能分为两个方面，分别是心具有推动血液在脉道中运行，以输送营养物质于全身五脏六腑、四肢百骸的作用和心生血的功能，张志聪在《侣山堂类辩》中提出：“血乃中焦之汁，流溢于中以为精，奉心化赤而为血。”当心主血脉的功能异常时，无法生化足够的血液，五脏六腑、四肢百骸则失其所养，脏腑亏虚，无法正常推动血液的运行，血液瘀滞在局部亦导致营养物质无法输送到全身。全身脏腑的亏虚加上局部血液的瘀滞，成为肿瘤发生、发展的病理基础。

心藏神的功能主要体现在广义与狭义两个方面：广义上是指能支配人的整个生命活动，对其他脏腑的调摄作用；狭义上则是对人精神思维情绪的主管作用。广义上的心藏神功能失常时，即心脏对其他脏腑的调摄功能失常，在肿瘤的发生、发展中，肿瘤成因之一就是免疫逃逸。在人体的正常细胞不断分裂复制时，难免出现少量细胞会发生不正常的突变，当人体的免疫监视功能正常，即主明之时，这部分不正常的细胞就会被清除；而该功能不正常时，即主不明时，不正常的细胞逃避了被识别然后被清除的过程，则会不断分裂从而成为肿瘤。在狭义上心无法藏神时，则会对人的七情产生不良影响。心神不宁，会容易对人的情志造成不良影响，而情志失常又会对脏腑功能造成损伤，从而导致气滞、血瘀、痰郁的形成，是机体内产生恶性肿瘤的发病基础，增加了恶性肿瘤的患病率。“主不明”所致七情不节对肿瘤发病同样也有重要影响，情志失调还可能促进肿瘤复发、转移，并且负面情绪可能影响心房钠尿肽的分泌，而心房钠尿肽是心这个“君主之官”下传指令的物质基础之一，该激素与肿瘤细胞增殖、转移、肿瘤血管生成等恶性生物学行为亦有关。

心的生理功能依赖于心的物质基础，心主神志及主血脉的功能是心气、心血、心阴、心阳共同作用的结果。无论心的气血阴阳哪一方面不足都可以导致心的生理功能无法正常运行，进而促进肿瘤的发生、发展。而当肿瘤产生之后，其在生长过程中大量消耗人体气血，机体表现为气血亏虚，再经后期治疗，耗气动血，患者多呈心气不足、血液亏虚，又为肿瘤的发生、发展提供了基础。在肿瘤的诊治过程中，患者又容易产生消极的情绪，也会影响肿瘤的发展。所以在治疗时，可临床根据辨证，心气虚者补益心气，可用炙甘草、黄芪、人参，若兼心阳不振，加附子、桂枝；心血亏虚者当补养心血、滋养心阴，可用柏子仁、当归、龙眼肉、麻仁、麦冬，甚者加熟地黄、白芍、阿胶；气血不通者当活血行血、调养心脉，可用丹参、桃仁、红花等。另外，在患者的治疗中，也可以配合一些情志疗法和心理治疗，改善患者的消极情绪，对肿瘤的治疗可起到一定的积极作用。

（二）肝与肿瘤

肝主气机疏泄，主藏血，肝生理功能失常则气郁而不舒，气不畅则血不行，甚至在局部气郁而化火，血停而成瘀，火灼瘀阻，气血津液不能正常濡养脏腑，进一步影响脏腑功能，不断加重“内虚”，为癌毒的产生提供了必要条件。

肝主疏泄，有疏通、升发、宣泄的功能，主要与调畅气机相关。肝与肺一升一降，能够沟通上、下焦气机，同时肝的疏泄会影响脾胃的运化，进而影响中焦的气机，此外肝主调畅情志，《素问·举痛论》曰：“怒则气上，喜则气缓，悲则气消，恐则气下，惊则气乱……思则气结。”情志不畅亦会影响气机，是重要的内伤病因之一。唐容川云：“肝属木，木气冲和条达不致遏郁，则血脉得畅。”肝气郁滞，血脉失畅，最易化火，肝火内灼，气血津液均受其害，气血津液不能正常濡养脏腑，进一步影响脏腑功能，不断加重“内虚”，为癌毒的产生提供了必要条件。此外肝肾同寄相火，肝火内生扰动相火，使得相火异动，成为异常邪火，为癌毒的进一步流注提供了动力。因此，疏肝调气能够疏散郁火，恢复气机，气、血、津、液运输得畅，脏腑得以濡养，脏腑功能得复，能够缓解“内虚”，癌毒无处而生，肝火得散，相火安守其位，癌毒无力而动。

肝主藏血，“肝藏血，必行之，人动则血行于诸经，人静则血归于肝脏”，有贮藏血液、调节血量的功能。肝藏血功能失常，血无所归，血量失调，则肝血不足，血留诸经，血虚血瘀并存，血脉不畅，“内虚”得成，癌毒得生。清代叶天士《临证指南医案》言：“肝为风木之脏，因有相火内寄，体阴用阳，其性刚，主动主升，全赖肾水以涵之，血液以濡之……则刚劲之质得为柔和之体，遂其条达畅茂之性。”肝血久虚，精血同源，肾精亦亏，肝阳失于肝阴濡润，失肾水涵润，独亢于上，久则血虚阳亢而风动，肝肾寄存相火本就失于精血约束，得风则越烈，甚至异动，相火异动则癌毒得长。因此调肝补血则肝阴充足，血脉得畅，“内虚”不成，癌毒不生；肝血充足，肾精得充，肝阳得血濡，得水涵，内风不生，相火如常，癌毒不长。

肝以血为体，以气为用，体阴而用阳。总结恶性肿瘤功能特性的为“燚”，结构特征的为“岩”，故肿瘤以燚为用，以岩为体，燚具有猛烈、善行多变、易侵袭流注、易耗伤正气等特性，是促进肿瘤发生、发展、变化、流注最为关键且直接的异常动力，其性质属阳，肿瘤本身是由痰、瘀等阴血津液异常所产生的病理产物凝结成的有形实体，其性质属阴，故肿瘤与肝“同气相求”，肝体为阴，易于肿瘤成岩，肝主风、主动、主生发，易于肿瘤生燚，是肿瘤复发转移的原因之一。

《临证指南医案·淋带》言：“女科病，多倍于男子，而胎产调经为主要。淋滞瘕泄，奇脉虚空，腰背脊膂，牵掣似坠，而热气反升于上，从左而起，女人以肝为先天也。”认为肝与女子生理、病理密切相关。从肝经循行部位看，肝经抵少腹，于盆腔处与冲、任相通，与督脉会于巅顶，与带脉相交于期门穴，又布胁肋，经过乳房。冲脉为“血海”，任脉为“阴脉之海”，督脉为“阳脉之海”，冲、任、督脉皆起于胞中，带脉下系胞宫，肝经绕阴器而束利宗筋，因此足厥阴肝经通过冲、任、督、带脉与胞宫、乳房有密切联系。肝的生理功能正常，能够疏泄情志，调节生殖功能，主贮藏和调节血量，女性经带胎产正常，则胞宫、乳房无虞，若肝的生理功能受损，情志失常，肝气郁滞，生殖功能失常，血量调节失常，经带胎产异常必然导致气血紊乱而内虚，此时邪气侵犯，癌毒内生，胞宫、乳房必先受其害。因此，疏调肝脏，通行肝脉，能够维护胞宫、乳房气血平和，缓解内虚，抑制癌毒。

（三）脾与肿瘤

脾胃为中焦气机之枢，脾气升，胃气降，一升一降，斡旋中焦，水谷得化，气机得畅；脾主统血，《血证论·脏腑病机论》云："脾阳虚则不能统血，脾阴虚又不能滋生血脉。"脾虚则血溢脉外，血脉失养，因此脾胃功能失常，也会使得气血紊乱，造成内虚。

脾胃互为表里，胃主腐熟水谷，脾主运化水谷精微，关系密切，脾胃共为气血生化之源，《灵枢·营卫生会》曰："人受气于谷，谷入于胃，以传与肺，五脏六腑，皆以受气。"脾胃功能失常，气、血生而无源，脏腑无法正常运转，气机停滞，血脉失养，正气自然衰弱，癌毒自有机可乘，故《景岳全书》言"凡脾肾不足及虚弱失调之人，多有积聚之病""脾胃怯弱，气血两衰，四时有感，皆能成积"，认为肿瘤的发生、发展与脾胃功能失常密切相关。脾胃化生气血，滋养脏腑，则脏腑功能正常，正气充沛，张景岳、李东垣等众多医家都强调了脾胃和对于脏腑功能的重要性，认为"脾胃和则五脏安"，故脾胃功能正常是气血生化有源、脏腑功能正常、调整内虚状态的前提，内虚得复，气血得畅，脏腑安和则癌毒得制。

《素问·经脉别论》曰："饮入于胃，游溢精气，上输于脾，脾气散精……"认为脾主运化水液，散布至五脏六腑；若脾失健运，津液输布失常，机体阴液不足，而中焦水湿内停，脾喜燥恶湿，水湿进一步阻碍脾胃运化，恶性循环，"脾为生痰之源"，水湿停滞成饮，日久聚而生痰。痰饮为有形病理产物，停滞体内，阻滞经脉，气血运行不畅，气郁、血瘀相继形成，气血进一步紊乱，正气难生，癌毒得"虚"而生，得"痰、饮、瘀、郁"而长。因此，健脾祛湿能够纠正中焦水湿内停，祛痰饮，使经脉通畅，气血正常运行，血瘀得化，气郁得散，"痰、饮、瘀、郁"得消，癌毒自无"虚"可乘。

（四）肺与肿瘤

《内经》有言“肺者，相傅之官，治节出焉”，心为君主，主导调控脏腑，肺为相傅，传达君主之令，具有治理调节作用，能够促进、协调脏腑功能，维持脏腑的生理秩序。《理虚元鉴》云：“盖肺为五脏之天，司治节之令，秉整肃之化，外输精于皮毛，内通调乎四渎。”肺主治节，肺气充沛，功能正常，则五脏六腑受肺气约束，功能不致过衰过亢，气血津液运行正常，癌毒无处滋生。

于心而言，肺司呼吸，主气，能生成宗气。《灵枢·邪客》云：“宗气积于胸中，出于喉咙，以贯心脉，而行呼吸焉。”人体视、听、言、动、呼吸强弱、血液循行均与宗气密切相关，宗气能够助心行血，同时肺朝百脉，通过经络能够将心血散布五脏六腑。《素问·平人气象论》曰：“人一呼脉再动，一吸脉亦再动，呼吸定息，脉五动，闰以太息，命曰平人。”说明呼吸频率与脉动节律相关，呼吸可以间接影响脉动，而脉受心气鼓动而搏动，故心发挥其主神明的职能离不开心气、心血的正常运行，而肺气是协助心气、推动心血的关键动力，也是肺为心传达君主之令的物质基础。

于肝而言，《临证指南医案》曰：“人身气机合乎天地自然，肝从左而升，肺从右而降，升降得宜，则气机舒展。”故肺主宣发、肃降，肝主疏泄、升发，两者一升一降，肺肃降功能正常，肝才能正常升发，共同调节气机，保证气机运行通畅。此外，《金匮悬解》言：“肝司营血而行于左胁，肺司卫气而行于右胁。”肺主气，肝主血，两者一气一血，相互配合，肺气充沛则肝血能够正常疏泄，共同维持气血运行，保证血行通畅。

于脾而言，《素问·经脉别论》曰：“饮入于胃，游溢精气，上输于脾，脾气散精，上归于肺，通调水道，下输膀胱。”因此脾运化水谷精微，生成气血，肺气宣发功能正常，能够协助脾胃将水谷精微散布全身；肺气肃降功能正常，能够下输水液糟粕，协助脾胃运化代谢水液。

于肾而言，《辨证录》曰：“夫肺金生肾水者也，肺气清肃，自能下生肾水，惟肺气既虚，则肺中津液仅可自养，而无如肾水大耗，日来取给，则剥肤之痛，乌能免乎。”故肺为金，肾为水，金能生水，故肺为肾之母，肺气充沛，宣降正常，则肾水得充。此外，《景岳全书·杂证谟》曰："肺为气之主，肾为气之根。"肺肃降吸入清气，肾封藏纳气，维持呼吸的深度，若肺肃降失常，肾纳气功能也必然受到影响。

此外，肺对大肠、小肠、膀胱、三焦等六腑也有着治理调节的作用，如助大肠传导糟粕，协助小肠泌别清浊，助膀胱通利水道、摄纳尿溲，协调三焦气机等。

《理虚元鉴》云："肺气一伤，百病蜂起。"若肺失治节，功能失常，五脏六腑必失于约束，百病丛生。如肺不能助心气行血，君主之令不能下达，则心神调控失司，使癌毒有机可乘；肺宣肃失司，肝肺升降失常，肝血失于推动，气血运行失常，则肝风易动，虚、瘀易生，风煽则火旺，为癌毒的转移流注提供了条件；肺不能协助脾布散精微、代谢水液，则脾运化失常，痰湿内生，助长癌毒；肺失清肃，肺气不足，则肾水不生，肾水大耗则穷而异变，产生癌毒，同时相火失于肾水潜藏，异动生变，为癌毒流注提供动力。

（五）肾与肿瘤

人体之精，据其来源不同，可分为先天之精与后天之精。《灵枢·决气》曰："两神相搏，合而成形，常先身生，是谓精。"《灵枢·经脉》说："人始生，先成精，精成而脑髓生，骨为干，脉为营，筋为刚，肉为墙，皮肤坚而毛发长，谷入于胃，脉道以通，血气乃行。"即来自父母的两精相搏，合为先天元精，化生为人体的脏腑组织。故先天元精在禀受于父母人体成形之时早有定数，只减不增，可能会因为后天消耗过度而不足，却无法再通过父母遗传补充。在先天元精的基础上，后天脾所化生的水谷之精对人体的各个脏腑组织具有滋养的作用，推动激发先天元精所化生的人体的生长发育及生殖，为其正常的生命活动提供能量。

在人体脏腑组织正常形成后，先天元精与后天水谷之精共同分布于人体各个脏腑，主要封藏于肾。《素问·六节藏象论》说："肾者主蛰，封藏之本，精之处也。"《素问·上古天真论》说："肾者主水，受五脏六腑之精而藏之。"肾精一词具有两种含义，分别为肾脏之精与肾藏之精。前者肾脏之精指人体之精分布于肾脏、为肾脏器官提供的精微物质，肾藏之精不足，则输布的肾脏之精也会不足。肾脏之精是肾脏基本功能——肾藏精的物质基础，同时是化生肾阴、肾阳的物质基础，肾阳是肾精中具有温煦及推动脏腑组织器官功能的部分，肾阴是肾精中具有滋润、濡养作用的部分。后者肾藏之精，包括了肾所封藏在人体一身的先天之精与后天之精及脏腑之精，在正常生理状态下，藏于肾脏的先天之精可在后天之精所提供的能量下不断为五脏六腑调剂补充精气，而五脏六腑所余的精微物质亦会贮藏于肾脏。

无论是先天之精不足（可理解为先天遗毒，也即元精不足，是脏腑虚损严重，脏腑之精不足，五脏六腑受损时无法从肾中调剂补充精气）；还是水谷之精不足，都有可能导致肾藏之精不足，故而造成肾脏之精不足。肾脏之精受损，则肾藏精功能失常，五脏六腑之精无处可藏，从而异变。肿瘤的产生，往往是在脏腑虚损的基础上，先天遗毒与异变的精气相互作用的结果。在临床上我们也可以见到脏腑亏虚之人不一定产生肿瘤，气血旺盛的青少年也可能产生癌毒，这与其先天之精不足密切相关。在现代研究中，肾精被赋予越来越多的医学内涵，包括干细胞、促红细胞生成素、肠道菌群、神经内分泌免疫网络等，且部分与表观遗传修饰及肿瘤微环境都存在密切的关系。而癌毒的产生是由肾精异化而生，其源于坎中阳爻的部分异化。故而癌毒之性向上发散，居上则火越壮烈，而异化部分化生癌毒，本身阳气衰减，居下之肾水不足，无以上济，则燔灼为病，耗伤阴津，造成局部火热的情况，即肾中阴虚而相对阳亢。临床多见情绪急躁、烦热汗出、腰膝酸软、下肢水肿等症状，故在治疗时对这类肾中阴阳失衡的患者常以引火汤化裁，重用熟地黄滋补肾阴，少佐肉桂温阳化气，合以巴戟天填补肾水。

《张氏医通·诸血门》云：“气不耗，归精于肾而为精；精不泄，归精于肝而化精血。”肝藏血，肾藏精，精血同源互化，荣则俱荣，损则俱损；肾主生殖之精，肝调节生殖功能；肝肾同寄相火；肝为木，肾为水，肾为肝之母，故肝与肾密切相关，两脏功能相互依存，精血协调共生。癌毒常由肾精耗竭异化而来，肾精异变不断内耗，母病及子则肝必受其累，气血受损，功能失常，故疏肝调血，调畅子脏气血功能，能够遏制病势蔓延，抑制癌毒流窜。

二、六腑与肿瘤

《素问·咳论》云："五脏之久咳，乃移于六腑。脾咳不已，则胃受之……肝咳不已，则胆受之……肺咳不已，则大肠受之……心咳不已，则小肠受之……肾咳不已，则膀胱受之。"充分说明表里相通，脏病不愈会影响对应的六腑，且《素问·通评虚实论》言："五藏不平，六府闭塞之所生也。"故六腑之病也会影响所合之脏，这种表里脏腑的相互影响为张仲景的"通腑安脏"法提供了重要的理论依据。

（一）胆与肿瘤

胆是六腑之一，《素问·灵兰秘典论》有言"胆者，中正之官，决断出焉"，胆贮藏胆精，可贮藏排泄胆汁，而胆精属实质，属阴，胆气属功能，属阳。胆对情志的决断通过胆气实现，"胆主决断"，与情志调节密切相关，胆病状态下，会出现焦虑、抑郁等情志异常。患者与胆相关的情志变化，对肿瘤的发生、发展和预后有着重要的影响。大量中医古籍中记载了情志失调导致肿瘤的文献，如《外科正宗》云"乳岩由于忧思郁结，所愿不遂，肝脾气逆，以致经络阻塞，结积成核"，《景岳全书》言"噎膈一证，必以忧悉思虑，积劳积郁"，表明忧虑可促进食管癌的发生；另外，肿瘤病情对患者造成精神压力，在治疗过程中，疾病本身带来的痛苦及长期放化疗等抗肿瘤治疗使患者产生焦虑、抑郁、恐惧等负面情绪。我国恶性肿瘤患者的焦虑、抑郁发病率明显高于正常人群。

胆属少阳，少阳为枢，司一身阳气开阖，胆所藏精汁即胆汁，对人体消化吸收起着重要作用，直接影响气血的生成与输布。胆失决断，枢机不利，引起气机不畅，郁结于里。气机不畅所致气郁是产生痰、湿、瘀、毒等病理因素的基础，这些病理因素又会加重气滞成积。气郁日久至极，容易化火，炼液为痰；气为血之帅，气郁于里，血行凝涩不畅成瘀。另外，肝胆互为表里，胆汁排泄的通畅与否，直接影响肝的疏泄功能，进而影响气机的疏通、畅达，而气机的调畅又能影响水液和血液运行，痰瘀互阻与癌毒相关影响，则癌毒之势越猛烈。因此，七情为病既是肿瘤的致病因素，又可为肿瘤所致，更会导致机体抵抗力低下，促进肿瘤复发、转移。

大脑的各种意识思维活动，都是大脑生理功能的重要体现，需要气血的充盈作为其物质基础。气血为脑提供多种生理活动所必需的营养物质，气血充足则神清志慧，气血衰则精疲志消。五脏生理功能是脑生理功能之根本，年老体衰，五脏气衰，若气血精微化生不足，不能上充于脑，致髓海空虚、元神失养、神衰变乱而发为癌病。所以，胆腑功能正常，胆汁分泌排泄正常，对大脑发挥正常的意识思维活动有着重要的意义。

在经脉循行上，胆经经别"上肝、贯心"，由于胆和心在经脉上的这种内在联系，因此胆对大脑的意识思维调节作用是通过对心神的影响而实现的。心藏神，主神志，主宰人的一切精神、意识和思维活动。胆的功能正常，不影响心主神明的正常生理功能，若胆的功能出现异常，则会影响心主神志的正常功能。因此，精神活动尤其是谋虑、决断等高级智能活动的正常发挥与胆的关系十分密切。如果胆的功能衰退而影响神的功能，则神衰序乱，化生癌毒。张景岳指出："生化之机，则阳先阴后，阳施阴受。"张志聪在《黄帝内经素问集注》中指出："诸阳之神气上会于脑，诸髓之精上聚于脑，故头为精髓神明之府。"阳气轻清而上升，携营养物质充养脑髓，则大脑意识思维活动正常。胆既为六腑又为奇恒之腑的生理属性决定了"胆气宜升""胆以升为用"的生理特点，胆气升则阳气升。对于恶性肿瘤晚期或经多程治疗后体弱的患者，可借治胆力而缓缓升提清阳之气，以补益脑髓中不足之阳气，使清阳之气源源不断地供养脑髓，脑髓得以发挥其正常的意识和思维能力而控神、宁心、消燚、抗癌。

（二）胃与肿瘤

胃的功能失司导致胃气虚损或内生湿热均会对肿瘤的发生、发展产生重要影响。脾胃虚弱是积聚形成过程中的基本条件。《素问·评热病论》云："邪之所凑，其气必虚。"《景岳全书》记载"凡脾肾不足及虚弱失调之人，多有积聚之病"，又有"壮人无积，虚人则有之，脾胃怯弱，气血两衰，四时有感，皆能成积"之言。胃虚之时，受盛、运化失司，一方面会使气血生化无源，进而出现正气亏损，无法抵御内生、外感之邪气；另一方面则会使饮入之水谷停于脾胃而不行不化，反生痰湿郁热。李中梓在《医宗必读》中指出：“积之成者，正气不足，而后邪气踞之。”因此，脾胃正气的充盈与否在肿瘤产生及进展的过程中起着举足轻重的作用。

与此同时，脾胃湿热也是肿瘤发生、发展的关键病机之一。许多肿瘤患者有素食肥甘、饮食不节的不良生活习惯。而这些习惯则会进一步导致痰湿内生，与宿食交结，郁而化热。湿为重浊之邪，其性黏腻、停滞，伤人多隐匿，易导致病程绵长，迁延不愈。脾胃因湿热久踞而病，而脾胃又为气机升降之枢纽，脾胃得病则胃失通降、脾失运化，气滞湿阻，则湿热更甚。同时，脾胃之正虚与湿热之邪实相互影响，迁延日久，进一步加重脏腑的功能失调，导致气、血、津液代谢失司，加速肿瘤的进展。

气为血之帅，血为气之母，气血关系密切，气虚则无力行血，胃病则气机升降失司，加之湿热内阻，日久必然导致血络瘀阻。正气亏虚，湿热瘀滞，胃络痹阻，疾病进展，邪毒致变，最终产生癌毒积聚。现代医学从消化吸收、神经内分泌、免疫、血液、分子生物学等多个方面对中医脾胃的本质进行了多学科的研究。研究表明，脾胃虚弱则会出现营养不良、贫血、肌肉消瘦、免疫低下、功能状态评分降低等负面表现，而这些又都是肿瘤的不良预后指征。除此之外，脾胃湿热可以促进肿瘤炎症微环境的形成，长期影响机体内环境，降低人体抗病能力，最终导致肿瘤的发生。与此同时湿浊困脾，热伤津液，胃津亏损，日久则导致胃络失养，使得正常胃黏膜逐渐向异常增殖转变。

（三）小肠与肿瘤

小肠功能失调为肿瘤的引发奠定了内在的基础。《灵枢・五变》记载：“人之善病肠中积聚者……皮肤薄而不泽，肉不坚而淖泽。如此则肠胃恶，恶则邪气留止，积聚乃伤。”由于正气亏虚、肠胃受损而邪气留止、积聚乃生。《灵枢・水胀》提出：“肠蕈何如？岐伯曰：寒气客于肠外，与卫气相搏，气不得荣，因有所系，癖而内着，恶气乃起，瘜肉乃生。其始生也，大如鸡卵，稍以益大，至其成，如怀子之状，久者离脏，按之则坚，推之则移，月事以时下，此其候也。”可见积聚与寒凝密切相关，寒邪侵袭小肠，客于小肠膜原之间，伤及营卫，血气稽留不得行，故而形成积聚。正如《素问·举痛论》云："寒气客于小肠膜原之间，络血之中，血泣不得注入大经，血气稽留不行，故宿昔而成积矣。"《灵枢·百病始生》指出："肠胃之络伤，则血溢于肠外，肠外有寒，汁沫与血相搏，则并合凝聚不得散而积成矣。"这些论述体现了肿瘤、肌瘤等与小肠内的寒邪有关系。当寒邪侵袭小肠时，其泌别清浊功能失常，心与小肠相表里，寒邪从小肠累积于心，致使心阳虚衰、寒气生浊、瘀血内停、凝滞不散，易出现大便溏泄、水肿、肥胖，久之会导致肿瘤、肌瘤等，此时可合理使用活血化瘀及热性药，改变人体寒冷的内环境，消除血寒与血瘀，则肿瘤、肌瘤得解。

（四）大肠与肿瘤

《说文解字》曰："糟粕，酒滓也。"《素问·五脏别论》中描述大肠："此受五脏浊气，名曰传化之腑。"对人体无用甚至是有害的事物，可以将其理解为人体的糟粕，癌毒亦是人体之"浊"。《素问·灵兰秘典论》言："大肠者，传导之官，变化出焉。"中医学理论重视整体观念，唐宗海在《中西汇通医经精义·脏腑之官》中指出："大肠所以能传导者，以其为肺之腑。肺气下达，故能传导。"因此，在肿瘤的治疗中应重视脏腑之间的联系。

癌毒与湿、痰、瘀等病理产物的产生，不仅会流注于至虚之处，亦会导致气机升降失司。大肠处于人体最下极，对气机通畅具有重要影响，正如《幼幼集成》所说："夫饮食之物，有入必有出，苟大便不通，出入之机，几乎息矣。"因此，大肠的气机是否通畅决定人体气机是否正常升降出入。肺藏魄，肛门又称魄门，魄门为肺气下通之门户，故有"肺主气，居高临下，以节制全身之气，并主气机之升降"，因此，大肠之气不通首先会影响肺的气机。肺具有通调水道的功能，将脾转运至肺的精微物质正常向上向外布散，以及向下传送至其他脏腑以濡养。大肠是水谷代谢过程的最后阶段，大肠功能正常与否决定了谷道是否通畅，代谢产生的废物能否正常排泄，更反映了人体整体的气机运行情况。津液、血液的正常运行离不开气机的正常运行，气机不能正常升降出入，会导致津液、血液不能正常运行，产生水饮、痰湿、瘀血等病理产物，助长癌毒，促进肿瘤的复发转移。大肠气机通畅，保证水谷精微的正常代谢，减少水液、气血的滞留积聚，通过大便将代谢产物及时排出体外，保证脏腑正常的生理功能，保证气机的升降出入，促进精微物质的正常吸收，从而抑制肿瘤的发展。

经气不利会影响气血运行，继而影响所络属脏腑及经络循行部位的功能。经络对于疾病产生具有重要影响，因此，在使用药物治疗时，亦应该注意选取相应的引经药物，吴瑭《医医病书》中有云："药之有引经，如人之不识路径者用向导。"在辨治肠癌时，选用大肠经的引经药，使药物直达病所治疗疾病，更好地发挥药物的治疗作用。现代研究表明，引经药物可以增加或降低某一部位的药物浓度。《灵枢·经脉》曰："大肠手阳明之脉，起于大指次指之端……下入缺盆，络肺，下膈属大肠。"又曰："肺手太阴之脉，起于中焦，下络大肠，还循胃口，上膈属肺。"经络循行连接脏腑，为选取体表穴位治疗大肠疾病提供理论依据，使用针灸治疗，可以引经气至病所，经气入内，迫使邪气外出。

（五）膀胱与肿瘤

癌毒是肿瘤发生的必要条件，肾精变异是癌毒形成的关键，肾中相火妄动为癌毒侵袭流注提供了源源不断的动力，膀胱与肾相表里，膀胱作为六腑之一，"以通为用，以降为顺"，可治表通里，"泻膀胱"以"泻肾实"，通泻膀胱可给"肾实"以出路，祛邪外出，以抑制肿瘤的发展。

癌毒与"虚、瘀、痰、毒"等病理产物互为因果，相互促进，增加了肿瘤的顽固性和难治性，因此保持水道与谷道的通畅有利于脏腑功能的恢复，同时水道通畅能够减少水饮痰湿等促进肿瘤发展的病理产物的产生。《素问·六微旨大论》云："出入废则神机化灭，升降息则气立孤危，故非出入，则无以生长壮老已，非升降，则无以生长化收藏，是以升降出入，无器不有。"升降出入是人体物质运行的基本规律，水液代谢也不例外，水液正常进行升降出入才能够发挥正常的作用，而这有赖于水道的通畅。《素问·经脉别论》曰："饮入于胃，游溢精气，上输于脾，脾气散精，上归于肺，通调水道，下输膀胱，水精四布，五经并行，揆度以为常也。"水液代谢主要与肺、脾、肾、胃及膀胱相关。肺、脾、肾三脏主水液在体内的升降运行，胃及膀胱主水液的出入，膀胱是水液代谢过程的最后阶段，膀胱功能正常与否决定了水道是否通畅，代谢产生的水液能否正常排泄。水饮、痰湿是水液代谢失常的病理产物，能够助长癌毒，促进肿瘤的生长与发展，加剧内虚。通调膀胱能够保持水道通畅，减少水液的滞留积聚，将水液代谢产物及时排出体外，减少对脏腑功能的影响，出路正常也会促进水饮的正常摄入与升降，有助于正气的恢复，有利于机体对抗肿瘤。

肿瘤的发生、发展与正气不足关系密切，《内经》曰："正气存内，邪不可干。"《医宗必读》曰："积之成者，正气不足，而后邪气踞之。"充分说明在正气不足、脏腑功能失调的情况下，易于发生肿瘤。足太阳膀胱经的循行部位为背部，太阳经为"巨阳"，通过风府与督脉相连，阳气最足，布行于表，"巨阳者，诸阳之属也，其脉连于风府，故为诸阳主气也"，为一身之藩篱，是正气卫外之处。太阳经失守，则邪气长驱直入，直中于里，引起气血阴阳的紊乱，"凡阴阳之要，阳密乃固"，因此足太阳膀胱经与肿瘤的预防与治疗关系密切。

五脏六腑功能正常是机体阴阳平和、气血调和的基础，脏腑功能失常会促进肿瘤的发生、发展，而肿瘤又必然会进一步影响脏腑功能，因此调节脏腑功能是扶正祛邪的重要途径之一。脏腑俞穴是脏腑之气输注之处，背部脏腑俞穴与内脏功能关系密切，内脏病变常直接反映在相应俞穴上，通过五脏背俞穴，可以起到调理五脏、恢复五脏生理功能的作用。《灵枢·背俞》曰"五脏之俞皆本于太阳而应于督脉"，背俞穴均分布于足太阳膀胱经第一侧线上，充分说明膀胱经对调节脏腑功能有重要作用。

（六）三焦与肿瘤

《难经》曰："所以腑有六者，谓三焦也，有原气之别焉，主持诸气。"若三焦阻滞，则元气无法布达全身，从而导致脏腑虚弱，为肿瘤的产生提供了条件。《圣济总录》曰："三焦，有名无形，主持诸气，以象三才之用，故呼吸升降，水谷往来，皆待此以通达。"三焦为全身气机升降出入的道路，三焦阻滞则气机郁滞，气滞血瘀，亦是肿瘤发病的关键病机。《素问·刺法论》与《素问·灵兰秘典论》则均有"三焦者，决渎之官，水道出焉"的关于三焦运行水液功能的论述。虽然水液的运行需要肺、脾、肾、膀胱等多个脏腑的共同调节，但是水液的升降出入、运行代谢必须在三焦作为通道的基础上得以实现。若三焦通道不利，则水液输布及代谢受阻，痰饮、瘀血甚至癌毒等病理产物也会渐渐产生。《素问・六节藏象论》中“脾、胃、大肠、小肠、三焦、膀胱者，仓廪之本，营之居也。名曰器，能化糟粕”与《素问・五脏别论》中“夫胃、大肠、小肠、三焦、膀胱，此五者天气之所生也，其气象天，故泻而不藏，此受五脏浊气，名曰传化之府，此不能久留输泻者也”则分别提出三焦化糟粕和泻而不藏的功能特性。若三焦传化糟粕功能失常，无法对五脏浊气进行正常输泄，五脏浊气堆积，进而会诱导癌毒的积累。

《备急千金要方・三焦脉论》曰：“合而为一，有名无形，主五脏六腑往还神道，周身贯体，可闻而不可见。”三焦作为身体内的道路，在生理上为气道、水道、谷道，在病理上乃邪气留伏和流窜的通道。当体内存在癌毒时，三焦亦可能成为肿瘤转移的通道。即癌毒存于三焦，可循三焦通道转移至远端多种重要脏器，形成新的继发性肿瘤病灶，如流注于脑，形成脑转移；流溢于骨髓，发生骨转移；黏滞于肝，产生肝转移；浸袭于淋巴，导致淋巴转移。

《灵枢・营卫生会》曰：“营出中焦，卫出上焦。”而《黄帝内经灵枢集注》曰：“盖三焦乃初阳之气，营运于上下，通合于肌腠，不入于经俞，是以上焦之气，常与营俱行阳二十五度，行阴二十五度者，与充肤热肉之营血，间行于皮肤脏腑之纹理也。”可以说营卫不仅出于三焦，其输布也与三焦有密不可分的关系。《灵枢・淫邪发梦》曰：“黄帝曰：愿闻淫邪泮衍奈何？岐伯曰：正邪从外袭内而未有定舍，反淫于脏，不得定处，与营卫俱行，而与魂魄飞扬，使人卧不得安而喜梦。”邪可随营卫俱行，可见除三焦外，营卫亦有可能传播病邪。同时，营卫二气的充盛还与护场的形成相关，广义的护场是调动全身正气对体内一切致病因素进行的抵抗、抵御外邪。营卫二气充盛，则使癌毒处于护场固摄之下，受营卫之气约束，有利于抑制肿瘤的扩散和转移。若三焦受癌毒浸淫，不仅从其本身的通道对邪气有一定的传播作用，亦会使其产生的营卫受到癌毒的影响，营卫失和则护场不佳，更易发生肿瘤的转移和发展。

就邪正关系来说，肿瘤和正气的关系，其实就是邪与正的关系。正气虚弱是导致肿瘤产生的前提条件。正气虚弱导致肿瘤发生可从下面几个方面理解：首先，肾元不足导致元气亏虚，脏腑组织结构异常，气血津液不能正常输布而结聚。其次，正气虚弱，抵御外邪的能力低下，外邪侵入人体，变生多种疾病，也就为肿瘤的发生打下基础。再次，正气虚弱，机体脏腑功能失常，气血运行失调，均可致痰浊瘀血内生，日久发生肿瘤。“虚劳之人，阴阳伤损，血气凝涩不能宣通经络，故积聚于内。”最后，正气虚弱，机体的脏腑组织得不到气血正常的濡养和温煦，脉道及各种水谷通道干涩，机体修复能力降低，容易留邪不去，产生肿瘤。如王清任云：“元气既虚，必不能达于血管，血管无气，必停留而瘀。”而且对肿瘤的治疗，临床多采用手术、放疗、化疗等方法，易耗气伤血伤阴，临床表现多为气虚、阴虚，尤以气虚为多见。《寿世保元·血气论》曰：“气有一息之不运，血有一息之不行。”所以说内虚是肿瘤发生、发展的根本，对治疗肿瘤和预防肿瘤均有指导意义。

第二节　肾实说

中医认为，先天之精藏于肾，先天肾精蕴含着衍生万物的物质信息能量，是生命活动的物质基础，与现代医学的生殖、基因等概念有相通之处。精化气而生元气，人体生、长、壮、老生命进程的原动力是元气。人之一生便是不断消耗元气的过程，元气耗尽，生命结束。众所周知，肿瘤的生长不受控制，无限增殖，长生不死。当人体元气耗竭到一定程度，脏腑虚损严重，细胞严重老化时，虚极生实，垂死挣扎，长生的欲望促使剩余的一部分肾精产生变异，即异化的元气，这种异化的元气是“穷则思变”的结果，是能够维持生命、维持机体破败的脏器修复的一种强劲动力，癌毒的概念大家普遍认同，就是促进肿瘤发生、发展的异常动力。

从中医理论的源头《易经》来看，元精元气皆藏于肾，肾为水脏，其卦为坎，象为两阴爻夹一阳爻，水中蕴火，阴中有阳，为人体之元阴元阳。从本质来说，坎卦中阴爻结构改变导致阳爻功能异化是癌毒产生的本源，异化的元气是在原有肾精基础上产生的质变，结构的改变即元阴的变异是异常阳气产生的根本原因，这种异阳是引领癌瘤持续修复的动力，维持其无限动力不是来自后天之本，而是来自生命动力之源的先天元气。

癌毒来源于肾元的变异，与现代医学肿瘤发生理论不谋而合，癌基因、抑癌基因、遗传物质都属于先天肾精范畴。癌的产生必有其结构基础，如基因突变的累积、癌基因与抑癌基因的不平衡表达等。变异的肾元具有结构属性，在中医的肾系中，属于本不该有的东西。不足为虚，有余为实，即肾实。肾实从结构角度阐释了肿瘤的发生，代表了肾气肾精从量变到部分质变的状态，变异部分为实。肾有实邪则当泻肾，以祛除肾中实邪，减弱异常元气的能量并抑制局部肿瘤进展。这改变了辨证治肿瘤重在功能调治的思路，回到肿瘤本身，改变结构，针对性祛除癌毒。

第三节　外毒胎毒说

外毒，即外来之毒，指直接导致元阴结构改变的外邪，包括但不限于放射线、紫外线、病毒等。少阴肾为水火之脏，元精元阳所在，外邪直中少阴，导致元精突变，进而产生肿瘤。

胎毒，即内生之毒、先天之毒，先天元精的不足及变异，往往是儿童及青少年恶性肿瘤的原因。

中医学中的“毒”，一指发病之因；二指病机；三指病证；四指治则治法；五泛指药物或药物的毒性、偏性和峻烈之性。外毒是一个病因概念，是一类致病物质的总称。外毒与一般意义上的邪在程度深浅上有明显不同，只有引起机体严重的阴阳气血失调、具备一定特点和特殊症状的邪才能称为外毒。毒邪致病特点不一，但其具有以下 3 个共同特点：①致病峻烈：本身致病力强，危害严重，体质强者亦在劫难逃，症状严重，病情进展迅速；②胶着不去：毒邪凝结气血，阻于脏腑经络，病势缠绵难愈；③夹杂而至：毒

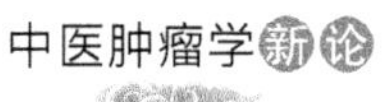

邪往往与其他病邪相兼为病，如湿热毒、痰湿毒等。

其实中医界自古以来一直认为恶性肿瘤的发生与毒邪有一定的关系。如《灵枢·刺节真邪》云："虚邪之入于身也深，寒与热相搏，久留而内著……邪气居其间而不反，发为筋溜……肠溜……肉疽。"意指邪气在不同部位停留是导致恶性肿瘤产生的根本原因。如华佗的《中藏经》中说："夫痈疽疮肿之所作也，皆五脏六腑，蓄毒不流则生矣，非独因荣卫壅塞而发者也。"意为只有体内气血痰食等聚结，没有"毒"的参与，则不会发生恶性肿瘤。宋代杨士瀛《仁斋直指方论》指出："癌或上高下深，岩穴之状……毒根深藏，穿孔透里。"强调癌者所见为毒邪穿孔透里所致。

与中医的观点不同，现代医学认为：人类肿瘤约80%是由与外界致癌物质接触而引起的。外毒是来源于人体之外的自然界产生的有害于人体健康、破坏正常生理功能、导致或促进疾病发生的物质。根据致癌物的性质可将其分为化学致癌物、生物致癌物和物理致癌物三大类。根据它们在致癌过程中的作用，可分为启动剂、促癌剂、完全致癌物。

启动剂是指某些化学、物理或生物因子，它们可以直接改变细胞遗传物质DNA的成分或结构，一般一次接触即可完成，其作用似无明确的阈剂量，启动剂引起的细胞改变一般是不可逆的。促进剂本身不能诱发肿瘤，只有在启动剂作用后再以促进剂反复作用，方可促使肿瘤发生。促癌剂的种类也很多，如某些激素类药物等。有的促癌剂只对诱发某种肿瘤起促进作用，而对另一种肿瘤的发生不起作用，如糖精可促进膀胱癌的发生，但对诱发肝癌不起促进作用；苯巴比妥可促进肝癌的发生，但不促进膀胱癌的发生。有些致癌物的作用很强，兼具启动和促进作用，单独作用即可致癌，称为完全致癌物，如多环芳香烃、芳香胺、亚硝胺、致癌病毒等。

一、化学致癌物

按化学结构可分为：①亚硝胺类，这是一类致癌性较强，能引起动物多种肿瘤的化学致癌物。在变质的蔬菜及食品中含量较高，能引起消化系统、肾脏等多种器官的肿瘤。②多环芳香烃类，这类致癌物以苯并芘为代表，将它涂抹在动物皮肤上，可引起皮肤癌，皮下注射则可诱发肉瘤。这类物质广泛存在于沥青、汽车废气、煤烟、香烟及熏制食品中。③芳香胺类，如2-萘胺、联苯胺、4-氨基联苯等，可诱发泌尿系统的肿瘤。④烷化剂类，如二氯二乙硫醚、环磷酰胺等，可引起白血病、肺癌、乳腺癌等。⑤氨基偶氮类，如对二甲氨基偶氮苯（奶油黄，可将人工奶油染成黄色的染料）掺入饲料中长期喂养大白鼠，可引起肝癌。⑥碱基类似物，如5-溴尿嘧啶、5-氟尿嘧啶、2-氨基腺嘌呤等，其结构与正常的碱基相似，进入细胞能替代正常的碱基掺入到DNA链中而干扰DNA复制合成。⑦氯乙烯，目前应用最广的一种塑料聚氯乙烯，是由氯乙烯单体聚合而成的。大鼠长期吸入氯乙烯气体后，可诱发肺、皮肤及骨等处的肿瘤。对塑料工厂工人的流行病学调查已证实氯乙烯能引起肝血管肉瘤，潜伏期一般在15年以上。⑧某些金属，如铬、镍、砷等也可致癌。

化学致癌物引起人体肿瘤的作用机制很复杂。少数致癌物质进入人体后可以直接诱发肿瘤，这种物质称为直接致癌物；而大多数化学致癌物进入人体后，需要经过体内代谢活化或生物转化，成为具有致癌活性的最终致癌物，方可引起肿瘤的发生，这种物质称为间接致癌物。最终致癌物通常为亲电分子，可与DNA、RNA、蛋白质等生物大分子中的亲核基团发生作用，引起碱基颠换、缺失，DNA交联、断裂，染色体畸变等。化学致癌物还可以引起细胞中胞嘧啶的甲基化水平降低，激活某些癌基因，使细胞癌变。

二、生物致癌物

生物致癌物包括病毒、霉菌等。其中，病毒与人体肿瘤的关系最为重要，研究也最深入。

（一）病毒与肿瘤的发生

与人类肿瘤发生关系密切的有4类病毒：逆转录病毒（如T细胞淋巴瘤病毒，HTLV-Ⅰ）、乙型肝炎病毒（HBV）、人乳头瘤病毒（HPV）和Epstein-Barγ病毒（EBV），后三类都是DNA病毒。

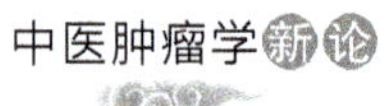

逆转录病毒包括引起人T淋巴细胞白血病的人类嗜T淋巴细胞病毒（HTLV）、成人T细胞白血病病毒（ATLV）和艾滋病病毒（HIV）等。逆转录病毒感染机体后，病毒的遗传信息整合到宿主细胞的染色体中，成为细胞的组成部分。一般情况下，受到正常细胞的调节控制，病毒处于静止状态，但受到化学致癌物、射线辐射等因素的作用后，可能被激活病毒表达而在体内诱发肿瘤。

（二）霉菌与肿瘤的发生

目前已知有数十种霉菌毒素对动物有致癌性。但除黄曲霉毒素外，对其他种类的研究都较少。黄曲霉菌广泛存在于污染的食品中，尤以霉变的花生、玉米及谷类含量最多。黄曲霉毒素有许多种，是一类杂环化合物，其中黄曲霉毒素 B_1 是已知最强的化学致癌物之一，可引起人和啮齿类、鱼类、鸟类等多种动物形成肝癌。

三、物理致癌物

（一）电离辐射

电离辐射可以引起人体各部位发生肿瘤，但据估计在所有肿瘤的总病例数中只占2% ~ 3%。居里夫人的去世、日本广岛和长崎原子弹爆炸后白血病发病率增高，都是著名的例子。辐射可引起染色体、DNA的突变或激活潜伏的致癌病毒。放射线引起的肿瘤有：乳腺癌、甲状腺肿瘤、肺癌、骨肿瘤、皮肤癌、多发性骨髓瘤、淋巴瘤等。

（二）紫外线

紫外线照射可引起细胞DNA断裂、交联和染色体畸变，紫外线还可抑制皮肤的免疫功能，使突变细胞容易逃脱机体的免疫监视，这些都会促进皮肤癌和基底细胞癌的发生。近年来，由于环境恶化，大气层的臭氧减少，出现地球臭氧空洞，地表紫外线的辐照强度急剧增高，其诱发人体皮肤癌的潜在危险性也大为增加。据估计，大气臭氧每减少 1%，皮肤癌患病人数就要增加 2% ~ 6%。

因此，如《诸病源候论》中说："积聚者，由阴阳不和，脏腑虚弱，受之于风邪，搏于脏腑之所为。"恶性肿瘤的发生是在机体平衡失调的基础上，由六淫、秽毒等诱因导致，体内细胞出现异常增强的生长繁殖能力和减弱的分化、凋亡能力，以及痰、湿、瘀、毒等病理产物蓄积而成。就这点而言，中医与西医在理论和实践上具有高度的一致性。

第四节　心神不力说

郁仁存教授提出的内虚学说，阐明了内虚是肿瘤发生的关键性因素。除此以外，笔者认为，机体存在极虚衰败之处也是肿瘤产生的必要条件。而内虚、机体衰败与恶性肿瘤产生之间，必然存在特异性的病因环节，并不全是痰浊、瘀血内生或邪气盘踞、日久成瘤可以完美解释的。要找到隐藏的特异性的病因，癌毒是一个突破点，随着中医肿瘤学的发展，癌毒作为恶性肿瘤特异性的致病因子，目前已得到普遍认同。笔者认为，癌毒由肾元异化而来，是在人体内虚基础上，内外邪共同作用下，肾精变异化为癌毒。那为什么正常的肾精会变异？为什么内虚时肾精会变异？内虚与肾精变异之间发生了什么？探究这些问题或可找到肿瘤发病的特异性病因，或起码代表了其中一种可能病因。

一、主不明则十二官危

《素问·灵兰秘典论》中提到："主不明则十二官危，使道闭塞而不通，形乃大伤，以此养生则殃。"其中"主不明则十二官危"含义丰富，其意深长。首先说明了心的地位在"十二官"之上，起主导作用。《内经》"心为五脏六腑之大主"也印证了这一点。其次心对"十二官"有保护机制，并且若失去这个保护机制，“十二官”会遭受严重损伤，是行将灭亡的状况，是“危”，而不是“乱”，也不是“十二官病”，符合肿瘤疾病的病情病况。最后，保护机制的失灵是由于“主不明”，心出了问题，揭示了病因主体是心，提示了心神是肿瘤发病中的重要因素（图 1）。

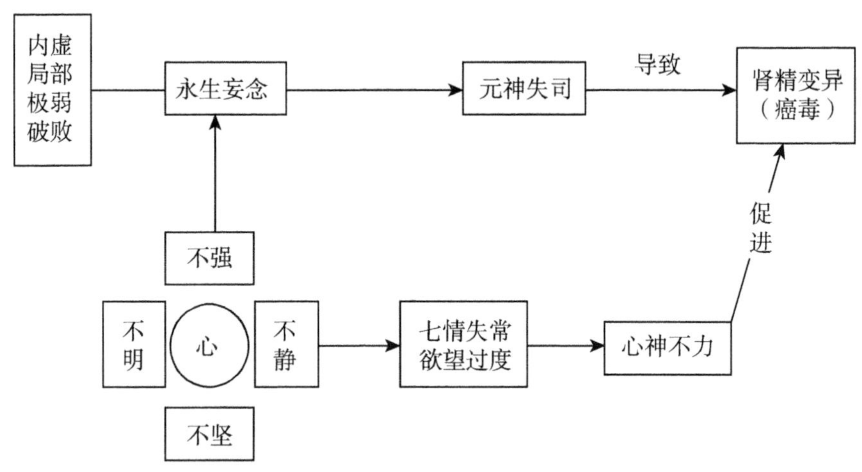

图 1　心神不力肿瘤发病说

二、癌由心生

郁仁存教授提出内虚学说，指出内虚是肿瘤发病的基础。笔者认为，除脏腑虚弱和气血运行障碍的内虚状态外，人体局部还应存在虚极衰败之处、生机奄奄。此或因脏腑器官先天禀赋不足，或因外邪耗伤，又或因后天耗损太过导致。心为君主之官，修复机体、协调脏腑、恢复生机为本能，心若不明、不静、不坚，则生快速修复、永生不死之妄念。

永生妄念扰乱心神，元神失司，脱离常态，正常的生命节律被扰乱、功能表现紊乱，进而影响先天肾精这一物质基础，导致部分肾精异化，化生癌毒。癌毒始生，无限生长、生机勃勃、永生不死是其特点，恰合心之永生妄念。癌毒的无限生机满足了心的妄念，于是心主导的免疫系统虽监管但不作为。免疫系统面对癌毒，敌我不明，甚至视而不见，类似免疫逃逸或免疫耐受。肿瘤的免疫逃逸是指肿瘤细胞可凭借诸如对自身表面抗原修饰及改变肿瘤组织周围微环境等途径来逃避机体免疫系统的监控、识别与攻击而继续分裂生长。免疫逃逸已被视作肿瘤重要的特征之一。目前，仅在肿瘤疾病上发现免疫逃逸现象，其他疾病中，免疫系统被调动，正邪两方殊死搏斗，最后邪去正复或两败俱伤，但肿瘤在免疫系统的监管下可以继续生长、转移，除肿瘤通过各种机制善于“伪装”外，与免疫系统的“配合”也有关系。现代科学已经证明，免疫逃逸除与肿瘤细胞本身相关外，肿瘤微环境中的免疫细胞也发挥了重要作用，这些免疫细胞，往往因其周围环境中的细胞因子及肿瘤细胞的作用而获得免疫抑制性，非但无法清除肿瘤，反而起到促进肿瘤细胞生长和转移的作用。

除元神失司外，心失所养、心的生理功能异常，会引起情感、神志、欲望等超出调节范围，这种心神不力还会导致免疫低下，从而促进肿瘤发展、复发和转移。研究表明，心理社会因素与心理应激起到促进肿瘤发生、发展的作用，异常的情志活动可通过神经－内分泌功能紊乱和机体免疫功能降低而促使肿瘤发生或恶化。易宇明等在实验中观察到心气虚患者存在免疫功能的低下，心脏分泌激素水平下降或神经内分泌功能失调也会导致整个免疫系统功能减弱。有学者发现，免疫细胞上存在着各种受体，内分泌激素及神经递质通过作用于这些受体而导致免疫功能的改变。

第三章　肿瘤的发展

肿瘤在发生、发展过程中有“初生”“发展”“稳定”“复发”“转移”几个状态，其状态取决于邪正之间的平衡，体现癌毒与机体防御能力的交锋。内虚为源，癌毒始生；毒力渐强，肿瘤发展长大；癌毒受制（手术、放化疗、中药等手段），失衡的内环境得到纠正，则肿瘤稳定；余毒未清，正气未复，内环境失衡，肿瘤复发；毒在，各种因素导致内环境失衡，则易转移。

第一节　复　发

肿瘤复发的主要病机是正气未复、邪气有余、正不抑邪，且有许多诱发因素，如肝的功能异常在恶性肿瘤的复发和转移中起到一定作用，“肝主生发”，异常的生发之气会导致癌细胞肝风“吹又生”，从而产生复发甚至转移。

一、余邪未尽

肿瘤经手术、放疗、化疗、免疫疗法及中医中药治疗后，余毒在适合生长的条件下再次形成病灶，称为复发。肿瘤复发的原因无外乎正气亏虚、余邪未净。复发者一般病期较晚，且没有得到及时的治疗，虽经手术或放化疗，但未能达到根治，余毒未尽，即中医所谓“伏邪”“余毒”。如《温疫论》说“若无故自复者，以伏邪未尽”；华佗《中藏经》谓“夫痈疽疮肿之所作也，皆五脏六腑，蓄毒不流则生矣”。这里说明“蓄毒”流而不去，也会形成肿瘤之类病证。

二、正不抑邪

中医学认为肿瘤是一种全身属虚、局部属实的病证，是虚实夹杂证。张景岳云：“脾肾不足及虚弱失调之人，多有积聚之病。”说明正虚是肿瘤形成的重要原因。肿瘤一旦形成，便作为一种毒邪与人体正气相斗争，经治疗后，整体正气不足，局部病灶得以清除，正与邪处于同一水平上，正气快速恢复，抑制毒邪，则趋于稳定；正气长期不复，正不抑邪则肿瘤复发。多种因素如七情所伤、饮食、过劳及治疗时攻伐太过等均可进一步加重正气亏虚而促进肿瘤的复发。情志因素包括肝郁气滞、心脾两虚；饮食因素包括饮食不慎、饮食不节而损伤脾胃；劳倦因素包括患者治疗后未能得到应有的休息、过早操劳，或过早从事体力劳动而致气血阴阳耗伤，从而导致邪无所制。正如《诸病源候论》所说：“夫病新瘥者，血气尚虚，津液未复，因即劳动，更成病焉。若言语思虑则劳于神，梳头洗澡则劳于力，未堪劳而强劳之，则生热，热气还经络，复为病者，名曰劳复。”另外，治疗过度也会导致复发，如广泛切除、超根治术、大剂量照射和冲击化疗，但其远期疗效并不理想，其原因在于治疗攻伐太过导致局部复发的增加，近年来肿瘤治疗开始强调扶助正气，改善患者生活质量，延长带瘤生存期。因此，在去除诱因的基础上，加强扶正固本的治疗大法是防治肿瘤复发的主要方法，取其“养正积自消”之意。

三、痰瘀互结

痰瘀同病，痰可致瘀，既是形成肿瘤的原因，又是肿瘤复发的条件。《灵枢·百病始生》谓：“温气不行，凝血蕴里而不散，津液涩渗，着而不去，而积皆成矣。”认为“凝血不散，津液涩渗”形成积块。从临床表现看，出现复发与转移的肿瘤患者大多有不同程度的痰瘀互结为病的情况，其典型表现有肿块、疼痛、出血。舌有瘀斑或舌质紫暗，舌下静脉曲张，脉涩或结代，提示瘀阻；舌苔厚腻或浊，脉弦滑，提示痰浊的存在。痰湿与瘀血既是肿瘤发生、发展过程中的病理产物又是作用于机体的致病因素，两者经常联袂出现，因此，“化瘀之时勿忘祛痰”为肿瘤治疗的基本法则。而且现代药理研究证实，化痰药物可以改善细胞黏附因子的表达，从而抑制肿瘤细胞的复发。

四、肝风“吹又生”

临床实践中发现，恶性肿瘤复发与转移患者，尤其是易发生肝、肺转移的结直肠癌及乳腺癌患者，往往伴有肝的气血功能失调，如肝气有余、肝火扰动，或肝血虚而火旺生风，或肝阳上亢等肝气、肝火、肝阳亢盛表现，却并没有明显正气不足或脏腑虚损的表现；结合“肝主生发”理论，肝气为生发之气，应“春天万物复苏”，而恶性肿瘤的复发与转移是癌细胞的异常增殖与流注，可视为异常的生发之气，当与肝相关。“肝主生发”是中医藏象理论体系中的重要概念，对应阐释肝主疏泄、喜调达，应春气之意。古籍中提到肝往往与“生发”相关，如《素问·六节藏象论》云“肝者……其味酸，其色苍，此为阳中之少阳，通于春气”，又如清代张璐在《张氏医通》中所云“肝藏生发之气，生气旺则五脏环周，生气阻则五脏留著”，均体现了肝为少阳、主生发的含义。少阳又称一阳，为初生之阳，易象符号表示为阴爻在下、阳爻在上。爻象都是从下往上看，一阳出于阴，体现了阴退阳生、阳气始生之意。因此，与少阳相关的肝也具备“生发”之象。另外，肝在经络配属上为厥阴，厥阴为两阴交尽之时，阴尽即意味着阳始生，阳气在此刻缓缓地生长，即所谓的“一阳来复”，故与厥阴配属的肝就具备了厥阴“阴极阳生”的特性，蕴含了“生发”之意。“生”具有向前、向上、发展之意，体现了肝气在五脏发育及功能生成上的始动作用，而“肝主生发”可为“生”之始动因子。

“相火”一词最早见于《内经》。《素问·天元纪大论》云：“天以六为节，地以五为制，周天气者，六期为一备；终地纪者，五岁为一周。君火以明，相火以位。”后世医家据此说拓展，以“相火”阐释人体生理病理并用以指导临床实践。朱震亨认为相火乃万物生生不息之源，如《格致余论·相火论》中提出“其所以恒于动，皆相火之为也。见于天者，出于龙雷，则木之气……寄于肝肾二部”“天非此火不能生物，人非此火不能有生”，体现了相火的生发始动特性，与肝主生发的藏象概念相应。相火发源于命门，寄居于肝肾二脏，以肝肾精血为基础，以动为用。《素问·六元正纪大论》云：“上少阳相火，中太羽水运，下厥阴木。”指出相火为少阳，故称少阳相火。而少阳也是“肝主生发”的生理内涵之一。人体的正常生长发育及细胞的分化、成熟依赖少阳相火功能的正常发挥；当人体某一组织器官受到损害时，少阳生发之气在这些部位启动修复机制，若同一部位多次受到损害、多次修复，少阳之气不能正常生发，就会导致异常增生或恶变为肿瘤。相火以动为用，但并非动而无度，而是守位禀命、动中有静、动而中节；若相火妄动，动而不节，不能恪守其位，少火则成邪火、壮火。相火与现代医学的干细胞具有相关性，脏腑受损，启动修复机制，多次损伤修复过程中，如果干细胞分化不全或增殖修复过度，就会导致肿瘤的发生。另外，厥阴以肝为主脏，为风木之脏，肝木疏泄太过，易成肝气有余、肝火扰动、肝风内动之象。肝风内动，火随风走，风与妄动相火相煽，促进燚之煊赫之势，共同造成了癌毒的流注转移。现代研究也证实了肝的异常功能状态如肝疏泄失常、肝火上炎等与肿瘤进展转移的关系，如发现肝藏象与肿瘤微环境的特点具有内在联系，气郁络阻易致乏氧，瘀血阻滞为高组织间隙液压的始动因素，阴虚阳亢则是微环境炎症反应的诱因和结局；处于肝火亢盛证时机体炎症反应增加，表明炎症反应有可能为肝火亢盛证的病理学基础，而炎症反应也是肿瘤复发的机制之一。

以上可见，肝主生发的异常状态，尤其是肝气有余、肝火上扰、肝风内动、相火妄动等或是导致肿瘤复发的主要因素，因此针对肝气、肝风、肝火治疗，恢复肝的正常少阳生发之气或是防治恶性肿瘤复发与转移的关键。

第二节　转　移

转移也是恶性肿瘤的本质特性之一。中医认为，肿瘤转移是癌毒传舍的过程。传舍一词出自《内经》，传指病邪的传播、扩散，舍有留着不去之意。《灵枢·百病始生》中云："留而不去，传舍于肠胃之外，募原之间，留着于脉，稽留而不去，息而成积。"这段话被视为古代医家对肿瘤转移的经典描述。

一、毒盛

癌毒是恶性肿瘤转移的内在根本因素，其特性表现在以下两个方面：一是易于扩散转移；二是易于耗散正气，导致正虚不固。肿瘤的转移与癌毒密切相关，癌毒流注可以引发肿瘤的侵袭和转移。癌毒易于扩散，损伤正气，导致正气益虚，无力抗邪，毒邪流注，影响五脏六腑之经脉，致使经络受损，发生转移。肿瘤转移的初期阶段，主要表现为癌毒向原发病灶周围的侵袭扩散；进入中期，癌毒沿络脉、经脉流散，在适宜的环境下会形成转移病灶；癌毒淫溢，更耗正气，双方力量此消彼长，正气御邪能力越弱，癌毒的传舍趋势越盛，形成恶性循环，逐渐进入晚期。肿瘤转移是癌毒流注、络损血瘀所致，癌毒流注于肝而成肝积，流注于肺而成肺积。肿瘤转移时，常见毒邪流窜，瘀阻经脉，与他邪胶结，缠绵难解，其病位深、病情重、病势急、治疗难。恶性肿瘤自始至终表现出一系列的正气为癌毒所耗散的证候，癌毒的产生，癌瘤的发生与发展均源于正虚。随着病情的进展，癌毒不断地耗散正气，正虚证候不断加重，导致正气外抗和内固癌毒的能力下降，进而发生癌毒的扩散，疾病进展，最终出现多处转移，发生多脏器衰竭、恶病质，此系正气耗竭、阴阳离决之表现。此外，"正虚之处，便是容邪之处"，机体某一局部的虚损，亦是癌毒传舍（转移）的一个重要条件。

有学者提出"耗散病机假说"，并运用固摄法治疗恶性肿瘤，取得良好疗效。卢雯平等发现乳腺癌改良根治术后 5 年的 160 例患者，瘀毒内阻型乳腺癌 5 年发生血行转移率高达 45%，显著高于其他证型患者的转移率（$P<0.01$）。刘鲁明等认为乳腺癌患者术后体内仍有残留之"余毒"，易于沿络脉、经脉、气血旁窜他处发生转移，而其毒力的强弱又是其能否旁窜他处的决定性因素，并结合临床，以益气养阴、调摄冲任、散结解毒为治疗大法防

治乳腺癌术后复发转移，取得了良好效果，佐证了乳腺癌术后复发转移是以余毒旁窜为核心的病机理论。

二、神伤

中医学强调，神主宰人的生命规律，且神由心所主导，结合现代医学我们认为，人体细胞的增殖、分化、凋亡过程及各种功能的实现都是由神主宰，癌毒的发生、发展亦与其密切相关。

神分为先天之神和后天之神，先天之神也叫元神，是来自先天，随生命起始而产生的，对人体起最高主宰作用，藏于心，是胚胎发育和后天生命活动的本原主宰者。后天之神是随生命过程逐渐发育成熟起来的，它调节和控制人的精神意识、思维情感等。神不是凭空而来的，作为一切生命活动的外在体现，其物质基础是先天肾精或元气。张景岳在《类经》中讨论摄生时，引道家之言，认为："神有元神，气有元气""元神见则元气生，元气生则元精产"。这提示元神是元气功能的体现，而元精是与元神一同产生的，是生命初始的本源物质。中医认为，先天之精藏于肾，精化气而生元气，人体生命的过程就是消耗元气的过程，元气耗尽，生命结束。所以，先天肾精是生命活动的物质基础，先天之神是生命活动的功能体现，二者相互影响。

《灵枢·卫气》所言"神生于五脏，舍于五脏，主导于心"，揭示了心对神的主导作用。《灵枢·邪客》所言"心者，五脏六腑之大主也，精神之所舍也"，概括了心既主导着五脏六腑功能等生理活动，又是精神情志产生变化的场所，具有主导一切生命活动的地位。《类经》所言"心为一身之君主，禀虚灵而含造化，具一理以应万机，脏腑百骸，唯所是命，聪明智能，莫不由之"，也说明了心神在生命活动中的主导地位。"心主神明"的理论是古人在长期临床实践中逐步形成的，心为五脏六腑之大主，主司神明，其余各脏腑是在心的主宰之下进行分工协作而共同维持正常活动。正如《素问·灵兰秘典论》所云："故主明则下安，以此养生则寿，……主不明则十二官危，使道闭塞而不通，形乃大伤，以此养生则殃……"可见心神之明与不明，直接关系全身脏腑之治与乱，决定着生命的存亡。

此外，由于心在人的精神情志活动中的主宰作用，五志七情无不从心而发，七情所伤无不因心而感。情志为中医七情与五志的总称，《素问·阴阳应象大论》曰："人有五脏化五气，以生喜怒悲忧恐。"中医学将五志归属于五脏，即心志为喜、肝志为怒、脾志为思、肺志为忧、肾志为恐。张介宾在《类经》中云："心为五脏六腑之大主，而总统魂魄，兼该志意，故忧动于心则肺应，思动于心则脾应，怒动于心则肝应，恐动于心则肾应，此所以五志惟心所使也。"在心神概念里，情志与欲望均属于后天之神，由心所主，受元神主导，同时极大程度地影响元神。心神与癌毒发生的关系见图 2。

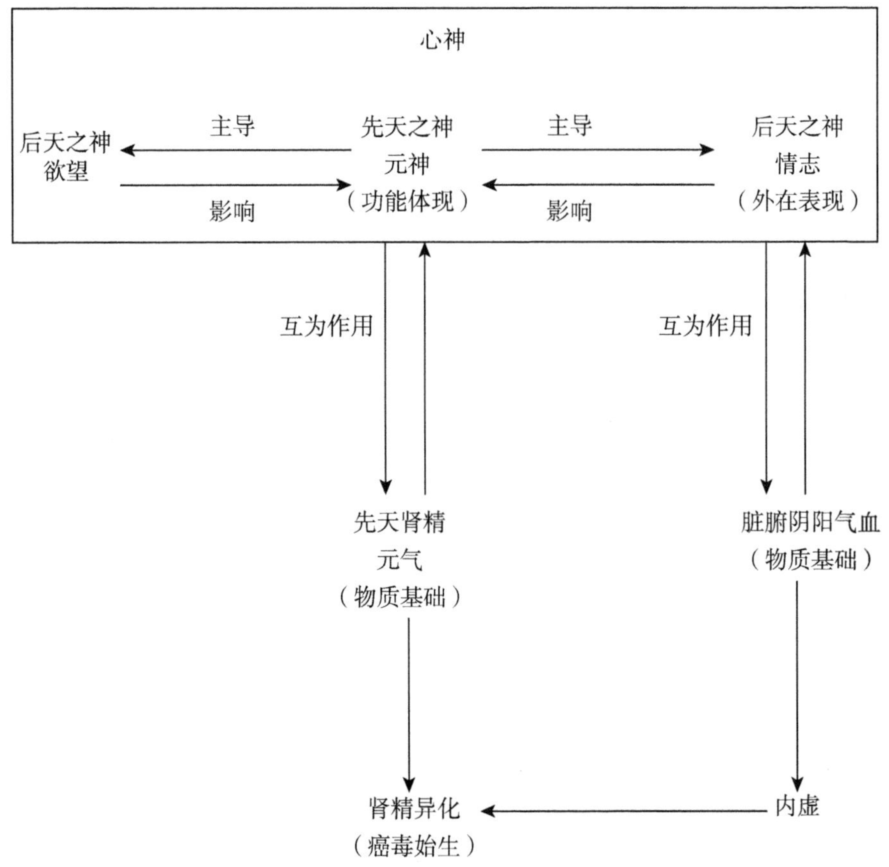

图 2　心神与癌毒发生的关系

欲望是人正常的心理活动，《礼记》记载孔子的话说："饮食男女，人之大欲存焉。"但人的欲望很难被满足和控制，欲望是会不断发展和膨胀的，正如朱丹溪在《格致余论》中所提"人之情欲无涯"。人内在深藏的欲求冲动，其动常干扰元神。历代医家、道家主张"清心寡欲""恬淡虚无""志闲少欲"以守神，意在减少对元神的干扰，避免元神虚耗。随着年龄的增长，元气在心神的主导下有规律地消耗，青少年期生长快速，元气消耗速度也快；进入中年，速度稍慢，维持在高峰；进入老年，元气即先天肾精已消耗大半，此时脏腑气血衰弱，人体生理及代谢活动减慢，相应的肾精消耗速度也变慢，类似肾精的"自我保护机制"。过度的欲望可称为"妄念"，如对寿命的妄念催生心求长生，对名利的妄念让心不"知天命"。种种妄念扰乱心神，进而扰乱正常的生命节律，肾精被动消耗加速，与自身消耗规律冲突进而产生抗衡，致使剩余小半肾精容易产生变异，促进了癌毒的生成。晚期肿瘤患者局部肿瘤快速无限生长，而整体却缺乏生机，即"抗衡"的表现。人有七情五志，以喜怒忧思恐为代表。七情由五脏化气而来，人正常的情志能反映五脏、气血、阴阳的正常功能，可以说脏腑气血为情志或人心理活动的物质基础。"心为五脏六腑之大主"，五脏的气化活动是在心神的主导之下进行的，因此"五脏化五气"所生的"喜怒忧思恐"，是在心神主导之下产生的正常情志变化。若心理情感的变化超出正常，首先会影响心神，从而作用于先天肾精；另外，作为物质基础的脏腑气血必将受损，产生脏腑功能失调或气血虚衰，机体内虚，促进了癌毒的产生。

古代医学也认为一些肿瘤的发生与发展同精神情志有关，朱丹溪认为乳癌是"忧恚郁闷，昕夕积累，脾气消阻，肝气横逆"所致。明代李梴说："郁结伤脾，肌肉消薄与外邪相搏而成肉瘤。"肿瘤患者精神紧张、过度思虑、悲伤等可使神经－内分泌－免疫系统紊乱，对免疫系统的多个环节起到抑制作用，如抑制巨噬细胞对抗原的反应，选择性地抑制细胞因子的产生和分泌，抑制 IL-1、IL-2、IFN 等，降低机体的抵抗力。不良情绪引起的一系列内分泌变化中，以糖皮质激素升高最为明显。由此可见，情绪心理应激导致神经－内分泌－免疫系统调节网络功能失调，更易发生肿瘤的转移和复发，病情反复又加重患者心理负担，从而形成恶性循环。

肿瘤患者常伴有心理状态紊乱，表现为心境不良，自觉心中烦闷不舒、情绪不安、事事不如意，急躁易怒，甚至出现行为举动躁动不安、焦虑不宁的症状。《三因极一病证方论》指出："外热曰躁，内热曰烦。"《医学统旨》谓"虚烦者，心中烦扰，郁郁而不宁也"，其甚者则"躁动"。情绪表现为心中扰乱、郁郁不宁而烦躁易怒，在焦躁的心理情绪之下，患者躯体行为表现出不安宁、肢体躁扰、反复颠倒、懊恼烦心。临床发现，患者获悉自己身患肿瘤后，心理反应不一：有的患者表现为情绪稳定，积极配合治疗；有些患者表现为忧虑忡忡，悲观抑郁，对治疗效果持怀疑态度，被动接受治疗；有的患者完全绝望，恐惧不安，食欲下降，拒绝治疗。后二者多表现为肝郁脾虚型，复发转移机会增加，病情预后差。沈玫报道 34 例中晚期肿瘤患者的心理状态分为稳定型、波动型、悲观型 3 种，结果表明：在综合治疗的同时，心理状态稳定型患者近期治愈率远高于波动型，悲观型没有一例达近期治愈，亦提示肿瘤患者转归和康复与心理状态的好坏呈密切正相关。周俊芳等通过动物实验以电刺激小鼠。模拟精神应激，证实应激可促进动物移植性肿瘤的自发肺转移，并认为应激通过下丘脑 - 垂体 - 肾上腺皮质轴及神经 - 内分泌 - 免疫网络，使机体免疫功能紊乱，不仅影响肿瘤的发生率和生长速度，且对肿瘤转移也有明显促进作用。从上述资料可以看出，不良的精神刺激对肿瘤的复发与转移有确切的促进作用，因此，给予肿瘤患者精神治疗及中药疏肝解郁疗法是不可忽视的抗癌环节。综上所述，尽管肿瘤患者经手术、化疗、放疗、中药等治疗，但在残余毒邪的基础上，正气会进一步亏虚，正不抑邪，毒邪、瘀血、痰浊相互胶结，加之患者对身患肿瘤的恐惧、悲观情绪因素交互作用，终致肿瘤复发与转移。

三、正气失摄

在影响肿瘤转移进程的因素中，正气亏虚而失于固摄导致癌毒扩散是促进肿瘤转移的重要因素。正气亏虚伴随身体内某些功能的损伤和元气的不足，在特定的内外环境条件下，人体在修复过程中发生修复错误或元气的变异，成为产生癌毒的原因之一。癌毒失于固摄，肆意流窜，掠夺周围环境中的气血阴阳，进一步加重正气之虚，癌毒致虚，虚又可助长癌毒的肆虐，加速病情恶化和肿瘤转移扩散，“正虚之处，便是容邪之处也”。正气失摄在恶性肿瘤的病程中，尤其是中晚期病程中，是一个极为重要的病理因素。同时在正气虚损的前提下，出现了各种毒、瘀、痰等病理产物，这些病理产物也继续支持肿瘤的转移，在癌毒的作用下肿瘤患者经常出现高凝血症，表现为血液黏稠度增高、凝血机制的活化、抗凝机制的减弱。

肾主骨生髓，故有学者认为恶性肿瘤骨转移的病机以肾气虚弱为主，肾气虚则不能养髓生骨，使其易被癌瘤侵袭。临床上以补肾气、滋肾阴为主治疗骨转移癌取得良好疗效。陈培丰等提出阳气虚是恶性肿瘤骨转移的根本病因，并证实阳和汤联合双膦酸盐制剂治疗骨转移癌疗效优于单纯双膦酸盐制剂（$P<0.01$）。临床上正气虚弱症状的产生还与手术、放疗、化疗等密切相关。手术的创伤、脏腑的缺损、失血耗液等都会给机体带来伤害。在治疗肿瘤的过程中，如果过度损伤正气，则可加速肿瘤的转移。另外，有学者提出正气不虚但推动过亢，同样可导致气失固摄，促成肿瘤转移，并对此提出了慎补脏气、适当泻脏气的治法。

四、癌毒嗜留部位特征

肿瘤的转移并不是随机发生的。我们一般认为肿瘤转移存在淋巴转移、血行转移、种植转移等物理方式，但这并不能解释所有的转移情况，如乳腺癌、前列腺癌患者早期易出现骨转移，而骨并不是经上述 3 种方式最易到达的位置，说明肿瘤对转移部位具有一定的选择性。临床中可见，肿瘤转移的器官不是随机的，而是有一定规律，有些器官和组织较易成为肿瘤生长和转移的靶器官，而有些器官却很少见肿瘤生长和转移，这种现象称为肿瘤转移的偏嗜。肿瘤偏嗜的器官有肺、肝、脑、骨、心包、淋巴系统、胸膜腔、腹腔等，几乎不见转移的器官有心肌、膀胱、大小肠、胃、胆等。如临床上胃肠道癌易出现肝、肺和腹腔转移；乳腺癌易转移到肺、骨和脑；颅外肿瘤如小细胞肺癌易转移至脑。1889 年 Stephen Paget 提出了“种子与土壤学假说”，首次揭示了肿瘤转移的器官特异性，他提出肿瘤转移器官是有一定规律可循的，特定的肿瘤细胞（种子）倾向于转移到特定的器官（土壤），只有土壤适合种子时才会生长并转移成功。目前，越来越多的基础研究也证实了这一点，其内在机制的研究也已经取得了一定进展。

肿瘤偏嗜骨、肝、肺、脑、心包、腹腔、胸膜腔、淋巴系等部位生长。肿瘤偏嗜一个部位生长，这种极强的特异性和选择性背后是有一定原因的，必有共性的因素，笔者思考，造成偏嗜的因素大致不外乎以下几点：①“交通便利”。肿瘤离开原生部位，要循一定的“道路”才能到达靶器官继续生长，若原发部位至靶器官的路径四通八达，肿瘤细胞便方便“入境”，自然转移成功概率较大。1929 年由 Ewing 等提出的“机械解剖学说”，以器官的解剖、血流的分布等来解释转移瘤的发生器官，有一定的依据，如肝和肺分别是人体门静脉和腔静脉血回流的终站，因此肺和肝是转移性肿瘤的常发部位。虽然其后研究证实仅仅到达是不够的，有时不会引起成功转移，但首先必须到达。②“向导接应”。现代医学已明确趋化因子和一些黏附分子能吸引肿瘤细胞与靶器官的结合。实验证明，在许多肿瘤实验体系中，高转移肿瘤细胞与靶器官的实质细胞黏附能力比对非靶器官的实质细胞黏附能力强。如 CXCR4 是高转移肿瘤细胞普遍表达的受体，CXCL12 是与 CXCR4 结合的特异性趋化因子，并在肿瘤转移的靶器官如肝、肺、骨中高表达，CXCL12/CXCR4 轴引导肿瘤细胞转移至靶目标，并通过对 CXCL12 介导的信号进一步改变其他受体来促进细胞黏附、促进转移。③“环境宜居”。合适的微环境是促进肿瘤生长的因素，如纤维细胞、趋化因子、血管生成因子、黏附因子等，肿瘤在器官组织中生长如种子在土壤中一般，只有环境适宜，能提供营养及血供，才能“生根发芽”，发展壮大。④“寻求空间”。肿瘤有高度侵袭力，癌毒的阳亢特性让它无限扩张，侵占更大的领地供自己发展，因此当一个部位不能满足扩张的要求时，肿瘤便寻求更大的器官或部位，如骨、胸腹腔等。⑤“肿瘤习性”。肿瘤在生长时，常定植在器官边缘，另外，空腔器官或膜性部位也是肿瘤高发之地，这些特点可看作肿瘤生长的“习性”，符合肿瘤“定居”习性的部位更易被肿瘤选择。上述 5 个因素不是必须全部具备才能成为肿瘤转移偏嗜之地，但应至少具备一条。

有观点认为，癌毒传舍有一定的规律性，有经络传舍、乘侮传舍、母子传舍等。经络传舍如大肠癌的肺转移、肝转移。值得注意的是，中医五脏相生相克强调功能概念，而非解剖概念。从经络、穴位、对应脏腑去解释转移可能更加符合中医理论。如肿瘤脊柱转移，我们必须首先考量转移部位的对应经络、对应脏腑，然后再研究脏腑之间的五行生克关系，这样更完整。乘侮传舍如肺癌的肝转移，母子传舍如肾癌的肺转移、肺癌的骨转移。经络系统运行全身气血，联络脏腑肢节，是肿瘤转移的主要途径，恶性肿瘤多循经络传舍。经络联系多的脏腑自然更易被肿瘤癌毒所侵袭，进而偏嗜生长。如分布于肺脏的经络经脉有 8 条，别络 2 条，共计 10 条经络线组成肺与心、肝、脾、肾、心包、胃、大肠等脏腑间的直接通路，此外还有手少阳三焦经络脉、别络、足太阴脾经大络，均散布于胸中与肺脏相连。“上注肺”“贯膈络肺”“属于肺”“却上肺”“结心肺”等，都表现出了肺脏的经络丰富。头（脑）为诸阳之会，手三阳经与足三阴经均从手足走向头，手少阴心经亦达于头，十二正经的经别经过离、合、出，最后均入于头，任督冲脉与阴阳维脉、阴阳跷脉均从下走向头。从经络走向看，走向头的经脉多达 25 条，全身经脉多从巅入络脑，却无发自脑系下行之经脉。且经络的运行是有方向性的，或许与脑肿瘤极少发生颅外转移而颅外肿瘤常发生颅内转移有关。肝与胃、肠、肺之间经络联络密切，《灵枢・经脉》曰：“肝足厥阴之脉……抵少腹，挟胃，属肝，络胆”“胃足阳明之脉……其支者，起于胃口，下循腹里”“大肠手阳明之脉……下入缺盆，络肺，下膈，属大肠”。此处所言腹里，当以大小肠为主。肺居高位，大肠与肺之间的经络必经肝过膈而相互络属，“肝足厥阴之脉……其支者，复从肝别贯膈，注肺”。由此可见，胃、肠与肝、肺之间，存在着直接的经络通路。临床上胃肠道恶性肿瘤常见肝、肺转移，肝癌常见肺转移，肺癌常见肝转移，肝、肺都是肿瘤极易生长的器官。

另外，肿瘤转移至三阳经的概率较小，转移至三阴经的概率较大。如足厥阴肝经、手太阴肺经、手厥阴心包经所主的肝、肺、心包等是常见转移脏器；而足阳明胃经、手阳明大肠经、手太阳小肠经、足少阳胆经等所主的大小肠、胆等脏器少见转移。考虑可能与肿瘤形成中“阳化气，阴成形”有关，肿瘤的形成过程依赖阴成形，较易在阴盛、阳气衰的部位或脏器形成，三阴经所主的脏器如肝、肺、心包等更容易成为转移偏嗜的脏器或部位。

从脏腑的不同生理特性来进行分析。“头为诸阳之会”，气血旺盛汇聚于此，“脑为髓之海”，《类经》卷九注：“凡骨之有髓，惟脑为最巨，故诸髓皆属于脑，而脑为髓之海。”脑为元神之腑，元神本自先天，精髓所化，质地松柔，气血丰富，脑的结构也使之成为肿瘤转移的优选“巢穴”之一。肝藏血，人动则血运于诸经，人静则血归于肝藏，何者？肝主血海故也。血藏于肝，肝内血行必缓，血行缓则有利于癌毒留着于脉，稽留而不去，息而成积，这是转移癌灶易发生于肝的重要原因。肺主通调水道，其宣发肃降运动对体内的津液输布、运行和排泄有疏通和调节作用。《素问·经脉别论》云：“饮入于胃，游溢精气，上输于脾，脾气散精，上归于肺，通调水道，下输膀胱，水精四布，五经并行。”故有“肺主行水”“肺为水之上源”“肺为贮痰之器”之说。脾将其运化的水谷精华上输于肺，通过其宣降运动来通调水道、荣养肌肤，如果肺宣肃失常，容易成为病理产物痰湿停留之所。肺朝百脉，助心行血，百脉皆可汇聚于肺，而经络是气血运行的通道。肺脏气血丰富，经络密集，若有邪毒犯上，则容易导致血脉经络受损，瘀阻痰凝，形成癌毒易于附着的结构，易受癌毒侵袭，而且肺叶娇嫩，素有娇脏之称，邪气侵之易于患病，故转移癌也易发生于肺脏。相对肝而言，肺转移癌少于肝，可能与肺内气血流通较肝快速有关。虽然到达肝脏的经脉不多，然其藏血量超过全身总血量的一半，可见肝内存在缓行之血，易于转移肿瘤的定居生存。另外“肝体常不足，肝用常有余”是指肝阴血常不足、肝气常有余。因此，肝脏常易处于气郁血凝状态，易于成为肿瘤转移的“巢穴”。另外，心为人身之君主，外邪侵心，心包络当先受邪，心包代心受邪，因此，即使癌毒侵及心脏，也有心包代之受邪。另外，心包与腹膜腔、胸膜腔都为膜性器官，癌毒炽烈，有穿膜侵袭的习性，喜生长在腔体器官内，附膜生长。心包除代心受邪外，其膜性器官的特点也是肿瘤偏嗜生长的因素。癌肿易脱落，直接与胸腹腔接触，胸膜腔及腹膜腔是胸腹腔肿瘤毗邻的面积最大的组织，符合“扩张领地”的需求，也为膜性器官，故也成为肿瘤偏嗜之地。淋巴系统在中医古籍里没有论及，但结合现代解剖与生理学知识，可知淋巴系统参与水液代谢与免疫功能，类似中医所说的“正气”。“邪之所凑，其气必虚”，肿瘤患者发病的基础是正虚，疾病发展中正气越虚，直接导致免疫功能低下，“邪客极虚之地”，且位置毗邻，交通甚捷，癌毒便易聚集在此，又因为淋巴系统为阴液通路，“阴主成形”，肿瘤便生长起来。

肿瘤偏嗜部位生长与各部位正气亏虚及痰、瘀、毒互结相关。

肿瘤患者正虚以脾肾不足多见，先天之精亏虚，后天之精失养，肝肾同源，先后天之精不能滋补五脏，则肝肾俱虚；且肝主疏泄，调畅气机，患者多伴有情志异常，情绪易抑郁低落；七情为病，肝失疏泄，肝气郁滞为五脏最甚，故癌毒循经直达肝脏，气滞致痰、瘀内停，毒、瘀、痰聚而成瘤。

肺、脾、肾三脏气虚均可导致肺气不足。癌毒循经流窜侵肺，肺气虚损，宣降失调，聚而成痰，痰凝气滞，郁阻络脉成瘀，痰、瘀、毒交结，日久形成积块。

肿瘤具有嗜骨性生长的特性。由于肾虚不能生骨养髓，加之肝肾亏虚，气血失调，骨髓失养，癌毒乘虚循经入骨，并吸引痰、瘀，与毒胶着深入经筋骨骼之中，气滞、血瘀、痰浊、癌毒阻滞经络，进一步耗伤正气，骨肿瘤形成。

脑为髓海，肾主骨生髓，肾虚不充，髓海失养，肝肾同源，肾虚肝亦虚，肝风内动，癌毒内生，循经上扰清窍，痰瘀互结，阻滞脑络，若感受六淫邪毒，直中脑窍或邪气客于上焦，气化不利，经脉不通，瘀血、痰浊内停，内外合邪，上犯于脑，成为脑部肿瘤。

第三节 毒 增

癌毒是肿瘤发展的关键因素，毒性强弱决定复发转移的能力，现代治疗如手术、放化疗均以消灭局部肿瘤为目标，治疗过程中毒性不降反增可称为“毒增”。毒性是指肿瘤复发转移的速度、肿瘤生长或其转移的部位对生命的威胁程度、肿瘤本身及肿瘤标志物的增长速度。分化越差，恶性程度越高，肿物及标志物增长速度越快，生长在脑、脊髓、大血管等重要部位的肿瘤毒性越强。毒性与肿瘤增大或缩小，与所进行的治疗手段没有必然关系，如放化疗后，毒性有可能依然在增加。

手术可直接消灭癌细胞，若患者不能耐受手术强行手术，可造成脏腑功能进一步虚损，正退邪进，则残存的肿瘤细胞“死灰复燃”可能性更大、速度更快，可能会加快肿瘤的复发和转移，此时毒性反增。

化疗均有一定的有效率，对无效的部分患者，瘤未损，正气伤；对化疗有效的患者，癌毒暂时被控制，但毒性可能增加，正气耗损可促进毒盛，主要表现在耐药性和促转移，均为毒性增加的表现。放射线属大热之邪，极易耗气伤阴，放射线在杀死肿瘤细胞的同时，也对正常的组织产生了破坏，放射性肠炎、放射性肺炎为常见并发症。如肿瘤细胞对于放疗的敏感性不高，通过放疗不能改变肿瘤本身及转移的速度，也不能很好地控制肿瘤的进展，甚至错失治疗机会而使癌毒更加肆虐，造成毒增。另外，靶向治疗常见耐药，也间接说明了肿瘤在进化，毒性在增强。

第四章　肿瘤的性状与病机

第一节　肿瘤的病名与新分类

根据古代文献的记载，“癌”字的本义有三：一指恶疮。《卫济宝书》《本草纲目》有“癌疮”“恶疮”的记载。二指顽固性、迁延性的皮肤疾病。《卫济宝书》《仁斋直指方论》《世医得效方》《普济方》等将“瘭、癌、疽、瘤”列为四种难治之症。三指恶性肿瘤。《仁斋直指方论》《普济方》云“癌者，上高下深，岩穴之状，颗颗累垂，裂如瞽眼”。这里将癌形容为菜花状的恶性增生赘物，当属恶性肿瘤之类。

作为恶性肿瘤的“癌”字，古时又称为“岩”。但将“岩”作为类似于今之肿瘤的恶性疾病，始于宋代，盛于明清。朱丹溪在《格致余论·乳硬论》中写道：“乳房，阳明所经……忧怒郁闷，昕夕积累，脾气消阻，肝气横逆，遂成隐核，如大棋子，不痛不痒。数十年后，方为疮陷，名曰奶岩。以其疮形嵌凹，似岩穴也，不可治矣。若于始生之际，便能消释病根，使心清神安，然后施之以治法，亦有可安之理。”明代名医薛己在《薛氏医案》中记载了6条岩症之医论和医案。如卷三之“乳痈乳岩”载：“乳岩属肝脾二脏，郁怒，气血亏损，故初起小核结于乳内，肉色如故，其人内热、夜热、五心发热、肢体倦瘦、月经不调，用加味归脾汤、加味逍遥散、神效瓜蒌散，多自消散。若荏苒，日渐大，岩色赤，出水腐溃，深洞，用前归脾汤等药可延岁月。若误用攻伐，危殆迫矣。”卷十四“乳痈乳岩结核”（妇人症见《妇人大全良方》《女科撮要》）云：“若郁怒伤肝脾而结核，不痒不痛者，名曰乳岩，最难治疗。苟能戒七情、远厚味、解郁结、养气血，亦可保全。”“乳岩初患，用益气养荣汤、加味逍遥、加味归脾可以内消，若用行气破血之剂，则速其亡。”此外，《外科理例》《名医类案》《赤水玄珠》《证治准绳》《先醒斋广笔记》《神农本草经疏》《景岳全书》《医宗金鉴》《绛雪园古方选注》《续名医类案》等古籍对岩症也都有十分翔实的记载。《外科理例》载：“一妇久郁，右乳内结三核，年余不消，朝寒暮热，饮食不甘，此乳岩也。乃七情所伤，肝经血气枯槁之症，宜补气血，解郁结，遂以益气养荣汤百余剂，血气渐复，更以木香饼灸之，嘉其谨，疾而消（此因症因情也）。”《名医类案》卷九载：“一儒者，顶患肿硬，乃用散坚、行气、化痰、破血之剂，肿硬愈甚，喘气发热、自汗盗汗、形体倦怠、饮食少思。薛曰：此属足三阴亏损，当滋化源，彼惑众论，乃用追蚀，患处开翻六寸许，巉岩色赤，日出鲜血，三月余矣。肝脉弦洪，紧实。薛用十全大补汤加麦冬、五味五十余剂，诸症稍得，血止三四；复因怒，饮食顿少，血自涌出，此肝伤不能藏血，脾伤不能摄血，乃用补中益气为主加五味、麦冬，饮食渐进，其血顿止，再以六味丸加五味常服，疮口渐敛。”《景岳全书》卷四十六载：“伍氏云痈疽之疾，有二十余证，曰熛发、痼发、石发、岩发、蜂窠发、莲子发、椒眼发、连珠发、竟体发、肠痈内发、脑背发、眉发、腮颔发、肺痈瓜瓠发。大率随病浅深内外施治，不可迟缓。初发如伤寒，脉浮而紧是其候也。”《医宗金鉴》卷六十六“乳岩”亦曰：“乳岩初结核隐疼，肝脾两损气郁凝。核无红热身寒热，速灸养血免患攻。耽延续发如堆栗，坚硬岩形引腋胸。顶透紫光先腐烂，时流污水日增疼。溃后翻花怒出血，即成败证药不灵。”

从上述所引的文献可以看出，古代医学文献中所谓的“岩”，除有痈疽迁延日久而形成的顽固之症的意思外，主要是针对皮下、局部的恶性增生之肿物且伴有全身症状而言。因此，“岩”与“癌”在明清时期往往通假使用。古代的“癌”字，除包含上述3种具体的含义外，也是恶性、迁延性硬肿之物的统称。直至近现代时期，伴随着西方医学的传入和对疾病认识的深化，“癌”字才逐渐成了恶性肿瘤的专用文字和语词。

以上可见，“岩”体现了恶性肿瘤结构特点，可体现其“状”，而体现恶性肿瘤功能特征的为“燚”，四火之燚可体现其“性”。中医肿瘤疾病分类可围绕疾病本身性状分类，以性为纲，以状为目，以五脏体系的功能结构关联为命名依据。分为肝燚、脾燚、心燚、肺燚、肾燚。如肝燚包括肝岩、胆管岩、胆囊岩、目岩等。脾燚包括口腔岩、食道岩、咽岩、贲门岩、胃岩、脾岩、胰腺岩、肛门岩、肌肉岩。心燚包括舌岩、脑岩、血管岩、心包岩。肺燚包括喉岩、气管岩、肺心岩、肺叶岩、肺膜岩、纵隔岩、大肠岩、皮肤岩、鼻咽岩。肾燚包括肾岩、膀胱岩、输尿管岩、阴茎岩、阴道岩、子宫岩、卵巢岩、乳腺岩、骨岩、骨髓岩。

第二节　肿瘤的性状

古人对事物的认识采取观物取象的方式，形成了独具特色的以象为内容的哲学理论。在我国历代文献里，有很多关于肿瘤临床症状的形象描述，如前所述，瘤和癌这两个汉字，都比较形象地体现了肿瘤的特点，据《诸病源候论》记载，肿瘤是体内滞气、瘀血、痰浊等不正常物质的滞留，“留”字，加上病字偏旁就成为肿瘤的“瘤”字。而“癌”字是由于恶性肿瘤质地坚硬、部位固定、表面凹凸不平、坚若岩石，而古时“岩”与“嵒”通用，“嵒”又写作“喦”，“喦”字加上病字偏旁就成“癌”字了。散见于文献中的舌菌、失荣、噎膈、反胃、乳岩、肺积、翻花疮、癥积、瘰疬、痰核等名称都是通过直观观察对恶性肿瘤的描述，即所谓取类比象。然而象思维方式不是孤立静止的，而是对事物内部和事物之间联系和运动变化的深邃反映。人体外在之象必然基于内部功能结构变化。正如我们要认识研究一个事物对象，就要认识研究该对象内部，以及其与外部事物、相关因素的客观必然的关系及该事物内部各个组成部分的内在关系。基于此，现代中医肿瘤学应是建立在对活体的观察上，审其意（活动规律）而合其形（形态结构），通过对人的气色、神情、体态、气味、声音、脉象及生活习惯、环境等的了解，对人形成整体的印象，以察其生命活动的失衡之处。对于整体性和活动性的强调，不是具有一定形态结构的组织或生物体，而是人的整体的生命活动所表现出的象，其结论不是某种病菌或病毒，而是人体生命活动平衡的偏离所表现的象。

基于多年临床实践，结合恶性肿瘤的本质特征，笔者提出了“岩”是恶性肿瘤的结构特征、“燚”可代表恶性肿瘤功能特征的新观点。只有充分了解了本质特征，才能为中医肿瘤诊治提供方向。癌毒是区别恶性肿瘤与其他疾病的本质因素，癌毒阴阳属性的明确对中医肿瘤理论的建立具有方向性作用。癌毒的阴阳属性一直是学界研究的焦点，至今观点尚未统一。它重要，关乎对恶性肿瘤最基本的概念认识；它慎重，属阴属阳完全两个方向，关乎之后理法方药的走向；它不得不明，否则基本概念一直在岔路口，不可能深入发展下去。笔者明确提出癌毒其性属阳，且此阳亢极，火性极盛，是基于癌毒的本质特征和功能特点而提出的，并有现代医学证据佐证。因此，基于象思维，对火、炎、焱、燚的体悟便顺理成章。

火在人类文明的发展中发挥了重要作用，早在《内经》的时代便被引入中医学，“风、寒、暑、湿、燥、火”是六气作为疾病的病因认识，“火曰炎上”是对火的特性的认识，指导着病机理论的发展。《说文解字》对火的描述：“火，燬也，南方之行，炎而上，象形。”其甲骨文为“[illegible]”，像火焰升腾之形。《素问·阴阳应象大论》云：“壮火之气衰，少火之气壮；壮火食气，气食少火；壮火散气，少火生气。”说明了壮火、少火与正气在生理与病理上的作用关系。少火属藏于脏腑之内的生理之火，主司温煦、生化；壮火则是阳热之气亢盛的病理之火，易伤人体正气。后世医家对火的认识更加深刻，朱丹溪说“气有余便是火”，表明了气与火的联系，二者是发展的不同层次；并有了初步量化的认识，指出火是有余之气。另外，可以看出，火的能量来源于气，其造成的后果是气血津液耗伤及运行紊乱，危害性较小，不致命。两个“火”便是“炎”，即炎症的炎。《说文解字》载“炎，火光上也。从重火。凡炎之属皆从炎”，说明炎是更盛的阳热，其级别应该相当于壮火或更盛一些，因而更易损伤正气，耗伤气血津液的程度更深，危害性较大，但不致命。值得注意的是，现代医学表明，炎症在肿瘤发生、发展中具有关键作用，其参与了恶性肿瘤发生、发展、侵袭、转移等全过程，也被称为肿瘤的第七大生物学特征，“炎”“癌”转变成为新的热点。有研究表明 NF-κB、STAT3、mTOR 等信号通路正是“炎”“癌”转变的关键节点，控制了炎症与肿瘤信号通路的中心，在

“炎”“癌”转变的分子机制中具有重要作用。“炎”与癌毒的作用类似，既是肿瘤的致病因素，也是病理产物，既导致肿瘤发生，又促进其发展；炎与癌毒又有不同，首先能量级别不同，其次诱发肿瘤的路径不同。癌毒直接作为致病因子，是肿瘤的直接来源；而“炎”更多在人体防御系统与微环境上起作用，从而诱导肿瘤发生。“焱”在《说文解字》中也有解释：“焱，火华也。从三火。凡焱之属皆从焱。凡物盛则三之”，可见“焱”为火之盛，阳热升腾亢奋的程度更重。其能量来源与火、炎没有本质区别，只是能量更大，造成更衰弱的正气，机体气血津液的不足与运行紊乱程度更重，危害性很大，但基本不致命，“焱”可以代表良性肿瘤的功能特点。物盛则三，古人造字一般三个相同的事物聚集在一起便可代表数量上的极限，如“森”“众”等，“焱”为三火，火已盛极，如此看来，四火的“燚”必定不是单纯的量变。“燚”在《说文解字》里并未出现，字典里的解释也是简单的“燚，火貌”。“燚”的质变出现在第四个火，此火是异常的邪火，极亢且不受控制，是生命顽强不灭的邪阳，会造成正气大衰、五脏俱损，直至阴阳离决，危害性极大，常致命。其能量来源与火、炎、焱均不同，造成这种不受控制、亢进无度的能量是人体中的“核能量”。可以看到，癌毒的特征与“燚”非常相似，因而用“燚”来代表恶性肿瘤的功能特点，同时“燚”也可以用来量化癌毒。值得注意的是，临床常见有种情况，肿瘤细胞耐受药物对其的杀伤性，产生的耐药性演变为“燚 +”，癌毒极其顽固。从“火”到“焱”，为生机之火，而“燚”甚或“燚 +”是极其亢进的异常邪火，有本质区别（表 1）。

表 1　火、炎、焱、燚基本特征比较

名称	能量等级	能量来源	危害程度	致命性	所代表疾病
火	常规 1 级	后天化生	较小	不致命	火热病
炎	常规 2 级	后天化生	较大	不致命	各类炎症，红肿热痛
焱	常规 3 级	后天化生	很大	基本不致命	良性肿瘤
燚	核能量	先天元气	极大	常致命	恶性肿瘤

“岩”与“燚”不是孤立的两个字，其体现了恶性肿瘤象思维的精髓，是根据象模型抽象出的能体现恶性肿瘤本质的元素。象思维在中医学中是一种重要的思维方法，通过其独特的思维模式创造出解释各种自然现象或人体现象的模型，并用以指导中医临床实践。将地球的生命活动之象推演到人体，发现二者共性，并寻找科学佐证，从而体悟恶性肿瘤的来源和特征，正是中医原创思维的运用。

地球和作为中医学研究对象的人体都属于天、地、人的大系统，它们有着一些共同的属性，两者的研究具有共通之处，我国著名的地球物理学家傅承义在 1971 年提出地震成因的“红肿假说”，即医学与物理学跨学科的探索。我们生活的地球是有生命的，其内部存在一个致密的液态地核，地球自身的巨大能量储藏在地核之中，炽热的地核与外部各层不断进行能量交换，流体地核的存在使得地球是一个充满生机的球体。液态外地核的活动是造成火山活动的原因，火山活动的驱动力正是地核的能量，不是常规能源如煤炭、石油等的能量所能及的。岩浆从地表断层处或最薄弱处喷发出地表，释放巨大的能量，并到处蔓延，不受控制，占领一切，冷却后形成新的山体岩石。火山活动不常有，和地震一样，是一种地球灾害，是一种异常的巨大能量的释放，在没有外在热源的情况下，地球的寿命取决于地核能量的消耗，火山活动即地核能量的异常消耗。取象类推到人体，结合癌毒理论，不难发现，从癌毒的产生（肾精变异 / 地核岩浆异常活动），到能量来源（元气 / 地核能量），再到发展过程（转移扩散 / 岩浆肆虐），都可以用此象模型或叫“火山假说”来解释，从中提炼抽象，最能反映恶性肿瘤结构特征的为“岩”，功能特性的为“燚”，且二者关系密切，并不孤立。从造字角度，“山”可看作“火”的初级形象，甲骨文的“火”与“山”非常相似，“山”是凝固的“火”，“燚”成“炎”；“火”是熔化的“山”，“岩”成“燚”。

需要补充的是，癌毒理论并没有说明恶性肿瘤发生、发展的能量来自哪里，来自后天之气或先天元气似乎都有道理，其困惑源于没有确定恶性肿瘤的功能特点。见“燚”即明，这种能量应该是来自先天肾精肾气，即元气。肇始生命的能量也是孕育肿瘤的能量，现代科学发现，胚胎组织与肿瘤组织一样，呈现出旺盛的增殖能力。随着对胚胎发育和恶性肿瘤研究的不断深入，人们发现二者有惊人的相似之处，越来越多的实验证明了胚胎早期发育与肿瘤发生之间的密切联系，侵袭与转移是恶性肿瘤最具特征的生物学行为，与胚胎植入的生命过程极其相似。由此可见掌握恶性肿瘤本质，明确其基本概念的重要性。

中医治病，理法方药一以贯之，只有认识疾病特点，掌握病机及病理变化，才能有立法有治则，进而处方用药。恶性肿瘤的治疗也是如此，只有充分了解恶性肿瘤的特点，才能做到正确施治。恶性肿瘤结构特点可概括为“岩”，认识到恶性肿瘤的这种坚硬肿块的特点，治法理应软坚散结、攻坚化癥，结合痰、瘀等病机，则有化痰散结、攻坚消积、活血化瘀等变法。认识到恶性肿瘤的功能特点为“燚”，便有“灭火”与“去火”不同方向的治疗选择，如肿瘤的化疗便是“灭火”，极寒大毒的化疗药物四火同灭；靶向药物治疗便是“去火”，主要把第四个火拿掉。中医药如何“灭火”或“去火”，需要进一步思考。清热解毒类的中药虽对肿瘤有一定抑制效果，但疗效有限，或与未触及肿瘤本质、难以化解极度炽热的“燚”有关。需要注意的是，不一定用寒药才能化解大热，“壮火食气”启示我们，大毒大热之品或可起效，如雄黄、砒霜或有毒虫类药等，值得进一步探索。另外，建立人体防御体系，如同顾护地表、加固薄弱断层一样，使体内正气不衰，无“极虚之地”，也是中医药防治恶性肿瘤的重要方法。

另外，象思维还体现在通过外在观察来分析机体内部生命现象之间的联系，认为“有诸内，必形于外”。正如《灵枢・外揣》所说“司外揣内”，对恶性肿瘤病因病机的阐发正是基于此。通过气候寒暑、地域南北、情志喜怒、饮食寒温、劳逸动静等因素影响人体气血津液而产生的外在反应来认识内脏生命机制及状态，为肿瘤病因学提供了依据。关于肿瘤成因，主要包括气滞、血瘀、痰凝、毒聚和正气内虚等方面。如《灵枢・百病始生》云：“夫百病之始生也，皆生于风雨寒暑，清湿喜怒……传舍于肠胃之外，募原之间，留着于脉，稽留而不去，息而成积。”《素问・举痛论》谓：“寒气客于小肠膜原之间，络血之中，血泣不得注于大经，血气稽留不得行，故宿而成积也。”《外科正宗・瘰疬》发展了《内经》的论述，对其病因病机进行了进一步阐述：“夫瘰病者，有风毒、热毒、气毒之异，又有瘰疬、筋疬、痰疬之殊。风毒者，外感风寒搏于经络……热毒者，天时亢热，暑中三阳或内食膏粱厚味酿结成患……气毒者，四时杀厉之气，感冒而成……痰病者，饮食冷热不调，饥饱喜怒不常，多致脾气不能传运，遂成痰结。”《诸病源候论·积聚病诸候》更进一步强调了其内因作用：“积聚者，由阴阳不合，脏腑虚弱，受于风邪，搏于脏腑之气也。”《医宗必读》云：“积之成也，正气不足，而后邪气踞之。”可见正气虚损是决定恶性肿瘤发生、发展、转移的首要因素，正如《活法机要》所说：“壮人无积，虚人则有之。”张景岳亦强调脾肾不足及虚弱失调之人，多有积聚之病。此言积聚，不独指原发恶性肿瘤，亦包括继发的转移瘤。而对于恶性肿瘤术后患者，影响复发转移的残存癌细胞，则更符合中医所谓伏邪、余毒致病学说。恶性肿瘤经手术、放化疗后，邪气虽渐消，但仍有癌毒蛰伏体内成为余毒、伏邪、癌毒之邪，其性走窜，易乘虚鸱张而余薪复燃，四行旁窜，正如《温疫论》中述“若无故自复者，以伏邪未尽。”说明残余毒邪与人体正气相争，正能胜邪，诸症趋于稳定和好转，正不抑邪，肿瘤则复发转移。而多种因素如外感六淫、七情内伤、过劳（包括劳神、体劳、房劳过度）及治疗时攻伐太过等，均可进一步加重正气亏虚而致蛰伏之余毒、伏邪乘虚而进，导致肿瘤的复发与转移。正如《医宗必读》中云：“正气与邪气，势不两立。若低昂然，一胜则一负，邪气日甚，正气日消，不攻去之，丧之从及也。”由此可见，癌毒蛰伏之余毒未消、伏邪未尽乃肿瘤复发与转移之前提，正气亏虚、正不抑邪则为癌症复发转移的关键。综合前人的论述，总结中医学对恶性肿瘤转移病因病机的认识，强调内外两种因素，正气内虚，邪毒内蕴为本，复为外感六淫、内伤七情、饮食劳倦、攻伐过度所伤，内外合邪，使得气血阴阳亏虚，脏腑功能失调，导致气滞血瘀、痰湿凝滞、热毒蕴结和正气虚馁等一系列基本病理变化。

第三节　肿瘤的核心病机

肿瘤是全身疾病的局部表现，它的发生、发展、转移等都由人体正气

（抗癌能力）不足所致；中医学整体地看待人体和肿瘤，认为人是一个统一体，恶性肿瘤是全身性疾病的局部表现。强调内因即正气在恶性肿瘤发生、发展和转归过程中起决定性作用，而外因是重要条件。如《内经》云“正气存内、邪不可干，邪之所凑、其气必虚”；《外证医案》更明确指出“正气虚则成岩”；张景岳云“凡脾肾不足及虚弱失调之人，皆有积聚之病”。这些记载都说明肿瘤的发生、发展是一个正虚邪实的过程，正气虚损是肿瘤发生、发展的根本原因。其基本病理变化为全身脏腑阴阳气血失调，正气不足，外邪浸淫，内浊不去，瘀血内停、癌毒滋生，日久气滞、血瘀、痰结、热毒等相互纠结，日久积滞而成有形之肿块。

西医理论对机体的生理功能及组织结构的物质基础有较深入的认识，其核心可概括为“遗传物质为核酸，代谢调控靠激素与神经递质”。中医产生于两千多年前，囿于当时的条件，它不可能深入地阐述机体在分子水平上的生命活动的物质基础结构及生命过程的具体化学步骤。但是，作为一种客观存在，机体在分子水平上的生命活动规律必然会反映出来，也必然会被人类认识到。因此，中医的气血津液学说就是用另一种方式、从另一种角度去描述机体在分子水平上的生命活动规律。中医在对肿瘤患者活体的深刻观察中，认识到了病体在宏观和微观水平上生命活动的某些特征、某些规律及相互之间的密切关系。认为肿瘤为多重因素所致，在正气虚弱、脏腑阴阳气血失调的基础上，外邪入侵，痰、瘀、毒等搏结日久，渐积而成。纵观中医文献，肿瘤多归属于中医“积聚”病中，对其特点也多描述为“蓄积留止”“留滞不去”等，因此有“留”“滞”“蓄”等特点。而人体内能够留滞于局部的必然是具有流动和传送功能的物质，即气血津液。气聚则成郁，血聚则成瘀，津液聚则成痰饮。气血津液既是人体生命活动的物质基础，又是脏腑正常生理活动的产物。气血津液为脏腑经络等组织器官进行生理活动提供了能量，脏腑经络等组织器官的正常活动又维持了气血津液的生成及运行。当脏腑功能异常，导致气血津液生成不足或形态异常时就会发生留滞；另外，脏腑本身形态的异常，如其中的脉络异常或脉络受邻近组织压迫，都会导致气血津液流通不畅而停留于局部。因此，积聚涉及气血津液及脏腑经络的生理功能与组织结构两个方面。

肾为先天之本，是由受胎时胎元的遗传而来，为人体生命的本源；在个体生命过程中先身而生，是后天脏腑形成及人体生长发育的动力。因此，肾中精气的异常，必然使遗传物质发生改变，导致脏腑脉络异常或脉络邻近组织结构异常，产生气血津液积蓄的结构基础。而肾精化生元气，以三焦为通道，流布于全身，凡脏腑、经络等组织器官，无所不至，成为脏腑之气，如元气不足或所化元气异常，则必然容易结聚局部，阻碍血液、津液运行，成为血瘀、痰凝的病理基础；精血同源，肾精可以化生为血液，肾中精气的异常或匮乏，使得血液成分异常或不足，二者都会成为血瘀的病理基础。另外，肾主水，“肾为水脏”，在调节体内水液平衡方面起着决定性作用，依靠肾精化生之肾气的“开”和“阖”而输出和排泄水液。在正常情况下，由于人的肾阴、肾阳是相对平衡的，肾气的开阖是协调的，所以能维持体内水液代谢的平衡。肾精不足，肾气亏虚，失去“主水”的功能，就会发生痰浊凝聚；另外，肾中精气不是无限制的，需要依靠后天补充。肾藏先天之精，是生命之本原，为先天之本；脾主运化水谷精微，化生气血，先天与后天互促互助，先天温养激发后天，后天补充培育先天，则脾肾健旺，精气充沛。脾与肾的生理联系还表现在水液代谢的互用方面，脾运化水液须赖肾气的蒸化及肾阳的温煦。肾主水液代谢，又赖脾气及脾阳的协助和制约，脾肾两脏相互协同调节，共同主司水液代谢的协调平衡，防止水液代谢失调而生痰浊。因此，肿瘤的发生与脾、肾和精气血津液关系最为密切。

一、虚

虚即正气亏虚：正气指的是人体的正常功能活动及对外界环境的适应能力、抗病能力和康复能力，有维护自身生理平衡与稳定的功能。以气的来源为标准划分。①元气：是人体中最基本、主要之气，乃由肾元化生，分布于全身各处，同时是肾中精气功能的外在表现。②宗气：由清气及谷气相合而成，以贯心脉而司呼吸。③营气：谷气之精专部分，旨在化生血液、营养全身。④卫气：水谷之悍气也，所以温分肉、充皮肤、肥腠理、司开阖。⑤脏腑经络之气：是肾元所化生的元气，流布于脏腑，转化为推动和维持脏腑经络进行生理活动的能量，并可更新充实脏腑经络的组织结构，生成五脏六腑之精而贮存。

对此，古代医家早有认识，如对于肿瘤的主要病因，《内经》云："邪之所凑，其气必虚。"亦云："阳化气，阴成形。"《景岳全书》曰："壮人无积，虚人则有之，脾胃虚弱，气血两虚，四时有感，皆能成积。"《伤寒论》曰："积之所成，乃阳虚不能化也。"《金匮要略·血痹虚劳病脉证并治第六》的第十条曰："人年五六十，其病脉大者，痹侠背行，若肠鸣、马刀、侠瘿者，皆为劳得之。""痹侠背行，若肠鸣，马刀、侠瘿"类似现代胆囊癌、胰腺癌等的临床表现，可以看出其大意是人到了五六十岁肿瘤多发，其根本在于肿瘤与高龄后正气渐虚有关。明代李中梓《医宗必读》云："积之成也，正气不足，而后邪气踞之。"又云："壮盛人无积，虚人则有之。"肿瘤的形成是正气不足、邪气盘踞所致。如明代张景岳《景岳全书·积聚》曰："脾肾不足及虚弱失调之人，多有积聚之病。"《诸病源候论》说："积聚者，由阴阳不和，脏腑虚弱，受于风邪，搏于腑藏之气所为也。"《外证医案》中也明确指出："正气虚则成岩。"

可见，正气虚弱是各种肿瘤形成的基础，也是恶性肿瘤形成和发展的根本条件。

就邪正关系来说，肿瘤和正气的关系，其实就是邪与正的关系。正气虚弱是导致肿瘤产生的前提条件。正气虚弱导致肿瘤发生可从以下几个方面理解。首先，肾元不足导致元气亏虚，脏腑组织结构异常，气血津液不能正常输布而结聚；其次，正气虚弱，抵御外邪的能力低下，外邪侵入人体，变生多种疾病，也就为肿瘤的发生打下基础；再次，正气虚弱，机体脏腑功能失常，气血运行失调，均可致痰浊瘀血内生，为肿瘤的生发奠定物质基础，"虚劳之人，阴阳伤损，血气凝涩不能宣通经络，故积聚于内"；最后，正气虚弱，机体的脏腑组织得不到气血正常的濡养和温煦，脉道及各种水谷通道干涩，机体修复能力降低，容易留邪不去，产生肿瘤。如王清任云："元气既虚，必不能达于血管，血管无力，必停留而瘀。"沈敏鹤总结认为：人体生命活动均赖于气的运行，上焦受病肺气虚，中焦受病胃气虚，下焦受病元气虚，而诸气之虚皆因脾胃之气虚损。气虚不能推动血液运行则成瘀，气虚失于温煦则生寒湿，寒、湿、瘀互结则生积聚。而且对肿瘤的治疗，临床多采用手术、放化疗等方法，易耗气伤血伤阴，临床表现多为气虚、阴虚，尤以气虚为多见。《寿世保元·血气论》曰："气有一息之不运，血有一息之不行。"

现代医学认为，遗传物质 DNA 承载着所有遗传信息，而遗传信息则是通过 DNA 复制过程传递给子代的。成熟的精子、卵细胞结合成为受精卵，使得受精卵中的 DNA 包含了来自父母双方的遗传信息。这和中医所认为的肾之先天之精来自父母是一致的。肾精异常与 DNA 的遗传信息缺失或突变类似。

DNA 是机体所有遗传信息的载体，DNA 稳定是维持机体稳态的中心，要保证 DNA 的正常遗传，其修复功能起着重要作用。在物理、化学因素，如紫外线之类的外环境辐射和一些化学诱变剂等作用下，若 DNA 修复发生异常，细胞不能正常生长、发育、分化，出现死亡或将异常遗传物质传给子代细胞，就会导致亚健康状态、疾病甚至癌变，DNA 和基因是其发病的重要内在原因，这是现代分子生物学和遗传学的疾病观。因而，DNA 修复通路正常是保证机体自稳态的关键。分子生物学研究表明：补肾益精方药可通过加强染色体端粒 DNA 结构，维持 DNA 拓扑异构酶和 DNA 聚合酶正常活性，从而保证机体染色体 DNA 空间结构的稳定性。

现代肿瘤免疫学研究证明，恶性肿瘤患者免疫功能降低。在实验动物中，肿瘤抗原能引起多种免疫应答，包括能抵抗肿瘤的生长。循环抗体能对游离状态的肿瘤细胞发生作用，细胞免疫则对实体肿瘤细胞发生作用。人们常用微量培养法检测白细胞抑制肿瘤细胞生长的能力（如进行集落抑制试验、微量淋巴细胞毒性试验等）。免疫缺陷（尤其是细胞免疫缺陷）患者的肿瘤发病率远远高于正常人。老年人由于生理功能衰弱等原因，常有正虚的表现，成为肿瘤易发的主要群体，其患肿瘤后的临床特点及治疗也有异于青壮年。50 岁以后是人体由中年至老年转变、脏腑气血渐衰、阴阳失衡、由渐衰老乃至寿终的时期，这段生命活动的历程往往是逐年向下的，进入老年期后，阳气和精血逐渐虚衰，正气虚便成为老年疾病的一个重要病机。由于正虚，老年人会出现气血运行及津液化生输布障碍，每每易致气血失和、血阻成瘀、痰浊内生之证。正气虚损，留滞客邪，致使气滞血瘀，痰凝毒聚，相互胶结，郁蕴成肿瘤。现代医学认为老年人免疫器官老化，免疫功能低下，对局部细胞的突变失去了免疫监督的作用，不能及时消灭突变细胞，任其分裂繁殖以致形成肿瘤，也正说明，正气亏虚、免疫功能衰退是发生肿瘤的主要原因。有研究数据表明：老年患者正虚的比例高于中青年患者，且年龄越大，患虚证及虚实夹杂证的比例越高。免疫治疗只能作为辅助手段，在特异性免疫治疗中，可利用经电离射线或抗癌药物等处理过的自体瘤苗、异体瘤苗、人胚匀浆瘤苗及与异种蛋白结合的强化抗原性瘤苗。在特异性被动免疫治疗中，可采取抗肿瘤血清被动免疫治疗和抗癌药与抗体联结的免疫化疗，也可采取免疫组织、细胞或活性物质（如骨髓、白细胞、转移因子、免疫核糖核酸等）的辅助治疗。此外，也可使用卡介苗、短小棒状杆菌、细菌内毒素、褐藻酸钠、植物血凝素、二硝基氯苯等免疫刺激剂，提高机体的细胞免疫功能。

总之，正虚即人体正气不足，脏腑功能衰退。虚证中医诊断要点有以下几方面。

（1）阴虚：物质不足。如形体消瘦，烦躁失眠，大便干，口干，月经量少。以脏腑而言，肿瘤患者最常见的阴虚体现在肺阴虚、肝阴虚、肾阴虚、胃阴虚、血虚，且往往相兼并见，如肺胃阴虚、肝肾阴虚等。脏腑阴虚之人往往伴有虚阳外越、虚阳上浮，即相对的阳气有余，表现为潮热、阵发汗出、五心烦热、急躁易怒等症状。从现代医学角度来看，脱水、电解质低于正常值、贫血、胃酸过少、免疫活性细胞数量不足、白细胞低于正常值等状况，均属于阴不足。需要强调的是肿瘤阴虚证虽有五脏偏颇，但均合并有真阴不足，临床表现如下。

1）肺阴虚：肺阴不足，虚热内生，以干咳，或痰少而黏，或痰中带血，口燥咽干，或音哑，潮热颧红，五心烦热，或有盗汗，大便干，小便少，舌红少津，脉细数等为常见证候。辨证要点为干咳无痰或痰少而黏，甚或痰中带血。

2）肝阴虚：以面部烘热，胁肋隐痛，失眠多梦，五心烦热，潮热盗汗，两目干涩，口咽干燥，舌红少津，脉细数为主。辨证要点为五心烦热，潮热盗汗，两目干涩。

3）肾阴虚：以腰膝酸软而痛，五心烦热，眩晕耳鸣或耳聋，口燥咽干，潮热盗汗，或骨蒸发热，形体消瘦，失眠健忘，齿松发脱，遗精早泄，经少或闭经，舌红少津，少苔或无苔，脉细数等为常见证候。辨证要点为腰膝酸软，五心烦热。

4）胃阴虚：以口燥咽干，饥不欲食，胃脘隐隐灼热，胃脘隐痛、嘈杂，脘痞不舒，干呕呃逆，大便干结，舌红少津，脉细数为主。辨证要点为口燥咽干，饥不欲食，胃脘灼热隐痛。

5）血虚：以面色淡白或萎黄，头晕眼花，心悸，失眠，手足麻木，月经延期、量少色淡或闭经，舌淡脉细为主。辨证要点为面色淡白或萎黄，心悸，头晕。

肿瘤阴虚证的产生实因癌毒的病理性质属阳。因为癌细胞自产生之日起就表现为过度异常增生、易于扩散的特征，每多耗伤阴津精血，这均属于阳的躁动、活跃特征，可概括为“动”和“耗”，实质包括以下几点。

释放“毒素”：有些肿瘤具有内分泌腺的特点，能够释放多种激素，造成各种副癌综合征，如甲状旁腺癌能分泌甲状旁腺激素，导致血液中游离钙离子增加，骨质疏松；某些肺癌能分泌性激素造成男性乳房发育，分泌肾上腺皮质激素造成皮质醇增多症等；而肾脏的一些恶性肿瘤能释放促红细胞生成素，导致血液中的红细胞增多、血液黏稠度增加等；肿瘤快速生长导致自身不断坏死，坏死组织释放许多毒素可引起人体的中毒症状，如高热、肝肾功能损害等。

浸润和转移扩散：恶性肿瘤不是局限在某处的静止肿块，而是在不断地侵袭周围组织，导致周围正常组织器官的功能损伤。恶性肿瘤可以通过血液和淋巴液转移到别的部位，形成转移瘤。

耗伤阴津精血：恶性肿瘤并非单纯的气滞、血瘀、痰凝，而是在不断地争夺人体的营养，无限地耗伤人体的正气，且肿瘤越到晚期，消耗越重，最终导致瘤体无限扩张，正气逐渐消亡。从某种意义上来说，恶性肿瘤如同宇宙的黑洞，其自身质量密度巨大无比，却仍在不断吸取其他的物质和能量。

一般来讲，“动”和“耗”两个特点表现得越明显，肿瘤的恶性程度就越高，局部病灶就越大，分期就越晚。

古今文献中多有恶性肿瘤发生是由阴精津血亏损或火毒蕴结所致的论述。宋代《卫济宝书》明确指出："癌从疾初发，却无头绪，只是内热病。"清代何梦瑶《医碥》指出食管癌的病因："酒客多噎嗝，饮热酒者尤多，以热伤津液，咽管干涩，食不得入也。"同时代医家喻嘉言《医门法律》亦云："滚酒从喉而入，日将上脘烧灼，渐有腐熟之象……此所以多成膈症也。"清代高秉钧《疡科心得集》认为肾岩（阴茎癌）是其人肝肾素亏，或又郁虑忧思，相火内灼，阴精消涸，火邪郁结所为。清代吴谦《医宗金鉴》称舌疳（舌癌）为心脾毒火所致，并指出失荣证（恶性淋巴瘤等恶性肿瘤）由忧思、恚怒、气郁、血逆与火凝结而成。清代易方《喉科种福》云喉疳（喉癌）由肾液大亏，相火炎上，消灼肺金，熏炼咽喉而成；而《咽喉脉证通论》则认为是由热毒积于心脾二经，上蒸于喉所致，虽然观点不尽一致，但均认为其性属火热。《外科正宗》认为茧唇（唇癌）的成因乃"因食煎炒，过餐炙煿，又兼思虑暴急，痰随火行，留注于唇"。《诸病源候论》在论述黑痣（黑色素瘤）时指出其病因是血气虚损。从以上论述可以看出，古人已经观察到肿瘤的发生与阴精（血）不足、火（热）毒内蕴有着密切关系。

因先天之精藏于肾，为脏腑阴阳之根，诸脏之阳全赖肾阳以温之，诸脏之阴全赖肾阴以濡之，因此，肾精的异常会显现于五脏；肾精化生元气，流布脏腑而成脏腑经络之气，如所化元气异常也会从全身脏腑表现出来；另外，肾中精气的异常，使遗传物质发生改变，导致脏腑脉络异常或脉络邻近组织结构异常，抑或产生了气血津液积蓄的结构基础，均会影响全身状态，而以"其性善行"表现出来。因此，癌毒易于扩散，实因肾精异常而致元气异常，异常的元气流布周身脏腑组织，使得构成脏腑组织的物质异常。而从现代医学角度来看，可流动的DNA载体不是固定于某一处的细胞，而是可流动的并可进一步分化与增殖的细胞，这类细胞只有干细胞，因此，从形质上来说，元气的构成一部分可能就是以干细胞或前体细胞为载体，而异常的元气一部分可能就是以变异后的干细胞或前体细胞为载体。

（2）气（阳）虚：功能不足。当患者出现一身之气不足及心系、脾系、肝系、肾系、肺系等脏器功能低下时，表现为推动和调控能力低下、固摄能力减退、防御能力下降的征象，如少气乏力、自汗、易感冒、失眠、便秘（干）、气喘、语声低微、心悸、食欲缺乏、头晕等症状时，应判断为气虚。阳虚是气虚之极，温煦、推动能力不足，阳不制阴，在气虚的基础上出现畏寒、水肿时，就应判断为阳的不足。以脏腑言，肿瘤患者最常见之阳虚体现在肺气虚、脾气（阳）虚、肾气（阳）虚、心气（阳）虚，也往往相兼并见，如肺脾气虚、肺肾气虚、脾肾阳虚、心脾气虚等。从现代医学角度来看，免疫活性细胞功能不足、心功能不足（或衰竭）、肝功能异常、肾功能异常、肺活量不足、造血功能低下、精神异常等状况，均属气（阳）虚的状态。需要强调的是，肿瘤阳虚证虽有五脏偏颇，但均合并有真阳不足，临床表现如下。

1）肺气虚：以咳喘气短，咳声低微，易患感冒，久咳不愈，自汗恶风，神疲乏力，少气懒言，舌淡脉弱为主。辨证要点为气短咳喘，汗出恶风，易感冒。

2）脾气（阳）虚：脾气虚以食少纳呆，体倦乏力，食后腹胀，大便异常（溏、先硬后溏、时溏时硬），神疲懒言，口淡不渴，腹痛绵绵，恶心呕吐，脘闷，肠鸣，面色萎黄，水肿，排便无力，舌淡、胖或有齿痕，苔薄白，脉细弱为主。辨证要点为食少，腹胀（食后尤甚），大便溏泄，神疲体倦。

脾阳虚是脾气虚进一步发展的结果，脾气虚证失治误治，气虚严重，累及于阳，即可形成脾阳虚证，表现为脘腹疼痛，喜温喜按，畏寒肢冷，喜热饮，大便清稀，倦怠神疲，纳食减少，或泛吐清涎，或水肿，或女性白带量多而清稀，舌淡胖或有齿痕，苔白滑，脉沉弱。辨证要点为畏寒肢冷、脘腹冷痛、大便稀溏等。

3）肾气（阳）虚：肾气虚弱，功能减退，封藏、固摄、气化功能失职，主要症状为倦怠乏力，双腿发沉，面色㿠白，小便频多，遗精早泄，舌苔淡白，脉细弱等。辨证要点为夜尿频多，小便不畅，双腿发沉。

肾阳虚以腰膝酸软，性欲减退，畏寒肢冷，精神萎靡，夜尿频多，下肢水肿，动则气促，发槁齿摇，舌淡苔白，脉沉迟、尺无力为主。可兼见大便久泄不止，完谷不化，五更泄泻，或水肿、腹部胀满，或心悸、咳喘等症。辨证要点为腰膝酸软，畏寒肢冷，水肿等。

4）心气（阳）虚：心气虚以心悸气短、动后加重，神疲乏力，自汗，面白舌淡，脉虚等为常见的证候，辨证要点为心悸气短、动则加重，自汗。心阳虚病机为心之阳气不足，虚寒内生，胸阳不振。临床以胸闷胸痛，心悸冷汗，恶寒肢冷，面色苍白，口唇青紫为主要表现。辨证要点为心胸憋闷，心悸冷汗。

现代医学认为，恶性肿瘤气虚证患者由于各免疫细胞功能和内分泌激素水平发生异常导致机体免疫功能紊乱和内分泌失调而表现出各种相应的临床症状，是疾病进展中某段时期病理变化的综合反映，是多种因素共同作用的结果，涉及多个系统的病变，尤与免疫、内分泌系统有不可分割的关系。恶性肿瘤患者的中医气虚证与细胞免疫功能和内分泌激素水平具有一定的相关性，恶性肿瘤气虚证患者免疫调节异常和内分泌激素水平紊乱主要表现为以 $CD3^+$、$CD4^+$、$CD8^+T$ 和 NK 细胞为主的细胞免疫功能低下，以及促肾上腺皮质激素和皮质醇水平的升高。

有研究提示当宿主的免疫功能低下或受抑制时，肿瘤发病率增高，而在肿瘤进行性生长时，肿瘤患者的免疫功能受到抑制，两者互为因果，双方各因素的消长对肿瘤的发展起着重要作用。机体抗肿瘤免疫的效应机制包括细胞免疫和体液免疫两个方面，细胞免疫是抗肿瘤免疫的主力，在细胞免疫机制中起主要作用的效应细胞为 T 细胞、NK 细胞和巨噬细胞。目前认为：$CD3^+$ 是成熟 T 细胞表面的共同标志；$CD4^+$ 为辅助免疫作用的 T 细胞，具有激发和增强细胞活性的作用；$CD8^+$ 为抑制性 T 细胞，有利于肿瘤的生长，促进肿瘤的形成、扩展和转移；$CD4^+/CD8^+$ 比值反映了机体细胞免疫功能状态是否稳定，比值降低代表细胞免疫功能降低；NK 细胞具有广泛的抗肿瘤作用，能杀伤同系同种及异种的肿瘤细胞，其承担了先天免疫任务，成为免疫监视第一道防线。故检测恶性肿瘤患者外周血 T 细胞亚群及 NK 细胞活性对于判断其免疫功能有一定价值，同时对于监视肿瘤复发、提高疗效和估计预后均有一定的临床意义。

促肾上腺皮质激素和皮质醇在下丘脑 - 垂体 - 肾上腺轴的功能调节中起重要的作用。肾上腺分泌过高的皮质醇可抑制下丘脑促肾上腺皮质激素释放激素和促肾上腺皮质激素的分泌，使肾上腺皮质激素降低，有研究表明气虚证较正常对照组促肾上腺皮质激素和皮质醇含量显著升高。因此，恶性肿瘤气虚证患者免疫调节异常和内分泌激素水平紊乱主要表现为以 $CD3^+$、$CD4^+$、$CD8^+T$ 和 NK 细胞为主的细胞免疫功能低下，以及促肾上腺皮质激素和皮质醇水平的升高。

二、痰

中医认为痰是由水液内停凝聚形成的病理性产物，其质黏稠。痰浊停阻于脏器组织之间，或见于某些局部，或流窜于全身而表现的证候，是为痰证。它具有皮里膜外，全身上下，无处不到的特点。若脏腑功能障碍，升降出入失常，气血失和，气滞血瘀，痰气交搏，痰瘀互结，络脉不畅，肿块内生，肿瘤即成。朱丹溪曾经指出“人身上、中、下，有块者多是痰，痰之为物，随气升降，无处不到。痰浊滞胃，痰瘀互结，肿块内生，阻隔胃气，发生胃积，则恶心呕吐食物、瘀血；痰滞食道，痰瘀交搏，津血枯槁，肿块内生，膈道不能，发生噎嗝，则水饮不能下咽，呕吐清涎及食物；痰注于肠，痰毒互结，气滞血瘀，发生脏毒，则腹痛肿块不移，下利脓血。”从上述可知痰浊与瘀血在肿瘤的发病及病机变化过程中，确为不可忽视的重要因素。

痰是一种黏稠的病理物质，是津液代谢异常的产物，具有重浊黏滞、流注不定、随气升降、无处不到、易行、易聚、多变等特性，又是重要的二次病因，易夹火、夹瘀、成毒，具有恶性表现，病理变化复杂，是多种疑难疾病的重要病机。中医有关肿瘤与痰的认识已有两千多年的历史，自《内经》就有了“寒气上入于肠胃……则肠外之汁沫迫聚不得散，日以成积”的记载，而其中“汁沫”正是“痰”。明代李中梓《医宗必读·反胃噎塞》说：“大抵气血亏损，复因悲思忧恚，则脾胃受伤，血液渐耗，郁气生痰，痰则塞而不通，气则上而不下，妨碍道路，饮食难进，噎塞所由成也。”高秉钧的《疡科心得集》中曾谓“癌瘤者，非阴阳正气所结肿，乃五脏瘀血，浊气痰滞而成”，指出痰浊凝结为肿瘤形成的重要原因。《外科正宗·瘿瘤论》则指出肿瘤的病因病理为“又一种粉瘤……全是痰气凝结而成”，说明瘀阻于脏腑经络中的痰可影响气机的升降，导致气塞不通，血壅不流，痰浊凝结，日久成块。元代朱震亨《丹溪心法》中云："诸病皆由痰而生……凡人身上、中、下有块者，多是痰。"对于痰与肿瘤的关系做了精辟的总结，其在《局方发挥》中说"自气成积，自积成痰，痰挟瘀血，遂成窠囊"。《医碥》云："积者，有形之邪，或食，或痰，或血，积滞成块。"均认为痰是引起肿瘤发生、发展的重要因素。

痰的概念：痰，古作"澹"或"淡"，指水一类可以"淡荡流动"的物质，泛指痰浊之邪滞留于体内的病证，包含较广。特指由于机体功能不足导致摄入食物消化吸收不良或体内代谢产物不能及时排出而出现的一系列证候。痰首先是病理产物，然后才成为致病因素，导致脏腑功能失调，再继发各种复杂的病理变化。所有津液输布、运化失常的病理产物都属于广义"痰"的范畴，既包括有形之痰，也包括无形之痰，同时唐宗海在《血证论》中指出："血积既久，亦能化为痰水。"故瘀血、痰水可相互胶结为害，化为有形之邪。

湿、水、饮、痰同源异名，均是广义痰证的具体表现，临床中往往相互转化、兼并。

湿无明显形质可见；湿邪如雾，弥漫性大；湿为阴邪，重浊黏滞，易伤阳气；湿性趋下，以肢体闷重酸困，头重如裹，分泌物、排泄物量多黏浊，病程缠绵为主要表现。

水质清稀为液态，流动性大，趋下、趋表，以头面、四肢、全身水肿，少尿为主症。

饮是一种较水浊而较痰稀的液态病理产物，常停聚于某些腔隙及胃肠，有一定流动性，常形成积液停饮。

痰的质地稠浊而黏，流动性小，随气升降，内而经络脏腑，外至皮肉筋骨，无处不到，变化多端。

痰的致病特点：怪病多痰，百病皆由痰生，致病广泛，变化多端；阻滞气血，痰气血交阻，则可形成瘿瘤、痰核、瘰疬、阴疽、流注、梅核气或乳房结块等有形之邪；气血运行不畅，出现麻木、疼痛。故《丹溪心法》说："凡人身上、中、下有块者，多是痰。"病势缠绵，久病多痰。

诊断要点：胖人多痰，体内肿块、体表结节（痰核）、多痰、水肿、便秘、体腔积液、分泌物增多等，应判断为痰证，舌苔应为腻苔、滑苔。因此，带瘤的患者，若体质偏胖、舌质不暗不瘀，又无明显的疼痛、色素沉着等瘀象，则诊治应从痰证入手。痰证从脏腑论，与肺、脾、肾关系最为密切，治法以软、散、温、清、消为君，健脾、温肾为臣，和血调营为佐，理气疏导为使。

痰可归结为津液输布受阻，结聚于局部的病理产物，而输布障碍不仅是脏腑功能的衰弱，即脏腑之气的不足，还可能包含着脏腑经络组织的结构异常改变，即所谓的气机不利。造成这种后果的原因在于肾元之变。另外，从现代研究来看，痰浊既是促进肿瘤发生的物质基础，又是体内肿瘤细胞生长、侵袭、转移的重要环境基础。痰浊是津液代谢异常的病理产物，现代研究发现，与肿瘤微环境类似，痰浊亦与细胞间质内多种成分的异常改变有关。肿瘤细胞可刺激细胞间质产生溶酶体酶、组织蛋白酶、水解酶等物质，对机体造成危害，而这些酶在功能上皆可被归入痰浊范畴。痰证的病理机制是体内黏液类物质，包括由呼吸道、消化道等组织中的黏液上皮细胞、黏液腺分泌的黏液，以及分布于全身各器官组织细胞表面、细胞间质内的蛋白聚糖类等生成增多。在多种肿瘤灶中，细胞间质中这类物质的增多与肿瘤细胞的黏附、降解、移动密切相关。药理实验也发现，化痰类中药可通过调节多种肿瘤细胞黏附分子的表达水平抑制肿瘤向基质侵袭，影响肿瘤细胞的迁移和运动能力，发挥抗肿瘤转移的作用。中医理论认为，脾是体内生痰之源，生理情况下脾是人体气血生化之源，而在病理情况下，任何影响脾胃功能的因素均可导致脾失运化，继而滋生痰湿。从细胞层次看，线粒体提供细胞生命活动不可或缺的能量，因此有学者认为线粒体是中医之脾，广州中医药大学刘友章教授通过对脾虚证患者胃黏膜细胞线粒体进行电子显微镜观察发现，脾虚会导致患者胃黏膜壁细胞线粒体数目减少、超微结构受损和能量代谢障碍，并提出了中医脾－线粒体相关理论。因此，细胞线粒体的功能和结构完整与中医脾的功能正常存在明显的相关性。肿瘤细胞内线粒体数量减少和功能失常，削弱了肿瘤细胞正常呼吸功能，并释放高水平的活性氧簇，诱导细胞核基因组（如癌基因和抑癌基因）的突变，导致细胞能量代谢异常，是肿瘤细胞产生异常微环境的重要机制。因此，肿瘤细胞线粒体功能异常引起的肿瘤微环境改变亦可从中医脾的运化功能失常导致痰浊内生的角度来探讨。

肿瘤细胞微环境病理变化的物质基础与中医所指痰浊密不可分，并且肿瘤细胞微环境的改变可进一步影响人体内环境，导致局部病灶周围血管、淋巴管的生长紊乱，水钠潴留，毛细血管通透性增高，滤过压增高，血浆胶体渗透压降低，静脉回流和淋巴回流受阻，出现痰证的表现并引起痰瘀互结，加重肿瘤的病情进展和复杂化。

三、瘀

瘀指体内运行迟缓或运行不畅，停滞于经脉或脏腑组织内的血液，以及体内瘀积的离经之血。由瘀血内阻而产生的证候为血瘀证。

（一）瘀的病机——气血关系失调

正气亏虚，《张氏医通》谓："盖气与血，两相维附，气不得血，则散而无统；血不得气，则凝而不流。"说明血液的运行赖于气的推动；而气亦需血的滋养、载运方不致耗散亏损。由于肿瘤消耗、多程放化疗损伤，久病失养，年老体衰，营养不良，引起元气不足，使气统血的功能减弱，导致气虚乏力、无以统血、气不行血、血滞留瘀。而血瘀形成后，停留体内，有形之物阻滞经络，使血对气之载运、滋养作用发生障碍，使五脏六腑赖以相互依存、相互联系的气机无法正常传递，气虚、气滞进一步加重血瘀形成，形成一个恶性循环，其证候一旦形成，则气虚、气滞是其本，血瘀为其标，二者互为因果，构成本虚标实、虚实夹杂的病理特点。这也可能是肿瘤患者病情进展、治疗困难的重要原因之一。

（二）"血"本身病变

每个人体质不同：有人素体阳虚寒凝，血脉凝滞；有人素体阳盛血热，煎熬阴血，血液浓缩黏滞，日久均可形成瘀血。尤其肺癌患者，因长期吸烟、毒热耗灼阴血，加以肺气不宣、肺不布津、阴血暗耗、瘀血内生、口干明显，所以除活血化瘀外，可重用北沙参、麦冬、五味子等滋养阴液、增水行舟，起到扩容的作用，阴血充盛后，活血化瘀效果更佳。

“瘤，即留而不去”，血流不畅、血液瘀滞最终成为“留而不去”的病理产物。从正常细胞发生癌变到发展为肿瘤，发病过程漫长，有的需要几年，有的甚至需要几十年，病因作用的时间较长，从久病入络的观点分析，肿瘤患者均存在不同程度的血瘀表现。作为有形之物，肿瘤压迫、阻滞脉络，使气血运行不畅，加重了血瘀的症状；肿瘤发生转移的晚期患者多有疼痛，从不通则痛的观点分析，患者疼痛与血瘀证存在密切联系。有学者对不同癌种患者肿瘤的形成、复发、转移各阶段的血液流变学指标进行了分析，结果表明肿瘤患者普遍存在高凝状态。长期的中西医结合抗肿瘤研究对血瘀证的病理机制进行了探索，发现血瘀证患者血液流变学及全血黏度、血浆黏度、纤维蛋白原等指标显著高于非血瘀证患者，提示血液高凝是血瘀证重要的病理基础。以上研究提示血瘀证与肿瘤发生、发展、复发及转移的血液高凝状态存在密切联系。

（三）有形实邪阻滞形成瘀

长期湿热、痰浊、砂石、离经之血阻滞经络，导致血运不畅，形成瘀血。

肿瘤患者血瘀证的特点：第一是兼夹证多，夹虚、夹热、夹痰、夹寒、夹湿、夹饮；第二是变证多，可有出血、发热、精神神志异常、上腔静脉综合征、血栓形成等；第三是肿瘤患者血瘀必夹“毒”，而不是单纯血瘀证，应用清热解毒、温经通脉排毒可以减轻瘀血症状；第四是肿瘤患者血瘀证因虚致瘀，因瘀而虚，缠绵难愈，病情反复；第五是肿瘤患者血瘀证轻重和患者精神情志密切相关，情绪悲观不利于血瘀证的改善。

另外，瘀血既是机体病理产物，又是致病因素，同时可能是机体对自身失调状态的一种保护，所以活血化瘀并不是治疗的根本，一定要兼以控制癌毒扩散、减少毒量。

临床表现：体内肿块，疼痛，唇舌爪甲皮肤发黑，色素沉着，手脚麻木，舌质紫暗或有瘀点、瘀斑、瘀条，舌下脉络粗张。

寒凝经脉者可见肢体关节、胸腹疼痛，痛有定处，畏寒，皮色皖白，触之不温，遇寒则痛，得热痛减，手足拘急，四肢厥冷，舌淡暗苔白，脉弦紧。

毒热瘀阻除局部可见红肿热痛外，可伴有发热、声粗、胸闷如窒、痰稠色黄、大便干结等全身热象，舌暗红，苔黄腻，脉弦数或滑数。

气虚血瘀者则见头晕目眩、气短懒言、神疲乏力，甚则心悸自汗、纳呆便溏等气虚症状，疼痛痛处固定不移，夜间或劳累后加剧，经久不愈，可触及包块，舌质淡、紫暗或有瘀斑，或舌底青筋暴露。

气滞血瘀者可见胸胁胀闷，走窜疼痛，急躁易怒，胁下痞块，刺痛拒按，女性可见月经闭止或痛经、经色紫暗有块、舌质紫暗或见瘀斑、脉涩。

肿瘤的形成是正气先虚，然后客邪留滞引起一系列病变的结果。正气不足是肿瘤发生的内在根本原因；而肿瘤在形成过程中消耗了大量机体组织赖以荣养的气、血、津液，从而引起正气的进一步损伤；现代肿瘤治疗中的手术损伤气血、放疗耗灼津气、化疗损伤脾胃肝肾之气，这些也是导致肿瘤患者正气不足的重要原因。作为有形之物，肿瘤压迫、阻滞脉络，使气血运行不畅，加重了血瘀症状。正气内虚可导致瘀血内存，瘀血又进一步损伤机体的正气，两者相互作用而形成一个恶性循环，所以肿瘤患者血瘀证以气虚血瘀多见。

诊断要点：体内肿块、疼痛，舌暗或有瘀点、瘀斑、瘀条，指甲色素沉着。中医认为瘤体构成的主要物质为痰和瘀，因此，带瘤患者若瘀象明显，诊治应从瘀入手。

四、毒

癌毒是近年来提出的肿瘤病因病机新概念。癌毒理论的提出是现代中医学者在长期临床辨治恶性肿瘤疾病的实践中，经长期思考、重新认识和探索的结果，是现代中医学者寻求到能够更贴切阐释和概括恶性肿瘤类疾病的因、机、证、治的中医学术语，也是中西医结合过程中对肿瘤类疾病新认知下的产物。癌毒理论仍在完善，同时受传统惯性思维的影响及现有中医、中西医理论的束缚，其在临床上的运用仍有局限。

在中医病因学理论中，毒的含义极为广泛，《内经》中毒邪概念是指具有强烈致病作用、对人体毒害极深的邪气；《诸病源候论》则发展了蛊毒、药毒、饮食中毒、蛇兽毒、杂毒的证候；近代温病则完善了温热疠气疫毒致病理论；王永炎院士认为邪气亢盛，败坏形体即转化为毒。凡此种种，毒多指外来毒邪致病，亢极蕴结，起病急骤，来势凶猛，损伤脏腑，变化多端。同时毒邪还具有火热性、从化性、病变广泛性、兼夹性、病情复杂多变性等特点。癌毒有其特殊含义。

癌毒是导致肿瘤发生和发展的具有特异性致癌作用的毒邪致病因素，是促进肿瘤发生、发展、变化、流注的异常动力。肿瘤为病，是正虚与癌毒共同作用的结果。正虚是导致肿瘤产生的病理基础；癌毒是导致肿瘤产生的必要条件，是对中医肿瘤病因病机理论的进一步发展。肿瘤形成过程中，癌毒内生是始动因子，痰浊、气滞、血瘀是病理产物，正虚是病理基础。机体正气虚弱，在内、外邪共同作用下，肾精变异化生癌毒，癌毒产生后，作用于人体最虚损之处，所谓“邪客极虚之地”。癌毒既可耗伤人体正气，又可导致脏腑、经络功能失调，诱生痰浊、瘀血、湿浊等多种病理产物。癌毒吸引痰浊、瘀血、水饮等病理产物并胶结在一起，毒力由弱变强，最终因虚致实，产生肿瘤。癌毒肆虐，表现出暴戾的特性，狂夺精微以自养，大量耗伤精、气血、津液，使瘤体不断长大，机体正气衰弱，终至气血耗败、阴阳离决。癌毒四处转移扩散，毒邪随经络、血脉流注到五脏六腑，阻滞经络气血，产生痰浊瘀血，恶性循环，转移至全身。

（一）癌毒痰瘀模型

清代高秉钧《疡科心得集》载：“癌瘤者，非阴阳正气所结肿，乃五脏瘀血浊气痰滞而成。”癌毒与痰瘀一阳一阴，二者的相互作用是导致恶性肿瘤不断扩大并发生侵袭和转移的关键。癌毒位于恶性肿瘤的中心，其功能特点可以用“燚”来表示，其性为异常的邪火。《素问·阴阳应象大论》曰“壮火食气”，癌毒能够不断掠夺人体阳气，造成人体阳气亏虚。《素问·阴阳应象大论》曰“阳化气，阴成形”，若阴平阳秘，则人体处于正常运转的状态；若阳气亏虚，则阳不能制其阴，“阳化气”不足，不能温煦，造成“阴成形”太过，痰浊、瘀血等有形之邪始生。癌毒所在之处，火邪灼津炼液而生痰，耗血动血、灼伤脉络而生瘀血，导致痰瘀互结。此外，火邪会导致气机闭阻，升降失序，如刘完素《素问玄机原病式・热类》所云：“如火炼物，热极相合，而不能相离，故热郁则闭塞而不通畅也。”局部气机壅塞，则痰浊、瘀血更易汇集、停聚于此。痰瘀的累积进一步加重了气机的壅滞，气郁而化火，助长癌毒亢盛的火势。癌毒和痰瘀二者形成恶性循环，以癌毒为中心，产生“向心力”，不断吸引痰瘀向中心汇集，使肿瘤不断扩大，如肿瘤细胞诱导周围血管生成的过程，其为“中心癌毒吸引痰瘀”的模型构建提供了一定参考。

由于“燚”的功能特点，癌毒有不断向外扩散的趋势，而痰瘀可以作为癌毒发生扩散、流注的物质载体。清代沈金鳌《杂病源流犀烛》谓：“痰饮……而其为物，流动不测，故其为害，上至巅顶，下至涌泉，随气升降，周身内外皆到，五脏六腑俱有。”痰浊本身具有随气升降、无所不至的特征，这增强了癌毒扩散的能力；而瘀血则可以壅塞脉道，损伤血脉，从而导致癌毒深入营血，并发生流注转移。

中心癌毒吸引痰瘀形成的恶性肿瘤模型可以类比物理学中的黑洞效应，黑洞具有极大的质量和密度，能产生巨大引力，能够不断吞噬周围的物质和能量使其成为自身的一部分，并产生更大的引力，且具有复制和自我强化的能力。癌毒则可以不断掠夺自身阳气，并吸引痰浊、瘀血等病理产物，从而导致异常的邪火不断增强，使恶性肿瘤不断扩大。

（二）对癌毒认识的渐进过程

第一阶段：初期只是把它简单地放入了中医病因领域，认为“毒”是由六淫、戾气等外邪侵袭机体所致，后来纳入了中医外感、饮食不节、情志失调、禀赋不足、久病体虚等中医传统病因，之后又与现代医学相结合，将含义扩充到病毒感染、烟草、油烟的污染毒素、职业环境中的化学毒素及生活环境中的空气、水、土壤的污染毒素、酒饮食物中的各种毒素等。但单纯对因治疗虽收获颇丰，提高了患者的生活质量，延长了患者的生存期，但并未能从根本上解决问题，如实体瘤明显的缩小或消失、肿瘤发生与复发的预防，甚至在健康宣传教育中对中医病因病机和治疗的阐释也晦涩难懂。

第二阶段：基于此，各医家不得不重新对中医肿瘤的发生和进程进行探索，在原有癌毒认识的基础上，从病因学转向与病理过程相结合，发现痰、湿、瘀血等病理产物久积体内，使经络、脏腑气机受阻，会郁而生毒，热由毒生。如《灵枢·百病始生》在论述积聚时说："肠胃之络伤则血溢于肠外，肠外有寒汁沫与血相搏，则并合凝聚不得散，而积成矣。"其中的寒汁沫即痰湿，说明痰瘀阻滞，日久可以化生肿瘤。同时发现，肿瘤患者大多会有脾肾两虚表现，因此提出肿瘤为病乃正虚与癌毒互相作用的结果。正虚是导致肿瘤产生的病理基础，癌毒是导致肿瘤产生的必要条件。癌毒就其定义而言指的是在正气亏虚的基础上，内外各种因素共同作用导致的一种强烈的特异性毒邪（致病因子）。癌毒具有易伤正气、其性沉伏、其性善行、易与痰瘀凝结的特性，这是因为其不同于一般的外感六淫邪气，也不同于一般的内生邪气，而是一类特殊的毒邪，其性更暴烈顽固，更加沉滞不化，病变深在，易与痰瘀互结，缠绵难愈，具有易于耗伤正气、易于随气血流窜他处等特性。

第三阶段：把癌毒定义为痰、湿、瘀血等病理产物酝酿而成或内外各种因素共同作用而致的一种强烈的特异性毒邪，这仍是局限于中医传统论述范畴，使其难以理解，难以满足中医科研和教学发展需求。因此，需要在概念陈述上更符合实际。结合癌毒所表现出的易反复、易走窜、暴烈、易耗、易动等特性，以及一出现即与脾肾两虚相结合的特点，从中西医两个方面思考并结合现代分子生物学和细胞生物学研究成果，认为癌毒作为贯穿肿瘤疾病始终的病理因素，其发生来源可能为肾，是在内外因双重作用下形成的一个具有自身复杂性和特殊性的病理过程，其中内因为根本，外因为条件。外因是外邪和毒素侵袭机体；内因在于肾中精气的不足和异常，元气亏虚和功能不足，使遗传物质发生改变，成为癌毒发生的始动因素。其结果导致的脏腑脉络异常或脉络邻近组织结构异常，成了气血津液积蓄的结构基础，从而正虚、痰凝、湿聚、血瘀四象胶着，日久化生肿瘤。其实质是一个病理过程，而不是一个简单的病因或病理因素，其中还包含着对肿瘤生长发展的速度、范围及肿瘤对生命威胁程度的概括，如毒力和毒量。

毒力是指肿瘤复发转移的速度，肿瘤生长或其转移的部位对生命的威胁程度，肿瘤本身及肿瘤标志物的增长速度。毒量可从肿瘤标志物的绝对值、肿瘤体积、肿瘤范围体现出来。

诊断要点：癌毒的临床表现依据不同癌肿体现在毒力和毒量上。以肿瘤分化、恶性程度、肿物及其标志物增长速度、肿瘤生长部位对生命的威胁程度来判断毒力，即分化越差，恶性程度越高，肿物及标志物增长速度越快，生长在脑、脊髓、大血管等重要部位，则毒力越强。以肿瘤大小、侵及范围、肿瘤标志物绝对值、PET/CT 结果来判断毒量，肿瘤越大、个数越多、侵及脏腑器官越多、肿瘤标志物越高，毒量越大。

另外，癌毒的阴阳属性一直是肿瘤学界关注和争议的焦点。诸多医家对癌毒的阴阳属性认识不同，大致分 3 种观点：一种认为癌毒为阴毒；一种认为癌毒为阳毒；也有学者认为癌毒体阴而用阳，同时具有阴阳两种属性。

认为癌毒属阴毒的原因，笔者总结了三点。一是来源于古代文献描述，如《灵枢·百病始生》指出："积之始生，得寒乃生。"《难经·五十五难》也指出："积者，阴气也。"从历代医家对"积聚""乳岩""肾岩"的相关记载也不难看出，他们均认为肿瘤瘤体为可见、可触及之物。《内经》曰："阳化气，阴成形。"张景岳注："阳动而散，故化气，阴静而凝，故成形"。二是癌毒潜伏隐匿，黏滞不化，早期不易觉察，且深藏体内，具有阴的属性。三是根据"阳化气，阴成形"的理论，局部或整体处于"阳化气"不足的状态才有可能形成肿瘤，换言之，癌毒的生长环境是处于阳气虚损的状态，许多患者整体或局部表现为阳虚的证候，阴寒之象明显。笔者认为，首先，从古代文献记载肿瘤实体属阴就判断癌毒属阴是值得商榷的，原因在于癌毒和肿瘤的概念并不等同，癌毒是肿瘤发生、发展中一系列病理过程的高度概括，既是病因又是病理产物。其次，癌毒在体内不论隐藏多深，并不是静止、凝固、不发展的，而是时刻处于无控制的生长中，时刻在侵袭、扩散，只是觉察不到而已。最后，阳气虚损的状态确实是癌毒生长的环境，阳气虚损则机体温化推动作用减弱、阳气不足无力行血而成瘀，津液停滞不化而生痰、生湿，瘀血、痰湿均与内生癌毒胶结，癌毒不断发展，致使肿瘤形成。现代研究也表明，体质与肿瘤的发病率存在相关性，四种中医体质偏颇严重的人群肿瘤发病率比较高，包括气郁体质、血瘀体质、阳虚体质、痰湿体质，也佐证了阳气虚损不足更易于肿瘤的产生。但是，据此认为癌毒为阴毒，其实是把癌毒与癌毒生长的环境混为一谈，忽略了癌毒自身的本质特征，即猛烈、善行、易侵袭流注、不受控制生长等，这些都是明显阳的属性。这种阴毒的概念其实描述了肿瘤整体与局部、病本与病标的关系。肿瘤所在局部癌毒为炽热阳性，其势煊赫，法当清热解毒或攻毒，同时整体阳气虚损，“阳化气”不及，法当温阳通络或温阳补气。标急，即肿瘤初起，生长迅速时，当以清解为主，辅以温通；标缓，即局部肿瘤得以有效抑制，正气严重不足之时，当以温补为主，辅以清解余毒。

有学者认为癌毒“体阴而用阳”。“体阴”多指瘤体属阴，阴寒凝滞而成积，且瘤体深伏，其根在里。“用阳”多指瘤体快速增大，发育旺盛，或局部炎症表现出阳热特性。但就癌毒而言，“体阴而用阳”的说法稍显模糊，雷同感强，未体现癌毒区别于其他病邪的特异性，其实是把肿瘤与促进肿瘤的动力混为一谈。笔者经过思考求证后提出，在肿瘤发病中起首发作用的癌毒病理性质属阳。因为癌细胞自产生之日起就表现为过度异常增生、易于扩散的特征，每多耗伤阴津精血，这均属于阳的躁动、活跃特征。癌毒为阳毒还有如下原因：①近年来实验研究发现，多种清热解毒类中草药有一定抑制肿瘤的作用，如苦参可诱导肿瘤细胞凋亡，通过细胞毒作用抑制细胞增殖，影响肿瘤基因表达、抗肿瘤新生血管生成，影响肿瘤信号传导通路等，白花蛇舌草、半枝莲、猫爪草、土茯苓、菝葜、龙葵、虎杖、蒲公英、野菊花、山豆根等都有抑制肿瘤生长的作用。②“壮火食气”，癌毒最易耗伤阴津精血。恶性肿瘤并非单纯的气滞、血瘀、痰凝，而是在不断地争夺人体的营养，无限地耗伤人体的正气。临床气阴两虚和阴虚患者多见，主要见有神疲乏力、口干、舌红、少津、消瘦等症状，伴随肿瘤的发展，精、血、津液持续耗竭，最终出现阴精枯竭的恶病质表现。《临床中医肿瘤学》中 34 种肿瘤的中医辨证分型显示，几乎所有的肿瘤都涉及阴虚或火热两者之中的一个方面，即癌毒为阳毒的佐证。有学者通过激光多普勒血流灌注成像观测到乳腺癌肺转移小鼠血液灌注量下降，且血小板计数增高，也反映了肿瘤进展过程中阴血被耗伤的病理变化。基于上述原因，在肿瘤治疗过程中应始终抓住癌毒这个核心，攻毒解毒兼以化痰、散结、祛瘀、通络、利湿等法，药物可选用白花蛇舌草、半枝莲、龙葵、山慈菇、夏枯草、法半夏、莪术、穿山甲、蜈蚣、全蝎、木鳖子、土鳖虫等；癌毒流注，多处转移，病至后期，正气大虚，应以扶正为主，兼以解毒。

综上所述，肿瘤为病，是正虚与癌毒共同作用的结果，正虚是肿瘤产生的病理基础，癌毒是肿瘤产生的必要条件。

在肿瘤的核心病机虚、痰、瘀、毒中，虚为本，癌毒为先，痰和瘀既是病机要素，又是病理产物。在四者之中，虚和毒占主导地位，痰瘀次之。特异性的病机是虚和毒，首先，不同类型的恶性肿瘤，其属性和发展特征不完全一样，有暴烈如狂、发展迅速的，表现为瘤体迅速增大，难以控制，转移出现时间很早，且易发生大范围转移；也有其性“慵懒”、缓慢发展的，表现为瘤体增大缓慢，不易发生大规模转移。对待不同性质的癌毒其治法及用药当有所不同，或强势攻毒，折其煊赫之势；或以清解为主，平缓克毒。另外，肿瘤发生部位不同，发展过程中侵及的脏腑经络不同，其虚的表现也是特异的：肺癌患者肺气多虚，肺阴肺阳耗伤，进而影响整体气血阴阳；乳腺癌多伴肝气不舒、肝血郁滞、冲任脉亏虚等证。所以在肿瘤的 4 个核心病机中，虚和毒是特异性的因素，而痰和瘀是在肿瘤发生、发展过程中所产生的，是非特异性因素，临床治疗中应客观认识不同病机的主次因果顺序，善于抓住主要矛盾，把握真正的核心病机，如笔者在临床实践及基础研究中均证实益气加活血疗效优于单纯活血化瘀，即良证。

第四节　虚、痰、瘀、毒的相互作用

一、虚与痰

虚与痰的相互作用主要表现在因虚生痰与因痰致虚两个方面。

（一）因虚生痰

中医理论中的痰包括有形之痰和无形之痰，有形之痰多指可见之痰，如从肺咳出之痰，恶性肿瘤胸腔积液、腹水都可以归于有形之痰的范畴；无形之痰，是指那些只见征象而不见其形质的痰。在恶性肿瘤发生、发展的过程中，痰是重要的病因和病理产物，其形成主要责之于肺、脾、肾三脏，且以脏腑阴阳亏虚生痰为主，而三脏中，脾为生痰之源，肺为储痰之器，肾为生痰之本。

1. 脾虚生痰

脾之五行属土，居中焦，为阴土，喜燥而恶湿，脾气散精主运化，为人体水液代谢之枢纽，脾功能失常，则水湿聚而成痰。《医宗必读》云："脾土虚弱，清者难升，浊者难降，留中滞膈，凝聚为痰。"脾虚生痰之证有二，一是气机不布，二是脾虚湿困。脾相当于全身气机的中央枢纽，负责着水谷的转输，若脾气受损，气机不布，则津液转输不利，升降失调，化成痰湿，正如《诸病源候论·虚劳痰饮候》所云："劳伤之人，脾胃虚弱，不能克消水浆，故为痰饮也。"脾喜燥而恶湿，可运化水湿，脾虚生湿，为湿所困，运化失司进一步加重，化生痰湿，故《丹溪心法》云："治痰法，实脾土，燥脾湿，是治其本也。"在恶性肿瘤患者中，脾虚证可见于恶性肿瘤发生、发展的各个阶段，但临床上又多见于手术及化疗后，尤其是腹部手术或使用具有消化道毒性的化疗药物可以直接损伤脾胃功能，故而治疗后临床表现为纳差、周身乏力、头晕、呕恶、舌苔厚腻等症状，治疗上当以健脾益气、化痰除湿为主。

2. 肺虚生痰

肺主一身之气，通调水道，通过其宣发肃降功能，使津液输布全身，故有"肺为水之上源"之称。肺的宣发肃降和通调水道功能，是保证"水津四布"的重要环节，若肺失肃降，治节无权，津液无以布散，则可聚而为痰。另外，若肺阴不足，阴虚火旺，均可煎熬津液为痰，且肺为五脏之华盖，五志之火皆能上炎而刑金。肺虚生痰可见于各种恶性肿瘤的不同阶段，癌毒在发生发展中不断耗损气血，导致全身气虚、阴虚等虚损，在肺则可表现为水津失布或炼液为痰，而临床上最常见于肺癌患者，此因肺癌患者在因虚生痰基础上合并有肿瘤阻塞气道而导致津液布散不能，后者可进一步加重虚证，使得临床症状尤为明显。

3. 肾虚生痰

肾之五行属水，属于坎卦，坎卦外阴而内阳，众阴之中有一点真阳存焉。肾虚生痰之证有二：一为真阴不足，阴火上升，水沸为痰；二为真阳衰微，气不归原，水泛为痰。肾中真阴不足，则蕴含于两阴之间的一点真阳亦不安于位，离位妄动，腾越而出，即成虚火上炎之势，阴虚火旺，虚火煎熬津液，炼液成痰，古人喻之为“犹龙火之出于海”。肾者主水，肾能摄水全赖肾中一点真阳为之主持。真阳衰微则不能化水行水，津液留着，积而不散，则痰生。另外，真阳衰微不能制水，则水液泛滥而生痰湿。在恶性肿瘤患者中，肾虚生痰多见于疾病中晚期，临床上多表现为恶病质，如形体消瘦、口干舌燥、咳吐黄痰甚至咯血等症状，却又见腹胀如鼓、水液留着胸腹腔等水泛症状，此乃癌毒耗竭肾中阴阳所致，治疗上当以温补肾阳为主，化气行水，使津液得以输布，待津液通调，可少佐滋水养阴之品，以“阴中求阳”，不应急于滋水生阴。

（二）因痰致虚

《景岳全书·痰饮》曰：“痰即人之津液，无非水谷之气所化，此痰亦既化之物，而非不化之属也。但化得其正，则形体强、营卫充。而痰涎本皆血气，若化失其正，则脏腑病，津液败，而血气即成痰涎。”痰可以导致脏腑亏虚，主要有以下几种方式：首先，痰湿留着水道，阻碍水谷之精布散，可以导致肺、脾、肾等脏腑失其濡养，无以为继，出现脏腑亏虚；其次，痰涎本皆气血，痰涎聚集一处，无以化生营血，导致整体亏虚，局部属实。临床上常见恶性肿瘤终末期患者，尽管通过静脉大量补液，但仍表现为全身阴液亏虚之症状，其主要原因之一在于输注的液体大量留注胸腹腔，形成胸腔积液、腹水等，无以充盈气血、发挥其该有的功能，成为“一潭死水”。

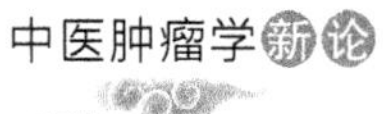

二、瘀与痰

“夫痰者，津液之异名”，指出痰是津液的异常转化。痰为人体津液输布障碍所生，其质稠浊而黏，可随气流窜全身，致病广泛，见症多端，因而有“百病多由痰作祟”“怪病多痰”之说。痰有如下特性：①痰流动性小而难以消散，常积聚于某些局部而形成圆滑包块；②痰易流注，随气升降，流传全身，内而五脏六腑，外而四肢百骸、肌肤腠理；③痰邪多变，与其他病性兼并，可形成很多证候，病证错综复杂；④痰为阴邪，黏腻难除，易兼他邪停滞于体内，使病势缠绵、病程较长。瘀是指血液运行不畅或瘀滞不通的病理状态，可以为全身性病变，亦可瘀阻于脏腑、经络、形体、官窍的某一局部，产生不同的临床表现。可由多种病因引起，又能继发新的病变，是癥瘕积聚的发病机制之一。痰、瘀既是病理产物，又是恶性肿瘤发生、发展过程中的重要促进因素，且二者关系密切。

痰属阴质之邪，其滑利之性易渗于血液中，可随血液流动，其胶黏之性可附着于脉管壁上，影响气血运行，成为“瘀”血的致病因子。由痰致瘀或为痰阻经络，血脉不畅，血滞成瘀；或由痰阻气机，气滞则血瘀。由瘀致痰多为瘀血阻滞经脉，影响水液代谢，水湿停聚变生痰饮。痰饮停滞日久，必致瘀血；瘀血一旦形成，反过来又会加重痰饮。痰、瘀形成恶性循环，二者胶结不解，成为病情进展的重要因素。朱丹溪谓“痰夹瘀血，遂成窠囊”“有形之物，非痰即瘀”，提示痰、瘀在肿瘤类疾病发展中的作用。痰包含现代医学中的痰液、胸腔积液、腹水、有形的肿瘤占位等。

痰、瘀既是脏腑功能失调后形成的病理产物，同时又能作为致病因素引起多种病证，且痰、瘀互相化生，相互促进。痰、瘀阻滞于脏腑经络中，结而成块，并可随气机升降出入而附着于身体其他部位，形成新的病灶，与恶性肿瘤的发生、发展关系密切。

三、虚与瘀

肿瘤为病，正虚为病理基础，癌毒为必要条件；痰浊、气滞、血瘀既是病理产物又是致病因素。正虚包括气虚、血虚、阴虚、阳虚、阴阳俱虚及脏腑功能的失调。正气亏虚始于气血不足，气与血关系密切，“气为血之帅，血为气之母”，气血失调，则气不行血，血不载气，日久气血俱虚。正气亏损的基础上，若部分肾精异化，癌毒产生，正气虚而不振，无力抗邪外出，痰浊、瘀毒缠绵胶着，则肿瘤形成。

（一）因虚致瘀

清代王清任曰：“元气既虚，必不能达于血管，血管无气，必停留而成瘀”，说明血液的正常运行有赖于气的正常推动，气行则血行，元气亏虚，则血液运行无力，血行不畅，瘀滞不前，气血不行，瘀从中生，久瘀必结，久之成为肿物积聚。

脾胃为后天之本，气血生化之源，肿瘤患者素体脾胃虚弱则气血生化乏源；另外，大多数肿瘤患者会经历手术、化疗等治疗，亦损伤脾胃，导致运化失常。“血气虚，脉不通”，气血虚弱，则脉道不充，血行缓慢，易成瘀；脾主统血，脾虚则统摄无权，血不循经，溢出脉外而成瘀。癌毒的异常增生、易于扩散等暴烈之性表现出属阳的特性，故癌毒易耗伤阴液，且肿瘤患者经历放疗、热疗等治疗后，耗气伤阴，易造成气阴两伤，阴液亏少，脉道滞涩则瘀易形成。肾为先天之本，肾阳为一身阳气之根本，阳气的充足对于机体正常生长发育及脏腑功能活动的正常运行起到温煦、推动、化生等作用，气血津液的运行也有赖于阳气的温煦及推动，肿瘤患者久病不愈则易伤及肾，肾阳亏损，其温煦、推动等作用减退，精血津液运行迟缓，阳不制阴，虚寒内生，寒凝则血行不畅而致瘀，进而利于癥瘕积聚的形成。脏腑互为表里，本应相互配合、维持人体正常生命活动，若存在先天不足（肾精亏损）、后天失养（脾胃虚弱）、情志不畅、大病久病等脏腑功能紊乱的情况，则可造成气血津液亏虚、阴阳失调、肝郁气滞等，使瘀血、痰浊、湿热等病理产物蓄积，机体平衡被打破，而癌毒又极易与痰浊、瘀血互结，这为癌毒的发生、发展及扩散创造条件，病至晚期则五脏六腑皆衰、气血津液耗竭。

（二）因瘀致虚

正虚、久虚则易成血瘀，反之亦然。《血证论》曰："此血在身，不能加于好血，而反阻新血之化机。"瘀血不去，新血不生，而瘀血本身便是阴血的凝聚，其形成的过程就是对气血津液损耗的过程，所以在瘀的形成过程中即可造成气阴亏虚。阴平阳秘则气血津液正常运行，保持在机体内不断流动的状态才能发挥其濡养脏腑、抵抗外邪等正常的生理功能，而血瘀则会阻碍其正常运行，造成气血虚弱。癌毒的猛烈、顽固、暴戾、吸引痰瘀湿浊聚集之性也可阻滞气血流通、阴阳交互，瘀毒阻滞脉络则耗伤气血、血行不畅、营血不生、正气亏虚、阻滞脏腑而影响脏腑功能的正常发挥，致使脏腑功能失调。若瘀阻心脉则神无所主，血不循于脉道，肺失治节则宣降失司，宗气生成不足，脾失运化则水谷精微生化不足，肝失疏泄则气血失调，肾失气化则纳摄无权。瘀阻六腑则传导失司、气血津液输布受阻、清气不升、浊气不降，正气难以新生，造成气血阴阳虚弱，正气亏损。

虚与瘀互为病理因素，由虚致瘀，由瘀致虚，如此恶性循环，更为癌毒的肆虐创造条件，从而加速疾病进展，影响患者预后。

四、虚与毒

（一）因毒致虚

恶性肿瘤的发生离不开癌毒这一重要因素，它的产生是由于机体内出现了本不应该存在的致病之邪，即癌毒是肿瘤特异性的病邪。肾为先天精气化生之所，生理状态下肾精化生元气，元气滋养全身。癌毒可被认为是肾精异化而来，并由后天水谷精微滋养，因此其能量来源于人体的水谷之精。癌毒肆虐，不断扩大其侵袭之力，甚至布散全身，暗耗人体气血津液，损伤正气，使运化代谢功能失司，最终阴阳俱虚。

癌毒致虚的结果比较明确，但是需要思考的是其虚处所在。

（1）从脏腑角度，癌毒的产生影响机体正常的生发运化，夺取了人体本应吸收的水谷精微，从而使其后天失养，无以正常运化，因此癌毒所致之虚主要为脾胃之虚。由于癌毒的积聚克制了脾胃正常的运化功能，因此脾生发受阻，胃降浊失司，升降出入之机为癌毒所阻滞，从而停而不作，休而无为，日久废用而虚损渐成。此外，脾胃功能遭到破坏，心失其养则不能濡润，肺失濡润则宣发失常，肾气肾精亦被逐渐消耗。

（2）从气血津液角度，癌毒影响的源头主要在气，气不足，无力推动血行。气属阳，为无形之物，血属阴，为有形之体，阴血须有气阳乘度方能周行布达全身经脉，从而濡养筋脉肌骨。癌毒为肾精异常所化，元气之源受损，元气布散之力有所削减，血行无力，停而成瘀，进一步加重血道的瘀阻。气不足，津液亦无以运化得畅，津液停聚化为水，水积聚日久化热，易与癌毒胶着或炼液为痰阻滞气机，进一步影响周身气血津液的运行。

（3）从阴阳角度，癌毒肆虐，不断流窜，多为阳毒的表现，而其阳毒之力的能量来源多是人体的阳气，正是因为癌毒汲取的能量来源于人体的阳气，癌毒之力越强则对人体正气的影响越大，使正气日虚。癌毒最易耗伤阴津精血。恶性肿瘤并非单纯的气滞、血瘀、痰凝，而是在不断地争夺人体的营养，无限地耗伤人体的正气。临床气阴两虚和阴虚患者多见，主要见有神疲乏力、口干、舌红少津、消瘦等症状；伴随肿瘤发展，精、血、津液持续耗竭，最终出现阴精枯竭的恶病质表现。

据虚与毒的辨证关系可为辨证治疗癌病提供思路。治疗上，通过解毒、攻毒之法削减癌毒侵袭之力，有效控制癌毒的播散；同时通过健脾益气、益气养阴等治法兼顾扶正。

（二）因虚致毒

肿瘤的发生、发展除与癌毒本身密切相关外，跟机体正气也息息相关。

元气不足，穷则思变，变异而生毒。虚与毒存在着与阴阳、寒热、水火等一样的辨证关系，二者之间不仅密切相关、相互影响，而且在某种状态下亦能生变。正如“寒极生热”“热极生寒”，虚与毒也存在着“虚极生毒”的状态。正是因为人体虚极之处无力制约癌毒的产生，所以才会出现这样质的变化。

另外，“正气存内，邪不可干”，若人体正气不足，则无力抵御邪气，而癌毒产生后，所达之处必是虚极之所，即“邪客极虚之地”，正因为有此虚极之处，才能让癌毒驻扎，发挥其作用。因此癌毒的不断聚集与肆虐，离不开正气的虚败，正是由于正气不足，才使癌毒的侵袭之力越强大，从而出现此量的变化。

虚致毒的过程尤为明显，把握补虚与解毒的时间点为中医治疗癌病的关键所在。虚极之时使用大量补养药物虽为必要，但在扶助正气的同时，还需注意癌毒盛衰。毒盛，则补虚易恋邪，此时以补虚为主、攻毒为辅。另外，正气尚足，可加大攻毒之力以削弱癌毒，此时以攻毒为主，兼以补虚、行气、散结消解癌毒与痰瘀的胶着状态。

（三）虚毒交互

肿瘤的发生与毒邪的结聚有着紧密的联系，其发生往往由于机体内产生了本身不存在的致病之邪，即癌毒。癌毒产生后夺取了人体的部分元阳，使机体内气血津液的正常运行出现了障碍，产生了血瘀、气滞、痰浊、水湿等病理产物，脏腑逐渐虚损或功能失调。此外，机体正气虚弱则无以抵御邪毒而使其流散无度，而后在内外邪的共同作用下还会进一步耗损人体正气，正气日益衰败，癌毒气势渐强，最终流窜经脉气血，弥漫全身。综上，癌毒为癌病产生的始动因子，正虚为癌毒产生的基础，虚、毒交互，形成了肿瘤缠绵难去、胶着不化的结果。

五、痰与毒

中医学关于肿瘤的理论和实践源远流长，中医典籍中关于肿瘤的记载及论述不胜枚举，如《内经》之肠覃、伏梁、积聚，《诸病源候论》之癥瘕、乳石痈等。随着医学的发展，现代对肿瘤的认识已从既往“司外揣内”的宏观角度扩展至细胞分子等微观层面，现代医家开始关注肿瘤局部，中医肿瘤理论也随之不断发展。时至今日，癌毒理论已逐渐得到广泛认同。所谓癌毒指在正虚基础上，内外各因素共同作用产生的特异性致病因子，是肿瘤发生、发展的驱动性因素，其内涵和外延与现代医学对肿瘤细胞的认识相一致。

古人有云，“百病多由痰作祟”；朱丹溪也提出，“凡人身上中下有块者，多痰也”。虽然其所指并非全是肿瘤，但肿瘤也包含其中。在肿瘤的发生、发展过程中，痰的作用不可忽视，它既是癌毒的病理产物，又可与癌毒胶着共存，或通过影响机体整体而加剧癌毒的发展。

（一）癌毒可致痰湿水饮

痰为人体津液输布障碍所生，其质稠浊而黏，可随气流窜全身，致病广泛、见症多端。广义的痰包括有形之痰与无形之痰。具体而言，包含以下 3 个概念：①有形肿块，即朱丹溪所云“凡人身上中下有块者”；②狭义上除有形肿块之外的痰饮水湿；③无形之痰，可引起一系列病证，如眩晕、嘈杂、噫气吞酸、喉中异物感、癫狂或健忘。现代医学所言痰液、胸腔积液、腹水等皆属狭义上痰湿水饮的范畴。有形癌毒阻滞气机运行，继而使痰或贮于肺，或停于胃，或凝滞于胸膈，或聚于肠胃，或客于经络四肢等，其为病可为喘咳、呕吐、支饮、泄利、寒热痛肿等。临证常见痰热在肺则咳喘吐脓血，痰饮泛滥、痰热郁结经络则见足肿、腹水或黄疸等，并伴见脘腹满闷、痰涎难咳出、舌苔白厚或腻浊、脉滑，治宜清热化痰、理气利水。

（二）局部痰、毒胶着共存

关于毒邪之义，自古以来持论不一，但可归纳为邪盛为毒和邪蕴为毒两种观点。具体到肿瘤病证当中，我们也可分别从这两个方面看待整个瘤体之毒。若把肿瘤患者体内的整个瘤体当作毒邪，那么癌毒便为瘤体邪盛之毒，而痰则为瘤体邪蕴之毒。实际上两者在肿瘤局部处于胶着共存的状态。痰为癌毒阻滞气机所致的病理产物。同时痰湿积聚，蕴而为毒。二毒（癌毒和痰毒）共存于一体，加剧了整个瘤体的毒性（这里“毒”指瘤体作为异物给机体带来的不良影响）。这里，我们将痰毒、癌毒及整个瘤体之毒区分开来，原因在于三者既有共性，又有各自的特殊性。共性在于，三者为毒且有形，可干扰机体正常气机的运行，同时，整个瘤体之毒不仅包括痰毒和癌毒，可能兼有瘀等病理成分；痰毒为癌毒的病理产物；癌毒为肿瘤发生、发展的根源和驱动力量。

既往研究提示，肿瘤患者中痰湿证者炎性水平较非痰湿证者更高，可见痰证与炎症之间有一定的内在关联。局部痰毒和癌毒的关系也可用现代医学中炎性微环境和肿瘤细胞的关系解释。宏观上我们将肿瘤当作一个整体，但其内部成分复杂，可分为肿瘤本身和肿瘤微环境两部分，肿瘤微环境包括炎性微环境。肿瘤可诱发炎性微环境的产生，同时炎性组分又作为肿瘤的一部分而存在。整个瘤体之毒短时间内毒性不变，毒量增加；长时间后，炎性微环境引起免疫抑制细胞生成，这可能会使癌毒的毒性增加。

（三）痰、毒以正虚为介相互影响

痰的产生或癌毒的进展均与机体正气状态密切相关。明代张景岳有言："痰涎之作，必由元气之病""血气日削，而痰涎日多矣"，指出痰饮的生成与元气虚衰有关。《医宗必读·积聚》指出正气虚损是恶性肿瘤发生、发展的内在依据。

癌毒既生，往往在原来各种内外致病因素导致脏腑功能失调的基础上，进一步危害脏腑功能，影响气血津液的运行，致人体脏腑损伤、水谷不化精微、凝聚为痰。同时痰湿又可困脾，脾阳不振，水谷运化失常，机体气血生化有碍，脏腑有失濡养，正气亏虚，不能遏邪，进而可致癌毒毒量的增加或扩散。

总之，在肿瘤病证中痰和癌毒互为因果，具体关系见图 3。需要注意的是，肿瘤患者之痰非独由癌毒导致，也可受治疗或其他病因影响；痰分局部或整体、有形及无形；患者体内之毒也非独为癌毒，痰邪凝滞所成痰毒亦可并入其中，只是这里的痰毒并非始动因素，而为伴随的继发性病理变化。

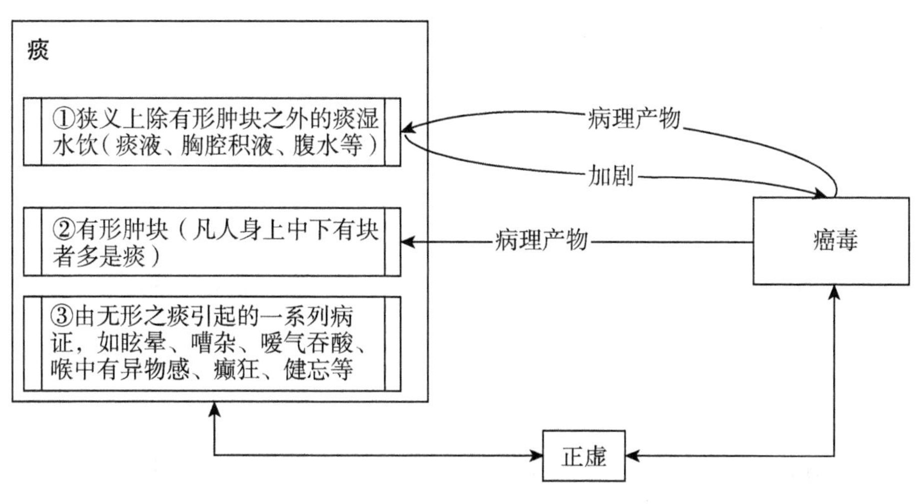

图3　恶性肿瘤中痰与癌毒关系

六、瘀与毒

（一）因瘀致毒

癌毒是在正气亏虚的基础上，内外各种因素共同作用所致的一种强烈的特异性毒邪。肿瘤发病之初，正气已虚，癌毒未成，气虚则行血无力，日久成瘀。此阶段正气亏虚，癌毒未成，瘀血已现。瘀血已成，脉道不通，气血津液运行不畅，脏腑气血功能失调，正气虚衰，癌毒相对亢盛。另外，瘀血作为病理产物，受癌毒吸引，和痰浊等病理产物一起，吸附癌毒中心并与癌毒胶结，不断增强癌毒之力，使肿瘤缠绵难愈。现代研究发现肿瘤炎性微环境与痰、瘀等病理产物构成的内环境存在诸多共通之处，痰浊、瘀血等构成的病理环境可看作诱导细胞增殖分化、不断推动其恶性侵袭转移的炎性环境。

（二）癌毒致瘀

癌毒内蕴，阻滞气机，气血运行不畅，停而为瘀；气为血帅，癌毒耗伤正气，气不行血，血行不畅，日久成瘀；癌毒属阳，火性极盛，易伤阴液，

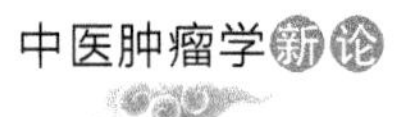

阴液不足，失于濡润，血液黏稠，运行不畅，亦可停而成瘀。现代研究表明，与健康人群相比，肿瘤新发人群的凝血功能多异常，这与肿瘤细胞相关凝血因子活性表达相关，且大多数肿瘤患者的血流动力学也会发生改变。

第五节　现代治疗对虚、痰、瘀、毒的影响

恶性肿瘤是虚、痰、瘀、毒相互作用的结果，在肿瘤的发生、发展过程中，正虚为病理基础，正气虚弱，无力驱邪外出，邪气留于体内，影响脏腑、经络、气血津液的正常功能，产生痰浊、瘀血等病理产物，与癌毒胶结在一起不断发展壮大，蚕食着人体的气血津液，导致人体正气更加亏虚，同时吸引并加重痰浊、瘀血、水饮等病理状态，如此恶性循环。现代医学治疗手段有些可以改善机体虚、痰、瘀的状态，影响癌毒的生长环境，产生积极的治疗作用；但是有些治疗手段，尤其是过度或不当的治疗，反而会加重正虚、促进痰瘀的产生，影响抑瘤效果和正气转复，起到消极的作用。

一、现代医学治疗手段对虚证的影响

治虚是治疗恶性肿瘤的关键，部分现代医学治疗手段可以较好地提升人体正气，改善疲乏、纳差等影响生活质量的因素，具有中医理论中扶正补虚的积极作用。①现代医学认为，大多数肿瘤患者患病之初既有先天的免疫缺陷又存在后天的免疫功能受损，从而导致机体的抵抗力下降，所以对于物理化学刺激及其他致病因素的抵御能力不足，发病率大大增加，同时由于免疫功能的下降或是肿瘤细胞对于免疫系统的抑制，其对肿瘤细胞的监控和杀灭能力下降，从而导致恶性肿瘤的进行性发展和全身性的转移，肿瘤进一步发展与转移也使得免疫系统继续遭到破坏或抑制。这样的发病机制与中医中的虚证致癌不谋而合。免疫治疗目前作为现代医学最主要的扶正补虚手段，起到关键性的治疗作用，其通过作用于身体的免疫系统补其虚，再依靠自身的

免疫功能攻击癌细胞、增强抗癌敏感性，达到“正复邪自去”的治疗目的。②化疗容易造成机体整体的虚损，产生头晕、疲乏无力、食欲缺乏、易感外邪等以脾肾亏虚、气血不足为主的临床表现，针对此类虚证，现代医学应用重组人粒细胞集落刺激因子等升白药物治疗化疗后骨髓抑制，提高外周血白细胞，使血常规指标恢复正常水平，进而缓解症状，具有补益人体气血的作用。③另外，肿瘤患者虚证的病因多由癌毒肆虐而来，如果想要从根本上改善正气亏虚，祛其癌毒是重要的环节，手术、放化疗、靶向治疗等现代医学治疗手段通过对癌毒的“巢穴”进行攻击，减轻瘤负荷，从而提高正气及生活质量，起到“邪去正自复”的间接扶正作用。

现代医学治疗手段在控制肿瘤进展、消除癌毒的同时，又不可避免地损伤正气。①最常见的是外科手术，其在中医病因学中属金刃伤，多损伤气血，气虚多以肺气虚与脾气虚为主，血虚多见于心血虚与肝血虚，临床多表现为面色萎黄或苍白、头晕眼花、少气懒言、神疲乏力、自汗、活动时诸症加剧、心悸失眠等。②化疗引起的诸多毒副作用中以骨髓抑制和消化道反应最为常见。中医理论认为化疗药多属寒性，多损伤脾、心、肺，久则伤肾。寒中脾阳，脾虚不运，清阳不升，则食欲减退、腹泻或便秘；寒气犯胃，胃气上逆，则致恶心呕吐；寒伤于心，心阳不足，血脉瘀滞，心神失养，则心悸、健忘、失眠等；寒邪犯肺，肺气上逆则咳嗽，肺气虚则气促。脾虚无力化生水谷精微，心气不足则无以化生精血，气血亏虚则面色苍白、少气懒言、神疲乏力。故患者化疗后多见骨髓抑制——血虚：面色苍白或萎黄、少气懒言、神疲乏力、语声低微；消化道反应——脾虚：食欲减退、恶心、呕吐、腹泻或便秘；心脏毒性——心气虚：心悸、健忘、失眠、多梦；肺脏毒性——肺气虚：咳嗽、气促等症状。再者，当化疗剂量累积到一定程度时，出现手掌、足底、指/趾末端的感觉异常、刺痛感、麻木等症状，西医将此归属于手足皮肤反应，用中医理论解释实为化疗所致“气虚血瘀、寒凝经络”，治宜“活血化瘀、温通经络”。另外，现代医学对于恶心、呕吐等对症治疗选用的药物，多会引起一些不良反应，如5-HT3受体拮抗剂会引起便秘、头痛、头晕、口干等，类固醇皮质激素可引起体液潴留、胃溃疡、血糖升高等，以上诸症均为阳实火热之象，由此可推断，西医用于对症治疗化疗相关胃肠道反应的药物多属于中医温热类药。③放疗、热疗：热疗是通过产生热效应，直接高温破坏肿瘤，杀死肿瘤细胞，中医认为其通过强于肿瘤“燚”之特性的火热之性，以“毒”攻“毒”，达到抗癌抑毒的作用，放疗及热疗均属外来热毒，属阳邪，易伤津耗液，临床多见阴虚内热，热性趋上，致病部位多为上焦，随着热毒的增加，逐渐入里。初期多为口干口渴，随着毒量增加，病情进展，热毒入血，则见身热加剧，持续高热，甚则热盛迫血妄行，出现血衄。放疗及热疗属于局部针对性治疗，在治疗不同脏腑时，会造成不同脏腑不同程度的阴伤，临床常被累及的脏腑为心、肝、胃、肺、肾等。④氩氦刀：氩氦刀通过利用超低温选择性原位冷冻，使得细胞发生缺氧、脱水、破裂等变化，最终使瘤细胞发生坏死。中医认为氩氦刀消融术是采用极寒的干预方法对抗肿瘤“燚”的功能特性，以寒攻热、寒制其用，为局部针对性治疗，大多不会损伤全身阳气。但当其治疗部位靠近大血管或治疗范围过大时，难免伤及周围正常组织，损伤机体阳气。如肺癌氩氦刀术后，可见寒邪袭肺，肺气不宣，肺失宣降导致的咳嗽气喘、痰稀白、面色少华、舌淡苔薄白、脉紧等一派寒象；若寒邪久居于肺，郁久化火，痰热蕴结，可出现痰黄稠而难排出，胸闷，口干口苦，咽痛，舌苔黄腻或黄白相兼，脉滑数等实热证。

二、现代医学治疗手段对痰证的影响

广义的痰包括有形之痰与无形之痰，有形之痰包括痰饮水湿。痰是肿瘤这一类有形之物重要的致病因素，朱丹溪谓“痰夹瘀血，遂成窠囊”“有形之物，非痰即瘀”，同时，痰也是肿瘤等疾病的病理产物。痰包含现代医学中的痰液、胸腔积液、腹水、有形的肿瘤占位等。手术、放化疗、免疫、靶向治疗等是目前治疗肿瘤的主要手段，而这些治疗均对有形痰湿有影响，同时对痰湿的证候表现，如舌、脉、面色等有影响。痰湿证的舌苔以腻苔、厚腻苔为主，舌色以淡红、红色为主，舌体偏于胖大，少部分可见舌体瘦小，脉多为滑脉，如《濒湖脉学》云“滑脉为阳元气衰，痰生百病食生灾”，临床上可有多种见症，如身困乏力、咳嗽咳痰、胸闷不适、大便黏腻、口黏口苦、失眠贪睡等，其症状多种多样，难以尽述甚至合并神志异常，故而怪病、难病多从痰论治。肿瘤作为有形之物，乃病理产物痰、瘀、毒累积而成，现代治疗在祛除有形肿块的同时，作为病理产物的痰也相应消失，如肿瘤患者在手术前后，痰湿证也会发生变化，因有形之痰经手术切除，局部占位消失，积痰已无，痰湿证多表现为舌象变化。如胃癌手术患者，以术前厚腻苔或黄厚苔作为观察对象，发现术后 1 ~ 2 周患者的舌苔逐渐变为剥脱苔，认为是肿瘤占位得以祛除，舌苔代谢较前增快而出现剥脱苔。放疗对肿瘤患者同样会产生影响，因多数患者经放疗后均会出现局部皮肤色素沉着，甚至出现局部灼伤，所以中医认为放疗属于“热”的治疗方法。极热之治疗施于人体，直接杀灭肿瘤，局部积痰因热而消，因热而干，使局部属于阴邪的痰饮水湿逐渐消失，在舌苔上可以看到腻苔消失，如夏士安等观察 53 例头颈部肿瘤接受放疗患者的舌苔变化，发现放疗后 1 ~ 10 个月，平均 6 个月，厚腻苔病例减少，少苔与无苔病例明显增多，占 67.9%，且随访 2 年，发现放疗后患者舌苔均以少苔或光苔为主。从中医角度考虑，放疗抑制肿瘤生长，肿瘤代谢过程减慢，产生的病理产物减少，舌象亦随之变化。另外，化疗药物作为细胞毒性药物，从血脉直接进入人体，属于中医“药毒”范畴。肿瘤在生长过程中需要掠夺人体营养，自身无限制生长，代谢极快，致水谷精微不循常道，化为痰饮水湿等病理产物。化疗药物进入人体后，药毒杀伤肿瘤代谢活跃的细胞，同时从源头上遏制了痰饮水湿的产生。如孙韬等对 30 例原发性支气管肺癌患者化疗前后中医证候进行对比，发现化疗后痰证明显减轻，减少率为 36.7%，化疗前舌苔以黄腻、淡黄为主，占 66.6%，而化疗后黄腻、薄腻苔明显减少，占 26.6%。胸腔积液、腹水作为肿瘤转移的常见病理产物，亦可以归到痰的范畴。若原发肿瘤为“积痰”，胸腔积液、腹水则可视为“流痰”，人体正气亏虚则痰湿内生，形成有形之肿物。肿瘤消耗正气，导致脏腑亏虚，则痰“乘虚而入”，痰湿内留而成胸腔积液、腹水。所以肿瘤患者的痰湿常与虚证兼见。如瞿彬等研究 150 例晚期肺癌并发恶性胸腔积液的住院患者，发现总体以气阴两虚型多见，其次大量胸腔积液患者气虚痰湿型较多，占 18.2%，中量胸腔积液患者气虚证多见，占 14.3%，少量胸腔积液患者气虚血瘀型较多，占 16.8%，且患者证型分布表

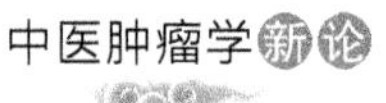

现为大量胸腔积液时湿邪较重，气虚痰湿型多见，湿邪随胸腔积液量减少而渐轻。

现代医学治疗手段可以诱发、加重痰证，其主要作用途径是通过损害肺、脾、肾的功能，耗气伤阳、阻碍水道，水无以升，火失其降，脾胃失和，痰从中生。①因火致痰：放射线在中医理论中属于热邪火毒，其性至阳，当湿重于火时，湿邪与火邪相搏为患，炼湿为痰，所以在放疗剂量较低的放射区外周或放疗早期，多出现局部水肿、渗出等炎性改变，临床上食管癌患者在放疗初期痰涎增多、咽中如有异物，均为放疗致痰的表现；当火重于湿，可以化湿灼痰、枯血损络，因此在放射线集中区域，大量肿瘤细胞及正常组织细胞坏死，后期可出现液化、溃脓，此亦为致痰之象。②因寒致痰：化疗药物多具有中医寒凉属性，其在消灭肿瘤细胞的同时会损伤正常细胞，使肿瘤患者出现周身疲乏、精神萎靡、自汗、畏寒、嗜睡、免疫力下降等阳虚症状，肾阳虚则火无以升，津液、痰饮失其温化，脾阳虚则中焦升降失和、津液无以布散，痰从中来，故临床可见化疗后患者气虚痰湿、阳虚痰湿证加重，表现为纳呆、呕吐痰涎、头身困重、舌胖苔厚等症状。③因虚致痰：此类最为常见，多见于手术及多程放化疗持续耗损正气，导致肺、脾、肾的功能严重下降，水液无以布散和气化，诱发和加重痰湿证，间接致痰，表现为治疗后期咳痰、周身水肿、浆膜腔积液等有形之痰难以控制。另外，在恶性肿瘤终末期患者中，正气衰败，液体摄入后无以气化、布散，因此过度补液非但不能保证正常组织灌注、改善循环血容量，反而会加重水肿和积液的产生，适得其反。

三、现代医学治疗手段对瘀证的影响

研究证实，约 90% 的恶性肿瘤患者存在血液高凝状态，这是因为肿瘤通过多种机制打破了机体的凝血、抗凝、纤溶系统平衡，使机体处于高凝状态，这种高凝状态对肿瘤的生长、复发、转移起到一定的促进作用，形成恶性循环。中医血瘀证是指因瘀血内阻、血行不畅导致的以局部出现青紫肿块、刺痛不移，或出血紫暗成块，舌紫暗，脉弦涩等为表现的证候，从临床症状上分析，中医血瘀证与恶性肿瘤并发血液高凝状态特征基本一致。现代医学治疗可以较好地改善血液高凝状态、治疗血栓事件，改善中医理论中血瘀相关症状，在一定程度上抑制肿瘤生长及复发转移。对于血液高凝状态的治疗，主要是应用药物进行干预，如低分子肝素、抗血小板聚集药物等，其可以有效改善机体血液高凝状态，也可以改善血瘀所致的舌质紫暗、伴有瘀点和瘀斑、唇甲及面色晦暗等临床表现，而且打破了由于癌毒、瘀血、痰浊等病理产物胶着而成的病理状态，达到治疗肿瘤的目的。对于恶性肿瘤合并血栓的治疗，现代医学还可以通过介入、间歇性充气加压装置、药物等进行溶栓治疗，使得血液恢复运行，达到化瘀的目的，改善机体整体环境，使得癌毒不宜停留，降低肿瘤的复发转移率，抑制肿瘤的发展，经溶栓治疗后，患者血瘀证的相关症状均有不同程度的改善。

但同时现代医学治疗也可使血瘀证表现加重。①手术、氩氦刀在祛除有形之邪的同时，往往对患者机体的气血造成一定影响，主要表现在以正虚为主的症状加重和以邪实为主的症状减轻，肿瘤病灶的切除虽在一定程度上缓解了肿瘤患者的血瘀证状况（局部），但在术后初期，由于手术过程直接损伤血管内皮细胞，激活凝血途径，血液往往处于高凝状态（全身），因此术后多引发一系列血栓事件，如恶性肿瘤术后常并发下肢深静脉血栓等，术后初期的高凝状态及术后的气虚血瘀证倾向在一定程度上为残存肿瘤细胞的侵袭和转移提供了必要的条件，是影响肿瘤手术治疗效果的不利因素。由于手术对于促进瘀的形成是极为明显的，尤其对某些体弱气虚或正气极虚的恶性肿瘤晚期患者来说，是极不适应用手术治疗的，手术对象选择错误或手术介入时机不宜，尤易形成血瘀，且此时形成的血瘀是极为难治的。②放疗及各种射频消融、微波消融、聚焦超声等热疗在中医学中当属热法，对于机体都是一种外来的热性毒邪，热邪易伤津耗气，气虚则无力推动血行，热灼津液，阴液耗损，血行不畅而血瘀形成。在放疗后初期，由于放射线对血管内皮细胞的损伤，会启动凝血机制导致患者血瘀证的加重，放疗中后期，随着血管内皮细胞损伤的修复，患者的凝血功能则会恢复并趋于正常。有研究表明，在对鼻咽癌患者的观察中发现，放疗前以舌边尖红多见，放疗后，以舌体青紫及瘀斑者多见。③现代治疗中的化疗药物作为一种有毒之品，在其“以毒

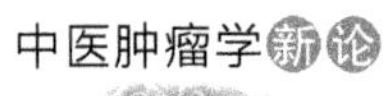

攻毒”抑制或杀伤肿瘤细胞的同时，也会杀伤机体正常细胞，增加血栓事件的发生率，这是因为化疗药物通过肿瘤细胞被杀死后释放炎性因子、激活凝血途径、损伤血管内皮细胞、降低抗凝因子活性等多种途径，进一步加剧肿瘤患者的凝血与抗凝血系统紊乱。化疗后患者多出现舌质紫暗、伴有瘀点和瘀斑、唇甲及面色晦暗等临床表现，也证实化疗可加重肿瘤患者的血瘀证，其根本原因是化疗药物导致脾肾亏损，脾气亏虚则统摄无权，致血溢脉外而留瘀，肾虚则机体失于温煦，寒从中生，气血推动无力而致瘀。④内分泌治疗常运用于激素受体阳性的乳腺癌治疗中，其中他莫昔芬应用较为广泛，但是，有研究发现，乳腺癌患者在使用他莫昔芬的过程中蛋白 C 水平和抗凝血酶含量降低，增加了患者发生静脉血栓的概率。

四、现代医学治疗手段对癌毒的影响

癌毒作为肿瘤发病中的特异性致病因子，可导致多个癌种及变化多端的临床表现，为相对客观地理解和衡量癌毒，引入毒性和毒量的概念。毒性是指肿瘤复发转移的速度，肿瘤生长或其转移的部位对生命的威胁程度，肿瘤本身及肿瘤标志物的增长速度。毒量指肿瘤标志物的绝对值，肿瘤体积，肿瘤范围。以肿瘤分化程度、恶性程度，肿物及标志物增长速度，肿瘤生长部位对生命的威胁程度来判断毒性，即分化越差，恶性程度越高，肿物及标志物增长速度越快，生长在脑、脊髓、大血管等重要部位，毒性越强。以肿瘤大小、侵及范围、肿瘤标志物绝对值、PET-CT 结果来判断毒量，肿瘤越大、个数越多、侵及脏腑器官越多、肿标越高，毒量越大。毒量和毒性没有必然相关性，毒量降低，毒性可能增加；毒性增加，毒量可能减少。现代治疗手段对癌毒的影响也表现在对毒量和毒性的变化上。

（一）手术对癌毒的影响

手术是直接去除瘤体的局部治疗手段，属于中医“祛邪”范畴，手术祛邪直接而迅速，有着不可替代的地位，可快速降低毒量。手术越彻底，毒量降低越多，直至为零，即肿瘤细胞被完全消灭。临床手术治疗往往不能做到彻底消灭肿瘤，残余的少量肿瘤细胞仍能导致肿瘤复发和转移，毒量减少而毒性不变。另外，手术治疗着眼局部，缺少中医整体观念，若肿瘤患者正气已亏，不能耐受手术而进行手术切除，或手术后造成脏腑功能进一步虚损，正退邪进，则残存的肿瘤细胞"死灰复燃"可能性更大，速度更快，可能会加快肿瘤的复发和转移，此时毒量虽减，毒性反增。

（二）化疗对癌毒的影响

化疗指的是通过使用化疗药物杀灭癌细胞达到治疗目的的治疗方法。1942 年 12 月 Gilmen 和 Philips 在美国耶鲁大学开始了第一项用氮芥治疗淋巴瘤的临床试验，研究发现氮芥具有惊人的疗效，并于 1946 年发表于 *Science* 杂志后受到学术界的广泛关注，标志着近代肿瘤化学药物治疗的开始。随着环磷酰胺、氟尿嘧啶、顺铂、多柔比星等一系列药物的问世，部分瘤种得以根治，化疗的目的由姑息性治疗开始转向根治。根据化疗的目的，可将化疗分为根治性化疗、辅助性化疗、新辅助化疗、姑息性化疗、研究性化疗。

（1）化疗的主要作用在于降低肿瘤负荷，即降低癌毒的毒量或控制毒量的增加。化疗可临床治愈部分瘤种，即将癌毒的毒量降至极微，见于根治性化疗及辅助性化疗。根治性化疗可用于对化疗敏感的瘤种，如滋养叶细胞肿瘤、睾丸生殖细胞肿瘤、某些淋巴瘤亚型、某些儿童肿瘤和急性白血病等，其治愈率可达 30% 以上。辅助化疗常用于转移复发可能性较大的肿瘤患者的术后治疗，以期杀灭手术无法清除的微小病灶，减少复发，提高生存率。新辅助化疗及姑息性化疗可帮助控制癌毒毒量的增长。新辅助化疗是指在实施局部治疗方法（如手术或放疗）前所做的全身化疗，目的是使肿块缩小、及早杀灭看不见的转移细胞，以利于后续的手术、放疗等治疗。姑息性化疗的目的在于能够平稳地控制肿瘤的进展，缓解患者的痛苦，延长其生命，而非激进地消灭肿瘤。

（2）尽管化疗在现代肿瘤治疗中的地位不可或缺，但它的弊端亦不可忽视。部分患者化疗无效，即毒量不减。一般化疗有效缓解率在 20% ~ 50%。即使是对化疗较为敏感的瘤种，有效缓解率也很难达到 70%。化疗对于相当一部分患者是无效的，其癌毒的毒量难以被化疗控制。这一部分患者进行化疗未达目的，同时机体正气受损，影响患者远期预后。对化疗有效的这部分患者，癌毒的毒量暂时降低，但其癌毒的毒性可能增加，加之机体正气受损，可致继发性毒量增加。首先，癌毒的毒量虽然减少，但不可降为0，其原因有二：一是G0期细胞的存在，化疗药物主要针对增殖期的肿瘤细胞，而对G0期的肿瘤细胞无效；二是化疗药物杀灭肿瘤细胞遵循一级动力学规律，即不论总的肿瘤负荷数量如何，一定量的抗癌药只能杀灭一定比率而非固定数量的肿瘤细胞。其次，癌毒的毒性可能增强。其毒性增强可能体现在耐药性和促转移两个方面。肿瘤内部具有异质性，化疗后，原发耐药的癌细胞被“选择”出来，即原发耐药细胞比例增加。同时，在化疗药物作用的环境中，肿瘤细胞本身产生适应性变化以存活下来，即获得性耐药。耐药性产生的原因十分复杂，不同药物的耐药机制不同，同一种药物存在多种耐药机制。药物进入细胞、药物分布与代谢、靶标结合、损伤修复等，任何一个环节都可能成为产生耐药性的原因。多重耐药的出现则更加重了治疗的难度。肿瘤细胞在增殖过程中有一定的突变率，每次突变均可导致耐药性瘤株的出现，分裂次数越多，耐药瘤株出现的机会越大。促转移指一些化疗药物在杀死癌细胞的同时，还会促进癌细胞的转移。2017年，George Karagiannis等发现，紫杉醇会改变肿瘤转移微环境而促进乳腺癌转移。Tsonwin Hai等发现，除了帮助癌细胞逃出原发灶，紫杉醇还能直接作用于肺部，改变肺部微环境，帮助癌细胞在肺部定植。洛桑联邦理工学院的Ioanna Keklikoglou和Michele De Palma等研究发现，常用的化疗药物紫杉醇和阿霉素，可以促进肿瘤释放外泌体，改变肺中的微环境，促进乳腺癌肺转移。这一系列研究结果颠覆了既往对化疗作用的认识，引人深思。耐药性的出现和化疗促进肿瘤转移的现象均属癌毒毒量减少，毒性增加。再者，化疗属外邪，在其与癌毒相互作用的同时，亦会影响机体正常细胞的结构和功能，即损伤机体正气，正虚毒恋，本不得固，癌毒之源无以清，进而可致毒量增加。具体到临床上，尤其对于经过多线化疗的晚期患者，其治疗决策需要临床医师认真权衡利弊，姑息性化疗不一定优于不化疗。同样，无法耐受化疗或不适合化疗者，切忌一味追求化疗，否则可能引起癌毒继发性毒量增加。总之，化疗的目的在于降低癌毒的毒量，但并非所有患者体内的癌毒均能获得控制且可导致癌毒的毒性增强。临床需考虑患者具体的瘤种、分期、身体状况等情况后再行使用，以使患者得到最大获益。

（三）放疗对癌毒的影响

放疗是当前肿瘤治疗中的一种重要手段，决定放疗效果的关键因素是放射敏感性，临床上常根据敏感性的不同，选择不同的部位、时机、阶段，从而保证治疗的有效性。根治性治疗可有效提高肿瘤局部控制率和患者生存率，姑息性治疗可有效缓解患者临床症状，减轻患者痛苦，提高患者的生活质量。

放疗是利用不同能量的射线照射肿瘤，抑制甚至杀灭癌细胞的一种治疗方法。根据肿瘤部位，在合适的时机行根治性放疗，可使瘤体明显缩小，病变范围缩小，肿瘤细胞数量也随之减少。而根治性的治疗可以在一定时间内有效地控制肿瘤进展及复发，从源头上抑制肿瘤的生长。从中医角度出发，该治疗效果对癌毒的影响可以理解为毒性降低，毒量减少。而姑息性放疗往往是在疾病发展的后期或是经手术及其他治疗后肿瘤仍未控制时采用的一种手段。此时肿瘤细胞对于放疗的敏感性有所降低，且细胞氧合量减少使其血运状态变差，姑息性放疗不能有效地阻止肿瘤自身的复发转移，但在一定程度上可以抑制肿瘤细胞的增殖。从中医角度上来理解其对癌毒的作用，是毒性不变，毒量有所减少。如全脑放疗是多发脑转移瘤常用的治疗方法，能有效延长患者的中位生存期。

从中医角度而言，放射线是一种热性毒邪，易伤津耗气、生风动血且易扰乱心神，所以放疗在杀死肿瘤细胞的同时，也对正常的组织产生了破坏。最常见的一种即放疗抵抗。目前，对于放疗抵抗的发生机制众说纷纭，尚不明确。比较公认的一种说法是放射线能杀伤肿瘤细胞，减小实体瘤的体积，但实体瘤中潜伏着肿瘤干细胞（cancer stem cells，CSCs），可通过 ATP 酶结合核转运蛋白、DNA 损伤修复、阻滞细胞周期、细胞内减毒、凋亡抑制、乏氧效应、上皮间充质转化等方式来逃避放射线的杀伤，在一定条件下再次分化增殖，引起肿瘤复发、侵袭及远处转移。从中医角度出发，此种治疗条件下肿瘤毒性增加，毒量增多。如 γ-H2AX 是 DNA 损伤修复的关键因素之一，Al-Assar 等分选出不同类型的 CSCs 细胞株，经射线照射后，多个 CSCs 中的 γ-H2AX 快速消失，表明 CSCs 具有较强的 DNA 修复能力和放射抵抗作用，导致 CSCs 耐受放射线，引起抵抗从而发生复发转移等。其次是根治性放疗后的寡转移，寡转移的概念由美国肿瘤放疗专家 Samvel Hellman 提出，指的是一种处于局部侵犯和广泛转移之间的过渡状态，属于肿瘤侵袭力相对较弱的阶段。有专家认为初治鼻咽癌患者在根治性治疗后即存在寡转移，此时可以理解为根治性治疗后虽然毒量减少，但毒性略有增加。最后，若放疗选取时机及阶段不合适，肿瘤细胞对于放疗的敏感性不高，通过放疗不能改变肿瘤本身及转移的速度，也不能很好地控制肿瘤的进展，甚至错失治疗机会而使肿瘤更加肆虐，此为毒性不变，毒量不变或增加。

（四）靶向治疗对癌毒的影响

靶向治疗是针对肿瘤发展过程中的关键受体、基因、调控分子、关键酶等靶点并且纠正其病理过程的治疗。目前研究开发的靶向治疗药物主要针对单个靶点，而大多数恶性肿瘤都是多靶点、多通路、多环节的调节过程，单一地阻断一个受体或一条信号通路来治疗恶性肿瘤反而会激发高抗原性肿瘤细胞的毒性。因此，如何进行多靶点联合阻断是分子靶向治疗发展的新方向。

（1）近年来，随着肿瘤靶向治疗的发展，许多患者从中受益。与传统化疗相比，靶向治疗具有更强的特异性和更精准的靶标，靶向药物应用于适合的人群，可以使肿瘤在发生、转移中发挥重要功能的关键分子功能受到抑制，阻断癌肿的生长、转移，促使瘤体缩小，减少毒量。有学者观察发现拉帕替尼联合曲妥珠单抗对 HER2 阳性乳腺癌患者具有较好的临床治疗效果，可显著延长患者的无进展生存期，提示靶向治疗提高了肿瘤患者治疗的有效率，延长了生存期，在此过程中肿瘤大小得到控制、血清肿瘤标志物水平显著下降、复发转移时间延长、癌毒的毒量和毒性均降低。

（2）靶向治疗容易发生耐药。耐药的原因可以从以下角度分析：肿瘤是一个由多种不同细胞构成的复杂组织，不同功能的细胞之间通过细胞因子等实现信息交互和相互影响。研究表明，大多数经过适当检测的肿瘤被发现具有表明不同克隆进化的克隆内遗传异质性。也就是说，表现出相同特点的肿瘤细胞，其基因组成可能是有差异的。从肿瘤发生、发展的纵向过程来看，此过程遵循着达尔文进化规律，靶向治疗对癌细胞来说类似于自然选择的过程，在靶向治疗过程中，靶向药除了诱发肿瘤细胞内的耐药机制，还能筛选出耐药基因高表达的肿瘤细胞，使耐药基因低表达的肿瘤细胞凋亡，宏观的结果就是肿瘤细胞对靶向治疗药物产生耐药。耐药之后，不管癌毒的毒量如何变化，已经进化了的肿瘤细胞势必具有了更快的生长速度、更高效的侵袭转移方式，癌毒走注、肆虐之性被进一步发挥，毒性增强。尽管尚无相关研究和文献资料可以证明肿瘤患者接受靶向治疗发生耐药后是否较治疗前预后更差，但是从耐药发生的机制和肿瘤的进化角度，我们可以预测，靶向药物诱发的耐药使肿瘤细胞进化得更高级、更“智能”，从而使癌毒的毒性增强。

（五）免疫治疗对癌毒的影响

肿瘤的免疫治疗是一种旨在激活人体免疫系统，依靠自身免疫功能杀灭癌细胞和肿瘤组织的抗癌疗法，与以往的手术、化疗、放疗和靶向治疗不同，该方法针对的靶标不是肿瘤细胞和组织，而是人体自身的免疫系统，属扶正治法。肿瘤免疫治疗的方法包括非特异性免疫治疗、肿瘤疫苗、过继性免疫细胞疗法和单克隆抗体，其中以肿瘤疫苗最为精准。肿瘤疫苗的设计思路是通过给患者导入肿瘤抗原来增强免疫系统对肿瘤的识别能力，改善免疫微环境，激发有利的特异性细胞免疫。根据每个患者的肿瘤突变情况，设计个性化的抗癌疫苗。

免疫治疗通过各种手段增强免疫系统对肿瘤的识别能力，改善免疫微环境，激发自身有利的特异性细胞免疫，杀灭肿瘤细胞，故而能全面降低和抑制癌毒的毒性及毒量。目前的免疫治疗方案以免疫检查点抑制剂为主，主要分为 CTLA-4 抑制、PD-1/PD-L1 抑制剂等，优势在于信号传导通路明确，靶向精准，通过提高自身免疫杀伤癌细胞及其组织，但全身信号通路及免疫检查点复杂，肿瘤对于单一位点的免疫治疗有免疫逃逸特性，在有免疫缺陷的动物中，免疫原性低的肿瘤能成瘤，但是把这种瘤细胞接种到没有免疫缺陷的动物身上，肿瘤就无法成瘤。免疫治疗通过增强免疫系统活力，把免疫

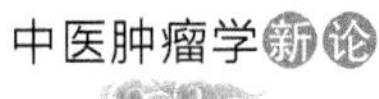

原性相对较高的肿瘤细胞杀死，但免疫原性更高的肿瘤细胞仍有逃逸并转移的可能，这样的“物竞天择”变相地增加了癌毒的毒性。

目前肿瘤的免疫治疗思路明确，如果能找到全方位的免疫抑制点、把控好全身信号传导通路，使人类最大限度地减少免疫缺陷，使肿瘤细胞无处逃逸，免疫治疗将对癌毒的毒性及毒量均予以消灭。

第六节　肿瘤及其并发症的病机探讨

一、火水未济

（一）临床表现

患者主要表现为上热下寒的症状，其中上热包括胸部以上的燥热、汗出、皮疹、目赤肿痛、失眠、烦躁、呕吐等。合并有腹痛喜暖、便溏、双膝以下怕冷、腰膝酸软等下焦虚寒的症状。舌红或淡，苔白，脉沉无力。

（二）病机分析

在自然界中，上者谓天，天气下降，下者谓地，地气上升。一升一降，气交于中，阴阳交感，化生万物。同样在正常人体中，心之离火在上，肾之坎水在下。其中，离火本为阳，火性炎上，在两阳爻之中阴爻的作用之下，向下交于坎水。而下焦坎水在其中阳爻的作用下，靠水中之火向上蒸腾，与离火相交，二者在人体中达到平衡，使心火不旺，肾水不寒，此谓水火既济，阴阳平衡。而在肿瘤患者中，火水未济导致的上热下寒的症状尤为普遍。癌毒是肾精的异常变异，两阴爻之中的阳爻异动化生癌毒，肾中之火破阴而出，并携心中离火向上蒸腾导致人体上部火热的征象；其次，由于部分阳爻异化而出，导致坎中真阳受损，水中真火不旺，难以蒸腾肾水上升，致离火不能归位，故患者常表现为下部肾阳虚衰的腰膝酸软、双膝以下冰凉而

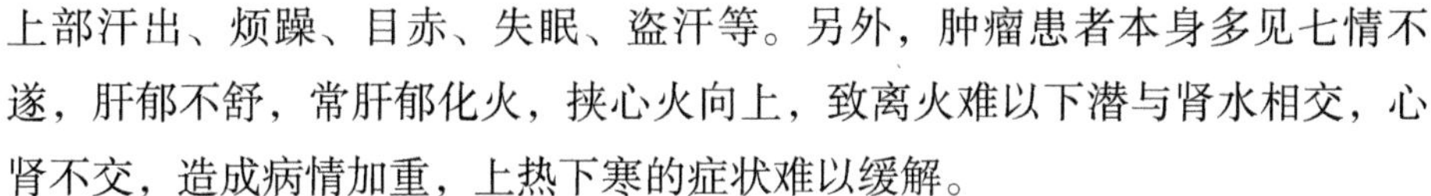

上部汗出、烦躁、目赤、失眠、盗汗等。另外，肿瘤患者本身多见七情不遂，肝郁不舒，常肝郁化火，挟心火向上，致离火难以下潜与肾水相交，心肾不交，造成病情加重，上热下寒的症状难以缓解。

（三）治疗原则

治疗原则大致有引火归原、滋阴补肾、温补真阳等。潜降上越之火为主，并滋养肾水，尤其适用于素体阴虚或肿瘤中后期耗伤气阴、阴虚之象明显者。同时温补肾中真阳，壮坎中真火，兼补脾胃阳气，使得肾水重新蒸腾于上，并携上焦之热下行布散全身，或从小便而出。

（四）遣方用药

清热泻火用知母、黄柏等清泻之品，其中知母上清肺热，下泻肾火。黄柏味苦、性寒，入肾及膀胱经，二者配伍可增强清泻相火之功。另可用熟地黄、龟板等滋肾中真阴，使得肾水充足，方可用大补阴丸、六味地黄丸、知柏地黄丸等。补坎中真阳可用肉桂、附子等药，二者性大热，其中肉桂引火归原，守而不走；附子补火助阳，走而不守。二者合用使阳热之气入于肾经，引肾水于上，携火热于下，共奏水火既济之功。

二、中阳外泄

（一）临床表现

肿瘤患者使用靶向治疗或化疗等现代医学治疗后，常出现食欲缺乏、胃脘冷痛、喜暖喜按、食后腹胀、呃逆、恶心呕吐、便溏、皮疹、口疮等症状。舌淡苔白滑或有齿痕，脉沉缓，多为中阳外泄的表现。

（二）病机分析

现代治癌方法中靶向治疗或化疗所使用的药物多为大寒大毒之性，直入人体中焦，寒则阴盛，隔拒中焦脾胃阳气于外，造成中阳外泄，导致腹泻、

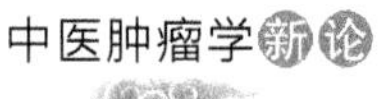

脘腹冷痛等症状；同时外泄的中焦阳气向外发散于肌表导致皮疹等症状，由于火性炎上，外泄的阳气易蒸腾于上，故发为头面部皮疹及口腔溃疡。

（三）治疗原则

首先应当健脾温中，温肾助阳，以顾护外泄中阳。其次，针对皮疹则需调和营卫、凉血活血、疏风解表、宣发郁热，使外泄的阳气由表宣散于体外或由血携热而去。

（四）遣方用药

针对中阳外泄而导致的腹泻等症状，可采用小建中汤等温中补虚、和里缓急。其中，重用饴糖为君，取其甘温之性为用，既可祛除靶向药或化疗药之寒邪，又可温中补虚。桂枝辛温，入气分为主，解肌的同时温助中焦阳气；芍药酸甘，入血分为主，可制肝气之横逆。两药合用调气和血，解表和营，温补中焦，抑肝扶脾。同时加以生姜、大枣等共护脾胃之阳气。再根据患者情况选择四逆汤、理中汤等以加大温中之功效。针对患者皮疹，在固护阳气的基础上，可加入赤芍、牡丹皮等凉血活血之药，使在表之阳热随血分而去。瘙痒严重者可同时给予白鲜皮、苦参等药以燥湿止痒。

三、太少合病

太阳少阳合病（简称太少合病）出自张仲景《伤寒论》，合病指两经同时受病，太阳少阳合病即太阳和少阳同时受病。《伤寒论》的六经实际上更多地在讨论六经的气化，也就是关于六经所联系的经络、脏腑、肢节功能的发挥。人体是一个有机的整体，气化依赖于气机，气的升降出入对人体执行正常的生命活动至关重要。太阳主开，少阳主枢，而恶性肿瘤不仅呈癥瘕积聚的“结”之象，还具有吸引痰浊、水饮、瘀血等病理产物的“合”之势，与太阳的“开”和少阳的“枢”形成对抗，在恶性肿瘤的患者当中，常常见到太少合病的表现。

（一）临床表现

肿瘤患者出现发热（体温常常不高）、恶风寒、无汗或有汗或汗出不畅（仅有局部出汗或汗后发热不减）、小便不利、周身酸楚（后背尤为明显）、肢节疼痛或关节僵硬不适、胸胁胀满、口苦咽干、烦呕纳差等，主要是太阳营卫不和及少阳枢机不利的种种表现。

（二）病机分析

《伤寒论》原文第146条："伤寒六七日，发热，微恶寒，肢节烦疼，微呕，心下支结，外证未去者，柴胡桂枝汤主之。"第147条："伤寒五六日，已发汗而复下之，胸胁满，微结，小便不利，渴而不呕，但头汗出，往来寒热，心烦者，此为未解也，柴胡桂枝干姜汤主之。"这两条原文分析了太阳病不解、向内传入少阳的太阳少阳同时受病，既有太阳病营卫不和所致的发热、汗出、恶风寒，又有少阳病枢机不利所致的往来寒热、口苦咽干、胸胁胀满、烦呕纳差等症。但太少合病的症状不等于太阳病症状和少阳病症状的简单相加，这里的"肢节烦疼""但头汗出"就是两个关键的提示：太阳病的身痛在肌表，邪向内传，则疼痛随经入里，发在肢节，且太阳肌表的疼痛往往尚未解除，反映在病体常常是周身酸楚、肢节疼痛或关节僵硬不适，患者常常描述为"哪里都不舒服"；太阳病的汗为风邪开泄汗孔所致，病邪入里，在表的风邪已不甚多，且太少同时受病容易造成气血津液不通，往往表现为有汗而汗出不畅，伴有小便不畅。不通是肿瘤患者尤为显著的临床病理特点，可以在气、水、血多个层面发生，太少合病就其在"气"的层面上的表现进行了概括，为临床遣方用药提供了很好的参考。

肾精变异是肿瘤发生的内在因素，肾精是人体生长发育的原动力，主导着人"生长壮老已"的生命过程，它来自先天，受后天谷气的滋养。肾精变异时不再遵照"生长壮老已"的规律，妄图永生不死，这种"永生妄念"造成的不加限制的恶性增殖使人体和瘤体共同走向灭亡。肾主水之气化，肾精变异的同时肾脏的正常功能受到抑制，水液代谢容易失常。足太阳膀胱腑是州都之官，津液藏焉，是水液气化的场所；手少阳三焦为决渎之官，水道出焉，是水液运行的道路；手太阳小肠为受盛之官，化物出焉，泌别清浊，分津别液，并“主液所生病”，三者均与水液代谢关系密切。癌毒产生发展，势必对这些水液代谢的下游环节产生影响，致使太少两经功能失衡，痰湿水饮更盛，助长肿瘤的生长和恶化。太少合病影响水液代谢，表现在症状体征上就是水液代谢失常造成的小便不利、口干口渴、舌胖大等。

（三）治疗原则

治疗原则为调气、泻水。在人体内，气、水、血的病变互为因果，难以割裂，三者中气滞病变最常出现。肿瘤为占位性病变，属癥瘕积聚，治疗时不管是消痰散结还是破血逐瘀，都离不开气的引导。《金匮要略》里有一张方叫鳖甲煎丸，主治疟疾日久不愈，胁下痞硬有块的疟母，后人将此方用于治疗各类癥瘕积聚如肝癌、子宫肌瘤等疾病。全方由23味药组成：鳖甲、䗪虫、鼠妇、蜣螂、蜂房、石韦、人参、射干、桂枝、厚朴、凌霄花、牡丹皮、白芍、干姜、瞿麦、柴胡、黄芩、阿胶、半夏、桃仁、葶苈子、芒硝、大黄。《绛雪园古方选注》解析鳖甲煎丸时特别提到：“和表里则有柴胡、桂枝，调营卫则有人参、白芍”，据此推测，张仲景认为“和表里、调营卫”对于消癥瘕积聚是必要的。

太少合病是“肾实”的下游环节，治疗上须“泻肾实”。抓住肾主水和脏腑在生理功能上的相互关系，采用“利水以泻肾”“通水道以泻肾”“助气化以泻肾”“泻肝以泻肾”治法。太少合病时水液代谢受到影响，相应地通过调节水液代谢恢复太少两经的功能，可以辅助实现“泻肾实”的目的。

（四）遣方用药

《伤寒论》中关于太少合病最具代表性的方剂就是柴胡桂枝汤，为小柴胡汤和桂枝汤各取半量而成，是太少合病的首选方剂。临床常用剂量为柴胡15 g，黄芩10 g，半夏15 g，党参30 g，桂枝10 g，白芍15 g，炙甘草10 g，大枣10 g。

在恶性肿瘤中应用柴胡桂枝汤加减法：若患者有明显的肝郁症状，可加川楝子、郁金、玫瑰花理气，改善患者症状；治疗实体瘤将柴胡桂枝汤与鳖甲、土鳖虫、凌霄花等软坚活血、化痰散结的药配伍使用，能控制癌肿的发展并见到瘤体缩小；若患者痰浊水饮明显或针对“肾实”用药，可加石韦、瞿麦、泽泻、车前草（子），运转少阳枢机的同时加利水药引水邪入沟渠而排出体外；若患者有上热下寒，头面易上火而下肢、小腹怕凉表现，可合用黄连、肉桂，和济水火，使阴阳交泰。

四、肝郁胆火

肝胆升降生理：足少阳胆经甲木，足厥阴肝经乙木，同禀大气中木气而生。木气有疏泄作用，胆经木气的疏泄作用，由上而下；肝经木气的疏泄作用，由下而上，以成一圆运动，故能循环往复，生生不息。胆经兼秉相火之气。肝胆的实质均在右，肝经的作用在左，胆经的作用在右。必胆经相火，由右降入下部水气之中，再由下左升，然后发生肝经作用。木火金水居于四周为轮，土居中央为轴，必轴能运，轮方能转。因此，肝胆的升降需要肝木、胆木运行正常，且中轴能运，否则肝胆的升降不能正常运行，就会出现肝气不升、胆火不降，造成相应的症状。

（一）临床表现

手足心热，咽干口燥，衄血，腹痛，腹中胀满，虚烦不寐，热利下重，消渴，饥不欲食，气上冲胸，头痛，呕吐，小便不利等。

（二）病机分析

《圆运动的古中医学》曰：“必胆经相火，由右降入下部水气之中，再由下左升，然后发生肝经作用。”肝胆的升降是由胆经相火的下降来启动的，肿瘤患者经历了化疗、靶向治疗等，寒凉败伤中气，常致中气虚，土不能运，则胆火逆于上，此时不仅有中气不健的里急腹痛、不欲饮食、腹中胀满等症，还会出现胆火上冲的呕吐、目赤、耳鸣等症状，心包相火逆行导致的手心热，肝木不升、郁生下热的足心热，甲木不降、耗伤肺液的咽干口燥、燥热、衄血，胆木不降、阳不入阴导致的虚烦不寐等。

肿瘤患者体内癌毒较盛，癌毒具火之性，伤阴亦伤阳，化疗、某些靶向药和清热解毒的寒凉类中药，损伤人体阳气，阳伤则寒聚，若寒聚在肝，则肝寒肝木不升，寒则下陷，则寒疝、胁痛不能食；若寒气上冲，则有巅顶头痛之感；或厥阴风木上冲，风燥伤津，则有消渴、饮而仍渴、气上冲胸等证；若寒聚在肾，则水寒木郁，可以见到小便不利、夜尿、遗精滑泄等表现。

放疗易生热，或癌在下焦时，其毒热内蕴，亦可出现肝热肝气不升或肝气下陷生热，患者出现热利下重的症状。

（三）治疗原则

治疗原则为升肝气降胆火，培补中气。

中轴能运，肝胆之轮的升降方能正常，出现肝气不升、胆火不降状况时，首先要考察中气是否健旺，中轴能否运转，不足者当补之。肝升胆降的启动因素多为胆火的横逆不降，此时胆火常被误认为肝火，须仔细辨识，胆火不降的热象一般集中在上部，而且呕吐的表现较为明显，而肝火的症状常连绵上、中、下焦，且急躁易怒明显。肝气不升为主要矛盾时，则视肝的寒、热、郁不同辨证处方。

（四）遣方用药

中气虚，土木两枯致胆火逆上时，选用小建中汤补中气、降胆经相火，此方中重用芍药以降甲木而敛相火；胆木不降致阳不入阴时，用酸枣仁汤温升肝经以降胆木。

肝寒不升时有吴茱萸汤散肝经寒气以升肝木；若肝寒厥阴风木上冲，用乌梅丸温水寒兼清火热以息风，使肝升胆降；寒聚在肾，水寒木郁时，用肾气丸补水中之火以培木气之根，肝木自能升，胆木随之降。

若毒热内结以肝热为主，可选择白头翁汤，湿热除去而木气乃生。

五、心神所伤

（一）临床表现

心主神明，神伤多与心有关。心神与癌毒的发生发展关系密切。心神不力、心神失养、心神不宁等既可以促进肿瘤的发生、发展，又是恶性肿瘤患者常见的表现。临床上可见心气郁结的表现如情绪低落、压抑无助、焦虑抑郁等异常情绪；或气血不足、心神失养的表现。心神失养，以精神恍惚，心神不宁，多疑易惊，悲忧善哭，喜怒无常，或时时欠伸，或手舞足蹈，骂詈喊叫，舌淡，脉弦等为常见郁病证候；心血不足的表现如心悸怔忡，虽静卧不能减轻，头晕目眩，面色无华，唇舌色淡，脉细弱，或结代，兼见失眠多梦，易惊健忘。

（二）病机分析

神包括先天元神与后天心神。先天肾精是元神的物质基础，元神主宰着人的生命规律，细胞的分裂、周期、凋亡等程序均为元神所主，维持正常生命代谢活动。许多肿瘤的产生恰是人体生命内在规律和程序发生了紊乱，如儿童期多发各种母细胞瘤，是因为细胞分裂失常，“该长不长”，而老年期多发肺癌等五脏系统的肿瘤，是因为细胞生长失控，“不该长疯长”，这都是元神脱离常态、产生异常变化、调控失司的结果。任何疾病都是先从生命的无形部分，即精神、信息层面出问题，然后是气的部分，能量格局和运行规律发生紊乱，最后才到有形的疾病层面，肿瘤也是如此。作为功能表现的元神之变必然影响先天肾精这一物质基础，进而导致肾精异化，生成癌毒。除元神失司外，心失所养，心的生理功能异常，也会引起情感、神志、欲望等超出调节范围，这种心神不力还会导致免疫低下，从而促进肿瘤发展、复发和转移。

（三）治疗原则

癌由心生，当从心论治，即维护和恢复心正常的生理功能。“心主血脉”和“心主神明”基本概括了中医对心的生理功能的认识。《灵枢·本神》说：

“所以任物者谓之心。”心神不仅主导了脏腑功能活动的协调，也主导了对客观世界的认识、情感及由此产生的意志过程。心气、心血为物质基础，心气亏虚，心血虚耗则心力低下，当补心气、养心血、通血脉。神志、意识情感等属心神的功能表现，心志不坚、七情内伤等促进肿瘤的发生、发展，应当强心、养心、静心、安神。另外，肿瘤发展过程中，由于肿瘤本身或治疗产生负面情绪，影响情志，也会促进肿瘤发展。因此，情志疗法是临床肿瘤医疗手段外重要的补充。

（四）遣方用药

气血是一切功能活动的物质基础，心气充足、心血得养、气血运行畅通是心神发挥正常功能的前提。临床根据辨证，心气虚者补益心气，可用炙甘草、黄芪、人参，若兼见心阳不振，加附子、桂枝；心血亏虚者当补养心血、滋养心阴，可用柏子仁、当归、龙眼肉、麻仁、麦冬，甚者加熟地黄、白芍、阿胶；气血不通者当活血行血、调养心脉，可用丹参、桃仁、红花等。

另外，辨证配伍作用于心神的药物，如宁心安神的茯神、远志、酸枣仁；收敛心气的五味子、柏子仁、酸枣仁；清心安神的山栀子、川连、淡竹叶、莲子心；镇心安神的珍珠母、生龙骨、生牡蛎，均有助于心神正常功能的恢复。情志与心神关系密切，《类经》曰：“情志所伤虽五脏各有所属，然求其所由，则无不从心而发”，说明情志所伤均会影响心神，因而调情志也是调心神，临床常用柴胡、郁金、合欢皮、绿萼梅治疗抑郁烦闷、心气郁结的患者。

六、肝郁络阻

乳腺癌相关性淋巴水肿的主要原因是腋窝淋巴结清扫、放疗、术后血肿、肿瘤进展等造成的淋巴管断裂和变形。临床上可采用物理疗法、药物疗法和手术治疗淋巴水肿。物理疗法包括手法引流、加压包扎、烘绑、微波照射等，多种物理疗法联合应用治疗轻度或中度淋巴水肿效果较好，但目前治疗淋巴水肿没有明确有效的药物。当病情严重时，需考虑手术治疗，但手术治疗费用高，并发症多，创伤大，对手术操作要求高，限制了其适用范围。

（一）临床表现

乳腺癌术侧淋巴水肿，其临床症状主要以乳腺癌术侧上肢淋巴结水肿为主，通常术侧上肢肘关节以下水肿较为严重，患侧皮肤肿胀，皮肤和皮下组织增生，皮皱加深，皮肤增厚变硬粗糙，并可有棘刺和疣状突起，外观似大象皮肤，部分患者局部排汗异常或过于湿润，若压迫局部神经，会导致手臂和肩部运动障碍。乳腺癌淋巴水肿限制患者肩关节活动，导致上肢功能障碍，影响整体美观度并降低生活质量。

（二）病机分析

现代医学认为，乳腺癌腋下淋巴结转移是造成乳腺癌相关淋巴水肿的原因之一，乳腺癌患侧淋巴结是淋巴转移主要部位，也可转移至锁骨上淋巴结，经右淋巴导管、胸导管等进入静脉血流，实现远处转移。病情加重后，大量癌细胞阻塞腋窝淋巴管，阻碍淋巴回流，导致上肢水肿。淋巴结肿大压迫腋静脉，则上肢皮肤表现为青紫色；压迫臂丛神经会导致手臂和肩部运动障碍、感觉迟缓。另一主要原因是乳腺癌手术方式，目前大多数乳腺癌患者接受的是乳腺癌根治术或改良根治术，因术中需行腋窝淋巴结清扫，常常会出现淋巴水肿。

乳腺癌淋巴水肿归属中医学“脉痹”“水肿”等范畴。肝郁络阻为乳腺癌淋巴水肿的基本病机。络阻主要是乳腺癌患侧局部脉络不通，或因手术，或因癌毒，局部血脉不通，“血不利则为水”，水湿因局部血脉闭塞而泛溢肌肤，形成水肿。肝郁主要体现在以下两个方面，一为病位，中医认为，经络是运行气血、联系脏腑和体表及全身各部的通道。乳腺癌相关水肿主要以患侧上肢、肩背部皮肤为主，且外侧重于内侧，其病位正为手少阳三焦经循行之处，局部经络不通，气血运行不畅，手足少阳经互为表里。二为病证，如朱丹溪认为“若夫不得于夫，不得于舅姑，忧怒郁闷，昕夕积累，脾气消阻，肝气横逆，遂成隐核，大如棋子，不痛不痒，数十年后方为疮陷，名为奶岩”，明确指出肝郁为乳腺癌的主要病因。乳腺癌患者常见症状以情志抑郁、烦躁易怒、口苦口干、脉弦等较多见，临床医家多从肝论治，所以肝郁

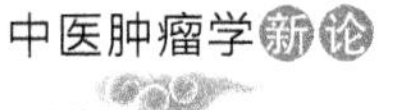

亦为乳腺癌患者的常见证型。

（三）治疗原则

乳腺癌上肢水肿以肝郁络阻为基本病机，其治法以疏肝通络为主。治则方面，一辨虚实，乳腺癌患者术后常见气血亏虚、痰湿内停，中晚期乳腺癌腋下淋巴结转移，癌毒较重，根据患者症状的不同，配合使用益气养血、健脾温肾、化痰解毒等治法。二辨气血，临床肝郁者常伴气滞血瘀，临床还需从上肢局部的疼与胀两个方面辨气滞与血瘀的轻重，若局部疼痛明显，患者舌下络脉紫暗，血瘀较重，以活血利水为主；若局部肿胀，水肿较重，以疏肝理气为主。无论见证如何，通络利水均为必备治法。

（四）遣方用药

疏肝理气、活血通络为治疗乳腺癌术后上肢淋巴水肿的第一大法，中药活血与理气并重，以期全面改善患者的气滞血瘀状态。疏肝通络汤方用柴胡、郁金、当归、路路通、络石藤、海风藤、车前草、车前子、水蛭、桂枝、鸡血藤。方中柴胡、郁金为调达肝气、疏肝解郁之要药；当归、鸡血藤活血养血；路路通、络石藤、海风藤、桂枝祛湿温阳、通经活络；车前草、车前子清利水湿；水蛭破血祛瘀、消癥散积。全方共奏疏肝理气、活血化瘀、利水通脉之功，体现了气血双调的组方原则。

七、浊毒互结

（一）临床表现

恶性胸腔积液、腹水是恶性肿瘤发展过程中常见的并发症，是肿瘤预后不良的表现之一，提示肿瘤晚期、预后差、生存期短。

（二）病机分析

恶性胸腔积液多属中医“悬饮”范畴，恶性腹水多属中医“鼓胀”“痰饮”“水证”范畴。中医理论认为，浊毒互结，凝滞三焦，水饮停聚胸腹，发为胸腔积液、腹水。因而浊毒互结是恶性肿瘤胸腔积液、腹水发生的特异性病机。《素问·经脉别论》曰：“饮入于胃，游溢精气，上输于脾；脾气散精，上归于肺，通调水道，下输膀胱。水精四布，五经并行，合于四时五脏阴阳，揆度以为常也。”水的代谢，是由胃、脾、肺、肾、三焦五经之气，经过升、降、浮、沉的运动而成。《温病条辨》曰：“湿气太过，反伤本脏化气，湿久浊凝，至于下焦，气不惟伤而且阻矣。”浊毒，即为浊邪与癌毒相互胶结、纠缠相合而成。浊邪多指湿浊之邪、秽浊之邪。浊为湿之渐，诚如朱丹溪《格致余论》所言：“湿者土浊之气……浊气熏蒸，清道不通，沉重而不爽利。”浊亦为秽浊，多指秽浊不清之物。《杂病源流犀烛》曰：“浊病之原，大抵由精败而腐者居半。”癌肿即为毒邪蓄积蕴结而成。《中藏经·卷中·论痈疽癌肿》记载：“痈疽瘀肿之所作也，皆五脏六腑蓄毒不留则生矣。”清代喻嘉言在《寓意草》中将毒邪分为外毒和内毒：“外因者，天时不正之时毒也，起居传染之秽毒也；内因者，醉酒厚味之热毒也，郁怒横决之火毒也。”恶性肿瘤的发生即为浊毒互结而成，《疡科心得集》记载：“癌瘤者，非阴阳正气所结肿……浊气瘀滞而成也。”尤在泾《金匮要略心典》曰：“毒者，邪气蕴结不解之谓。”

恶性肿瘤发展到一定的阶段，浊毒互结更剧，引起脏腑失调，气化不行，肝、脾、肾三脏功能失调，浊毒凝滞三焦，决渎无权，水液运行失常，浊毒互结于胸腔、腹腔，发为胸腔积液、腹水。

（三）治疗原则

基于浊毒互结理论，临床可用化浊、解毒法治疗恶性肿瘤引起的胸腔积液、腹水。《伤寒论》记载：“脾气不转，胃中为浊。”朱丹溪提出：“实脾土，燥脾湿，是治其本也。”

（四）遣方用药

健脾化湿运浊常用白术、苍术、党参、茯苓、山药、薏苡仁、车前草（子）、瞿麦、葶苈子、防己、甘遂等；芳香化浊常用清宣芳化、避秽祛湿的药物，如藿香、佩兰、砂仁、豆蔻、荷叶、苏梗等辛香温窜之品以芳香化

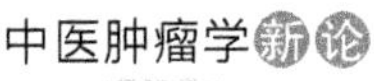

浊。解毒法常配合化浊法同时使用，目前常用解毒抗癌的中药，如蜂房攻毒止痛，蜈蚣、全蝎攻毒散结，半枝莲、半边莲清热解毒，白花蛇舌草清热利湿解毒，蛇莓清热解毒消肿。

八、脾虚胃反

胃反，中医病证名。胃反又称反胃，是指饮食入胃，停滞不化，良久反出的病证。胃反病名首见于《金匮要略》："趺阳脉浮而涩，浮则为虚，涩则伤脾，脾伤则不磨，朝食暮吐，暮食朝吐，宿谷不化，名曰胃反。"指出本病主要病机是脾胃受伤，不能腐熟水谷，临床表现以朝食暮吐为特点。治疗方面提出"胃反呕吐者，大半夏汤主之""胃反，吐而渴，欲饮水者，茯苓泽泻汤主之"。

（一）临床表现

肿瘤患者化疗后常不欲饮食、恶心呕吐、腹痛、胀气、腹泻或便秘，甚则食入即吐，不能进食。

（二）病机分析

化疗药物多为大毒之物，攻解癌毒的同时损伤人体正气，使中焦脾胃受损。轻证多由正邪相争导致机体排毒反应，引起呕吐、纳呆；重则寒邪毒物侵犯脏腑，寒从中生，火不生土，火不暖土。脾为阴土，喜燥恶湿，脾阳不足，食饮不化，故纳呆不欲饮食；同时中土枢机运转不利，阳气升降出入不畅，浊气上逆，发为恶心呕吐；脾为生痰之源，脾失运化，则痰从中生，痰湿中阻，故口腔味觉异常、干燥等；脾虚运化无力，水谷不能充分腐熟，传导至肠而有腹痛、腹泻或便秘等不适。

（三）治疗原则

扶正健脾、温中和胃。纳呆不欲饮食则兼顾祛湿和胃，恶心呕吐则兼顾降逆止呕，腹痛明显则理气止痛，腹泻明显则祛湿止泻，便秘明显则润肠通便。

（四）遣方用药

临床可用四君子汤合小建中汤加减。纳呆不欲饮食可酌加焦三仙、砂仁、生谷芽升发脾胃之气，伴恶心呕吐加竹茹、黄连、肉桂，若喜温喜按可加砂仁、白豆蔻、黄芪，胃气上逆加旋覆花、木香，伴胃腹疼痛可加川楝子、郁金、香附、枳壳，腹泻用陈皮、泽泻、砂仁。化疗后恶心呕吐以正气虚衰为前提，故治疗应以扶正健脾、温中和胃为主要治则，处方以四君子汤合小建中汤为底方健脾益气、温中补虚。若以纳呆不欲饮食为主要症状，为积滞明显，可加焦三仙消积化滞、和胃消食，砂仁及生谷芽联用健胃醒脾、和中消食。若以恶心呕吐为主要症状，伴胃脘嘈杂，为脾虚胃热，则加竹茹清热化痰、除烦止呕，肉桂与黄连合用降火燥湿除烦；伴喜温喜按，为虚寒明显，可加砂仁理气和中，白豆蔻、黄芪健脾温胃；伴胃气上逆，为气机不畅，可加旋覆花行水降气，平衡中焦气机，加木香调胃行气；伴欲呕而不出，为食滞气逆，加香附、枳壳理气平胃。若以腹痛为主要症状，多受情绪影响，肝胃不和，加川楝子、郁金疏肝理气止痛，加香附、枳壳理气平胃。若以腹泻为主要症状，为脾虚湿盛，加陈皮健脾燥湿，加泽泻利水渗湿，加砂仁温中行气。若以便秘为主要症状，为肠燥津亏，加杏仁、柏子仁润肠通便。

九、气血亏虚

（一）临床表现

恶性肿瘤晚期或化疗等治疗手段导致骨髓抑制，出现血红蛋白降低、白细胞与血小板下降等不良反应时，患者常出现消瘦、面色苍白、神疲乏力、心悸气短、体力下降等症状，舌脉表现为舌淡唇白、苔薄，脉细弱。

（二）病机分析

《景岳全书·血证》曰："人有阴阳，即为血气。阳主气，故气全则神旺；阴主血，故血盛则形强。"正气虚弱是恶性肿瘤发生的基础，加之临床上采用放化疗等，在抑制或消灭癌细胞的同时，对人体消化、造血、免疫系统等带来损伤，极大地损耗了患者的正气，造成脾虚、肾虚。肾为先天之本，藏精，主骨生髓；脾主运化，为气血生化之源，后天之本，脾肾亏虚则气血两虚，生化乏源，致营血不足。

（三）治疗原则

临床若见血红蛋白低，属营血范畴。“脾胃为气血生化之源”“肝藏血”，《诸病源候论・虚劳病诸候》曰：“肾藏精，精者，血之所成也”，血的生成有赖于肝、脾、肾，补肝肾精血、强中焦脾胃是基本治则，重点是肝、脾、肾三脏。临床若见白细胞总量低下不升，属营气和卫气范畴。卫出上焦，营出中焦，二者均来自水谷精微，经心肺布达于经脉内外，与肺和脾胃关系密切，治疗重点在于肺、脾二脏；另外，白细胞反映了卫气强弱及运行输布，一切可以激发阳气、调动卫阳的手段均可以升白细胞，如刮痧、放血、拔罐、针刺等。临床肿瘤患者常有血小板低下的症状，与肝脾关系密切，重点在于肝脾二脏。另外，在运用输血、补液等手段“速生”有形之血的同时，须兼以补气摄血。

（四）遣方用药

根据血常规指标下降的具体情况，责之不同脏腑病位，并根据气血亏虚程度不同分别采取补气养血、补脾益胃、滋补肝肾等方法。如肺气虚时，可予生脉饮加减；脾气虚时，可予四君子汤加减；肾气虚时，可予肾气丸加减；当肾阴虚时，可予六味地黄汤加减；血虚时，可予四物汤加减。血常规指标下降明显时，可选用升血汤、加味升血汤或加味升血贴，以补益脾肾，起到升高血红蛋白及白细胞、减轻放化疗不良反应的作用。升血汤组成：生黄芪、鸡血藤、枸杞子、菟丝子、黄精。加味升血汤组成：生黄芪、炒白术、鸡血藤、枸杞子、菟丝子、黄精、怀牛膝。加味升血贴组成：生黄芪、细辛、鸡血藤、枸杞子、炒白术、黄精、肉桂、冰片、菟丝子。

十、阳虚毒聚

（一）临床表现

晚期恶性肿瘤是一种慢性全身消耗性疾病，由于手术、放化疗等损伤正气，或全身多发转移，不宜外科手术治疗，而以带瘤生存、提高生活质量和延长生存期的姑息性治疗已成为当前研究的热点。肿瘤之形成，病机基础为正气亏虚、脏腑阴阳气血失调。正如《医宗必读·积聚》所言："积之成者，正气不足，而后邪气踞之。"晚期恶性肿瘤患者由于丧失手术的机会，体内肿块增大，局部灼热、疼痛，局部癌毒活跃，壮火食气，易耗伤气血津液，肿瘤负荷不断加重，病情日久导致正气亏虚，又经手术、放疗、化疗、靶向治疗等药物损伤，临床整体多表现为面色萎黄，全身乏力，形体羸弱，少气懒言，气短自汗，食欲缺乏、恶心呕吐，大便稀溏、完谷不化，小便清长，恶寒肢冷，舌淡苔白，脉沉细等典型的虚寒之象。

（二）病机分析

晚期恶性肿瘤属中医"虚劳"范畴，多为正气亏虚，无力抗邪，癌毒内陷，正气自伤。肿瘤晚期正虚邪实并存，病机虚实夹杂，但整体强调阳虚而致虚寒，同时加重体内痰瘀；局部肿块增大，伴灼热疼痛，癌毒内陷以毒热为主，壮火食气，进行性耗伤气血。晚期恶性肿瘤，尤其是终末期恶病质患者，久病、失治、误治或放化疗、手术等治疗，必然耗伤人体的阳气，而整体表现为一派虚寒之象，局部癌毒异常活跃而表现为毒热之象。

（三）治疗原则

治疗过程中，并非一味地以毒攻毒以祛邪，而是提倡以人为本，局部与整体结合，以改善症状、提升生存质量、延长生存期为主要目标，使晚期恶性肿瘤患者与肿瘤细胞长期和平共存，即所谓的"带瘤生存"。具体来讲，主要有以下 4 种治法。

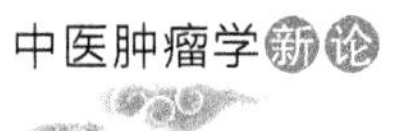

1. 扶正补虚

晚期恶性肿瘤患者，机体免疫功能明显低下，患者久病体虚，精气耗伤，此时正气虚衰，癌毒停留于体内，中医认为“邪之所凑，其气必虚”“正气存内，邪不可干”，正如《张氏医通·积聚》所云：“善治者，当先补虚，使气血壮，积自消也。”所以扶正补虚以提高患者免疫力是治疗晚期恶性肿瘤的根本大法。

2. 温阳散结

阳气是人体“生长壮老已”的原动力，阳气不足，百病乃生。晚期恶性肿瘤的发生、发展与阳气虚及功能的异常密切相关，正如《灵枢·百病始生》所言：“积之始生，得寒乃生，厥乃成积也。”晚期恶性肿瘤患者日久正气亏虚，又经手术、放疗、化疗、靶向治疗等药物损伤，终致“阳虚寒凝”。因癌积结聚日久，加之晚期恶性肿瘤患者久病体虚，故应温阳散结，以防坚积既去而正气不支。正如《证治汇补·积聚》所言：“徒用磨坚破积之药，只损真气……气越耗而积越大，惟当渐磨熔化……若去积及半，即宜纯与甘温调养……则破残余积不攻自走，所谓养正积自除之谓也。”

3. 清热解毒

晚期恶性肿瘤患者局部肿块增大，伴灼热疼痛，癌毒内陷，以毒热为主。早在《素问·至真要大论》中就记载“治热以寒”“热者寒之”。此外，放化疗作为肿瘤治疗的主要手段之一，亦产生多种毒副作用，包括免疫功能降低，骨髓抑制等，肿瘤的发生、发展与机体的免疫功能息息相关，免疫功能的失调是肿瘤形成的主要因素，因此提高机体免疫力也是抗肿瘤的重要途径。因而临床上多用清热解毒治法，一方面对肿瘤细胞产生直接杀伤或抑制的作用；另一方面可提升患者机体的免疫功能。

4. 祛瘀通络

叶天士提出“久病入络”“久病必瘀”，提示久病常常与正虚相兼夹，即久病多虚，而多虚多瘀集于一身，使虚与瘀并存。晚期恶性肿瘤患者临床亦常见面暗消瘦，病理性肿块，局部疼痛，舌质紫暗或有瘀点瘀斑、舌下脉络青紫，脉涩或者结代等血瘀表现，同时晚期恶性肿瘤患者亦会出现微循环障碍，容易发生静脉血栓栓塞。晚期恶性肿瘤这种高凝状态表现出的

“凝”“聚”“黏”“浓”的变化与中医所讲的血瘀证密切相关。基于此，在治疗兼有血瘀证的晚期恶性肿瘤患者时，可用祛瘀通络的虫类药以疏其血气、令其条达。

（四）遣方用药

1. 扶正补虚——黄芪、党参

黄芪、党参均为扶正补虚之要药，黄芪甘温，能补五脏诸虚不足，益元气，壮脾胃，为补者之长；党参甘平，具有补中益气、健脾益肺、补血、生津之功效。晚期恶性肿瘤患者均有不同程度的气血阴阳亏虚，党参善补五脏之气，补气而兼能养阴，守而不走；黄芪善走肌表，补气兼能扶阳，走而不守，补而不滞，二者相须而用，阴阳兼顾，用之鼓舞中气，以资生化之源。现代药理研究也证实，黄芪及党参的有效成分皂苷类、多糖类、黄酮类均具有免疫调节作用。

2. 温阳散结——附子、干姜

选择多以性味重厚之品为主，如四逆汤中的附子、干姜等。附子性温，其性善走，内达外散，为通行十二经纯阳之要药，可温里扶阳、散寒滞、通经脉，为百药之长；干姜味辛，性热，为温里回阳第一要药，正如《伤寒明理论》所载：“逐寒正气，必先辛热，是干姜为臣”，附子、干姜相须为用，附子补先天之本、命门之火，干姜温补后天之本，助脾阳之运化。细辛外散阴寒，内祛阴凝，温通肾气。现代药理研究表明，四逆汤可以明显增强荷瘤小鼠的免疫功能，同时附子中的乌头碱、附子多糖也被证实具有抗肿瘤作用。

3. 清热解毒——半枝莲、白花蛇舌草

对于晚期恶性肿瘤患者，虽然癌毒尤甚，但患者正气亏虚，不耐攻伐，故而不宜以毒攻毒猛攻，宜用平和的清热解毒的中药，如辛平之半枝莲、甘寒之白花蛇舌草等，避免使用大苦大寒的峻猛之品，用量亦根据患者身体状况灵活调整，以防损伤脾胃之气。正如《内经》所云：“大积大聚，其可犯也，衰其大半而止。”白花蛇舌草、半枝莲具有清热解毒、消痈散结之功效，现代药理作用亦证实，半枝莲、白花蛇舌草可不同程度地抑制肿瘤新生血管生成、诱导肿瘤细胞凋亡、逆转肿瘤耐药性、减轻放化疗毒副作用，此外，白花蛇舌草还能增强机体的免疫力，二者合用可有效控制晚期肿瘤患者病情进展。

4. 祛瘀通络——土鳖虫、穿山甲

土鳖虫、穿山甲二者均为血肉有情之虫类药，性善走窜，搜剔通络，直达病所。王笑民教授认为，土鳖虫特点是破而不峻，能行能和，炮山甲具有引经、穿透的作用，能够窜筋络、达病所，同时咸能软坚、咸入肾，行散之中寓有收补之功。现代药理研究表明，土鳖虫体内提取的纤溶活性蛋白在体内、体外试验中均有抑制肿瘤生长的作用，穿山甲碱具有抗肿瘤细胞活性的作用，并且具有增强机体免疫力的功效。在对晚期恶性肿瘤患者的临床诊疗中，只有把扶正与祛邪辨证地结合起来，根据具体的病情表现，随证而变，才能取得较好的疗效。同时虫类药物多有小毒，用之不可过量，时间不宜过长，强调中病即止。

十一、总结

临床上很多肿瘤患者有胸部以上燥热，自汗、烦躁、失眠而双膝以下冰冷，或伴腰酸腿软，舌红或舌淡苔白，脉沉涩，尺脉多无力等表现，为“上热下寒”“火水未济”之证。“上热下寒”首见于《灵枢·刺节真邪》：“上热下寒，视其虚脉而陷之于经络者取之，气下乃止，此所谓引而下之者也。”是寒热错杂的表现之一，由阴阳之气不能协调，阳盛于上，阴盛于下所致。可见胸中烦热、目赤咽痛、烦躁难眠或同时伴有足胫冷痛、大便稀溏。《伤寒论》对寒热错杂证多有论述，可见此类患者临床非常多见。此证与手术及化疗等西医治疗手段也有关系，而西医无有效治疗药物，患者穿着往往异于他人，影响生活质量，心理负担重，严重者影响预后。肿瘤患者“上热下寒”有其独特的病机病理。火水未济是其病机关键，而气滞痰凝瘀阻是病理基础。

元气具有生命活力，它是推动人体生、长、壮、老生命进程的原动力，元气为命门之火，即水中之火，元精蕴含着衍生万物的物质信息能量，由元阳化成。元精元气皆藏于肾，肾为水脏，其卦为坎（☵），为两阴爻夹一阳爻，水中生火，阴中有阳，为人体之元阴元阳。《医理真传》认为人身全凭坎中这一阳爻生发阳气运行周流，“乾分一气落于坤宫，化而为水，阴阳互根，变出后天坎离二卦，人身赖焉”。坎位本居下，离位居上，二者交感升降，成为坎上离下，此为天地相交、阴阳通畅的交泰之象，为“水火既济”。其中，离卦阳中寓阴，阳能在所寓阴气的引导下交于地气，坎卦阴中寓阳，阴能得所寓阳气推动上升交于天气，则天气阴阳二气交感氤氲，现生机造万物，人体内阴阳二气升降协调，水升火降，生命活动有序如常进行。生理情况下，坎中一阳蒸腾并温煦肾水上升，则在上之离火得以下降交潜于肾。离位本上，坎位本下，若阳独上阴独下，火独亢于上而水寒于下，则坎离分别，背道而驰，互无交感，则为死阴死阳，生机不现。天地生机被遏制会出现异常变化，人身阴阳水火升降失序，机体就会产生寒热错杂，临床表现为“上热下寒”。

肿瘤有别于其他内伤杂病的特异性致病因子，即癌毒。肿瘤患者上热下寒有其自身独特的病机，与癌毒关系密切。癌毒是在机体正气虚弱，内外邪共同作用下，肾精变异产生的。癌毒产生后，作用于人体最虚损之处，所谓“邪客极虚之地”。癌毒由肾精变异而来，或叫元气异化。从本质来说，癌毒一方面是由坎卦中阳爻所代表的一部分元气异化而来，异化而来的癌毒在元气阳动性质的基础上变得更为阳亢、暴虐，不断流窜扩散，所到之处耗伤阴血津液，易造成局部火热或阴虚之象，病久则全身阴阳俱虚；另一方面，由于部分阳爻异化而出，导致坎中真阳受损，水中真火不旺，难以蒸腾肾水上升，致离火不能归位，故患者常表现出下部肾阳虚衰的腰膝酸软、双膝以下冰凉，而上部汗出、烦躁、目赤、失眠、盗汗等症状。

另外，肿瘤形成及发展过程中，痰、瘀等病理产物也对此证的形成起到促进作用。癌毒始生，一方面耗伤人体正气；另一方面导致脏腑、经络功能失调，诱生痰浊、瘀血、湿浊等多种病理产物。癌毒吸引痰浊、瘀血、水饮等病理产物并胶结在一起，毒力由弱变强，聚集痰、瘀等病理产物能力越发强大。痰、瘀等阻滞经络及脏腑气机，气滞邪阻，阴阳升降之道痞塞不通，虽有水中真阳鼓动，肾水也难以蒸腾而上。

另外，患者自身阴阳盛衰状态在疾病发展中会不断变化，阴虚、阳虚、阴阳俱虚均有可能出现并作为重要因素影响病情，素体阳虚患者“上热下寒”程度往往更重；阴血亏虚，肾水不足的患者往往“无水可升”，且癌毒进展中极易耗伤阴血，加重病情；病久阴阳俱虚，正气大伤。所以治疗时应兼顾整体，灵活掌握补阳或补阴的时机。

总结起来，肿瘤患者多见上热下寒，火水未济为其特征性病机，产生原因大致如下：①坎中真阳受损，无力蒸腾肾水上行，致火不下行，水火离位。②癌毒发生发展过程中产生的痰浊、瘀血、水饮、气滞等病理产物阻滞气机，水火升降之道痞塞不通。③素体肾水不足，真水亏虚，纵有真阳鼓动，然无水可升。

第五章　肿瘤的诊断

肿瘤中医诊断的目的是确定肿瘤的病性、病位及病势，八纲辨证、脏腑辨证、经络辨证是中医肿瘤临床常用的诊断方法。

第一节　八纲辨证

一、体阴、病阳：整体阴，局部（肿瘤）阳

要想厘清肿瘤的阴阳属性，首先应分清两个概念：肿瘤患者和肿瘤。肿瘤患者顾名思义指的是患肿瘤的人、个体，而肿瘤指的是肿瘤组织，如小细胞肺癌指的是经病理诊断后的癌组织肿块。许多人在肿瘤辨证时，往往忽视二者的不同，如肿瘤后期患者出现恶病质、消瘦、精神萎靡、乏力、面色晦暗等征象，多数人即辨证为“阴”，而忽略了肿瘤组织的增大、肿瘤标志物成倍增加等肿瘤组织“阳”的表现。肿瘤患者整体属阴，肿瘤局部属阳，主要有以下几个原因：从发病来看，肿瘤患者因内虚而发病，在同一环境生活的人群中只有少数人得了肿瘤，而且某些患者还得了“二重癌”“三重癌”，究其原因为患者机体内存在有利于肿瘤生长发展的环境，就像“种子”和“土壤”一样，只有“土壤”适合，“种子”才能发芽、生根。内虚使患者机体处于一种脏腑功能不足、阴阳失调、内环境失衡的病理状态。由于机体的阴阳失调，抵抗力下降，使得外邪更容易入侵，各种致癌物得以长期作用于人体，这是肿瘤发生的重要内部原因。脏腑功能失调，阴阳失衡的内虚状态，

有可能引起气不行血、气不摄血、饮食不化、精微不生等病理变化，而上述与瘀血、痰浊、积滞相关的病理变化正是形成肿瘤的重要物质基础。内虚是导致肿瘤的基础，癌毒为肿瘤产生的必要条件，癌毒是在正气亏虚的基础上，各种内外因素共同作用所致的一种强烈的特异性毒邪（致病因子）。癌毒之性既不同于一般的外感六淫邪气，也不同于普通的内生邪气，而是一类特殊的毒邪，其性更暴烈顽固，更加黏滞不化，病变深在，易与痰瘀互结，缠绵难愈，具有易于耗伤正气，易于随气血流窜他处等特性。《诸病源候论》指出："恶核者，是风热毒气，与血气相搏结成核，生颈边""肿之生也，皆由风邪寒热毒气，客于经络，使血涩不通，壅结皆成肿也"。说明癌毒侵袭机体，与机体之气滞、血瘀、痰湿等邪搏结，导致肿瘤的发生。由此可见，肿瘤发病时，内虚属于"阴"的范畴，而癌毒属于"阳"的范畴。在病程上，肿瘤形成后，正邪相互斗争，一方面癌毒具有发病猛烈、易伤正气的特性，表现为身体逐渐消瘦，而肿瘤细胞成指数倍增长；另一方面有形之物阻滞经络、脉道，使得五脏六腑之间的有机联系遭到破坏，五脏的相生、相克关系转而成为相乘、相侮的病理表现，进一步加重内虚的表现。再者肿瘤的现代化治疗手段如手术、放化疗等，在杀灭肿瘤的同时，也会伤及机体的正气。如手术会伤气耗血，使脏腑、经络等功能失调；放疗则根据部位的不同可造成皮肤黏膜溃疡、放射性肺炎、肺纤维化、放射性肠炎、心肌损害，增加心肌梗死等心血管疾病的发生率；化疗会抑制机体的免疫系统功能，降低细胞免疫功能，化疗后 TH 细胞下降，TS 细胞上升，TH/TS 下降，自然杀伤细胞活性、巨噬细胞吞噬功能及网状内皮系统功能均下降，为肿瘤的扩散提供了条件，并且可造成骨髓造血功能障碍，引发恶心、呕吐及脱发等不良反应。由此可见，肿瘤患者因内虚而发病，病程中癌毒亦消耗正气，从而加重内虚，再加上现代化治疗耗气伤血，进一步促进内虚，故肿瘤患者属阴；而癌毒为强烈特异性毒邪，其发病猛烈，生长迅猛，易伤正气，具有"阳"的特性，故肿瘤属阳。

二、体寒、病热：整体寒，局部（肿瘤）热

寒热辨证同样应区分肿瘤患者和肿瘤。肿瘤属热，这主要与肿瘤的性质及表现有关。从中医角度讲，肿瘤为癌毒致病，而癌毒性质属阳，其发病猛烈，如《医宗金鉴·外科卷上》论舌疳："此证皆由心脾毒火所致，其证最恶……舌本属心，舌边属脾，因心绪烦扰则注火，思虑伤脾则气郁，郁甚而成斯疾。"其将舌疳的病理归为心脾毒火。《疡科心得集·辨肾岩翻花绝证论》认为肾岩由于"其人肝肾素亏，或又郁虑忧思，相火内灼，水不涵木，肝经血燥……阴精消涸，火邪郁结"，精辟地论述了内生火邪，毒热郁结，形成肿瘤的病理。癌毒易与痰瘀凝结，耗伤正气：癌毒内蕴，脾失健运，再加癌毒阻滞，影响津液运行，聚而为湿、成痰；癌毒阻滞，气血运行不畅，停而为瘀；癌毒耗伤正气，气不行血，血行不畅，也能致瘀。痰湿、瘀血与癌毒胶结，日久可化热。《素问·经脉别论》中描述正常饮食代谢为"食气入胃，散精于肝，淫气于筋。食气入胃，浊气归心，淫精于脉。脉气流经，经气归于肺，肺朝百脉，输精于皮毛。毛脉合精，行气于腑。府精神明，留于四脏，气归于权衡……饮入于胃，游溢精气，上输于脾。脾气散精，上归于肺，通调水道，下输膀胱。水精四布，五经并行，合于四时，五脏阴阳，揆度以为常也"。不管是食，还是饮的正常运行都有赖于经脉的通畅，而癌毒与痰瘀胶结，阻滞精气运行，精气归于肿瘤，故肿瘤生长迅速，处于高能量状态，所以辨证为热。癌毒沉伏、善行：癌毒沉伏体内，病变早期，不痛不痒，临床少有症状，难以发觉，后期经手术、放化疗等积极治疗，即使现代检查手段找不到肿瘤细胞，也存在复发风险，此时癌毒成为余毒，就像一座休眠火山一样，仍具有喷发的可能。此时余毒隐匿潜藏，非静止不动，有一个氤氲、弥漫到鸱张的过程，随着时间的迁延，必然损伤脏腑，暗耗气血津液，以致正虚毒蕴，或被他邪诱发，出现复发转移，屡治屡发，屡发屡重。如《温疫论》说："若无故自复者，以伏邪未尽。"肿瘤虽沉伏，但仍具有热的特性。西医认为"肿瘤"是不受机体控制而过度生长的细胞，PET-CT 显示肿瘤组织处于高代谢水平，ATP 消耗多，故属于热。

肿瘤患者临床表现有寒热的不同，凡由寒邪引起，或阳气不足所产生的功能衰退、阴气偏胜的症状，称为寒证；凡由热邪引起，或因其他病理变化（湿郁化热、气郁化热、五志化火等），抑或阴气不足，产生的功能异常亢奋，阳气偏胜的症状，称为热证。寒证虽有实寒与虚寒之分，但在肿瘤患者中，寒证多为内伤久病，阳气耗伤，或年老肾虚，素有阳气不足所致虚寒，临床表现可见恶寒，手足冷，面色苍白，小便清长，大便稀薄，苔白，脉迟等。肿瘤热证也常有实热与虚热之分，实热常由热毒内蕴，或湿热交杂，或痰瘀蕴久化热等引起；虚热常见于肿瘤后期久病阴津耗损或放疗后热伤津液，一般常见为肺胃阴虚或肝肾阴虚之证，临床表现可见发热，面赤烦躁，或两颧发红，口渴喜冷饮，小便短赤，大便黄黏胶臭，肛门灼热或便秘，舌质红，苔黄或少苔，脉数等。而晚期肿瘤患者病情复杂，寒热夹杂，具体临床表现多见口舌生疮，咽干口苦，虚火牙痛，胸膈以上烘然汗出，面赤身热，或喘促，或咯血，或心烦难以入睡等上部热证，同时伴畏寒肢冷、大便溏泄或下利清谷等下部寒证，部分症状明显的患者诉有胸腹部上下不通的感觉，患者整体表现为寒热错杂的症状。

三、表实、里虚

肿瘤患者多表现为表实而里虚。前文已经指出内虚是肿瘤发病的基础，此处不再赘述。而内虚多责之于脾肾，脾为后天之本，气血生化之源，运化水谷精微，如若脾脏功能失常，一方面正气生化不足，机体抗病能力减弱，癌毒易侵袭；另一方面津液运化失常，停聚机体阻滞而生痰瘀，成为肿瘤发病的基础。肾藏精，为先天之本，随着年龄的增大，肾气逐渐衰弱，肾藏精功能减弱，这时机体的脏腑生理功能容易失调，防御功能也减弱，机体免疫功能下降，容易感受癌毒。发病后，癌毒的特性之一为耗伤正气，随着病情的进展，机体脏腑化源不足，功能失调，脏器衰败，再加上现代治疗手段如手术、放化疗等耗伤气血，机体更加亏虚。正气亏虚的肿瘤患者极易感受外邪，出现恶寒、发热等症状，可表现为表实证。表实而里虚的另一个很重要的方面为相表里的里脏虚而表腑实。正如《素问・五脏别论》所云："所谓五脏者，藏精气而不泻也，故满而不能实。六腑者，传化物而不藏，故实而不能满也。”脏与腑，一阴一阳，一表一里，通过经络相互络属，共同完成各项生理功能。若脏腑功能失调，气机紊乱或先天脏腑禀赋不足，正气虚弱，皆可成为肿瘤发生的内在因素。《诸病源候论·卷十九·积聚候》曰：“积聚者，由阴阳不和，腑脏虚弱，受之风邪，搏于脏腑之气所为也。”将积聚的产生归之于脏腑虚弱，阴阳不和，感受外邪，内外合邪。陈藏器亦言：“夫众病积聚，皆起于虚也，虚生百病，积者，五脏之所积，聚者，六腑之所聚。”简明扼要地说明了“积聚”之病与正虚，在里之脏腑之间的内在关系。

第二节　脏腑辨证

脏腑辨证是根据脏腑生理功能、病理表现，对疾病证候进行分析归纳，借以推究病机，判断病变的部位、性质、正邪盛衰等情况的一种辨证方法。脏腑辨证是恶性肿瘤辨证论治的基本方略之一，其应用首先可以根据发病部位的不同，判定肿瘤的脏腑定位，从而推导相应脏腑生理功能异常（如肺癌患者常具有宣发肃降功能异常，表现为胸闷、气短、咳嗽等），肿瘤发于各脏腑者属于本脏或本腑（如肺癌脏腑辨证属于肺），发于身体其他部位者，可根据脏腑所主、在体、在窍的不同，归属于相应的脏腑（如呼吸道肿瘤多属肺，消化道肿瘤多属脾胃）。其次脏腑辨证在肿瘤辨证论治中应用较多的是表里关系和生克制化关系，脏腑表里关系体现于肿瘤患者多表现为脏虚寒，腑实热；而脏腑生克制化关系是五行理论的核心，通过五行关系相互维系、相互制约，借以保持动态平衡，并完成各种生理功能。如《素问·五运行大论》中所说：“气有余，则制己所胜而侮所不胜；其不及，则己所不胜侮而乘之，己所胜轻而侮之。”

肺癌常见证之一为痰热证，肺内癌毒与痰胶着，化生痰热，蕴积在里，发为肺癌。正如《难经·五十四难》所云：“肺之积，名曰息贲，在右胁下，复大如杯，久不已，令人洒淅寒热，喘咳，发肺壅。”需要指出的一点是“痰耗气”而“热伤阴”，故肺癌患者不止出现痰热内蕴一个证型，还常常伴有气阴两伤的证候，为本虚标实之证，治疗时不可仅用清热解毒之法，而须时时兼顾气阴之损伤。气虚之证，肺病既久，痰浊、咳嗽、癌毒等耗气，致肺气耗损严重，继而发生“子盗母气”，肺病及脾而伤及脾气；脾气亏，则脾土不能生肺金，肺气无以生化，并因其位居上焦而失去中焦脾气之依托，易发生肺气下陷，以致气短、喘憋；又肺脾既伤，中气受损，气血生化乏源，则肾中之真火亦得不到后天之充养，肾中精气亏虚，则不能纳气，气机虚浮而上逆，更加重喘憋及肺气之散耗；又下焦之肾气不能扶助中焦之脾气，以致中焦失去下焦之依托，则脾气虚陷，而胸中之大气更加不能正常转圜。因此，于补益肺气之时，常应酌予脾肾双补之法，以此由肾而及脾、由脾而及肺，使三焦之气得以上下贯通，则肺气生化有根、无虚无碍，得以正常充养而发挥作用。又如肺癌患者常因癌毒化火伤阴，加之放疗更损伤肺阴，肺阴亏虚严重，则可“子病及母”而进一步引起胃阴亏虚，胃纳受伤则脾胃运化失常，气血亦不能正常生化，久之病损及肾，肾精失于滋养，则全身阴液俱亏。此时补益肺阴，亦应注意滋养胃阴与肾阴。否则三焦之阴液不能一以贯通，濡润周身，反易窒碍气机之转圜，加重病情。由于心与肺并居上焦，有时肺内浊邪留着不去，亦与心阳不振有关，宜宣阳通肺治之，乃“离照当空，阴霾自散”之理也。

食管癌、胃癌、肝癌、胰腺癌、结直肠癌等消化系统肿瘤往往以脾虚为主证。如脾虚胃热型胃癌患者，病因可见脾脏素虚，运化失常；嗜食肥甘，碍脾之运化；外感湿邪，湿阻中焦；劳倦太过或情志失调，肝气不舒，克伐脾土等。以上病因均可导致脾脏运化失健，湿浊停聚或食积不化，壅塞于胃腑，日久化热，一方面热腐血肉，血不循常道为瘀；另一方面湿食阻滞，气血运行不畅，停而为瘀，癌毒与湿食瘀搏结，发为胃癌，整体表现为“脏虚而腑实”。如肝阴亏虚型肝癌患者，患病日久“子病及母”，由肝及肾，肾阴耗损，成为肝肾阴亏之证；肝阴亏虚亦可进一步导致“母病及子”，心阴不足，出现烦躁、出汗、失眠、寐差等症状，此属心肝肾并损。

膀胱癌、输尿管癌、前列腺癌等，即常以癌毒客居膀胱、输尿管、前列腺等处，肾虚为主证，膀胱标实并存为多见。肾主水之气化，膀胱为决渎之官，水液下输膀胱并非直接形成尿液，而是经肾的气化再次蒸腾，精微部分回输到脏腑，浊液形成尿液，尿液的排泄也依赖于肾气的开合，可见膀胱决渎之官的作用主要通过肾的气化作用实现。若肾阳虚衰，肾气不足，气化不利，开合失度，水气不化，湿浊内生，蕴积于膀胱、输尿管等处，湿郁化热，蕴生癌毒，发为膀胱癌、输尿管癌等，此也属于“脏虚而腑实”。

常见证型及表现如下。

（1）肺阴虚：是指肺阴亏虚、虚热内生所表现的证候，多见于晚期肺癌、支气管肿瘤等患者，肺内毒热蕴积日久，耗伤肺阴所致；或见于鼻咽癌放疗后，癌毒已除，肺阴已伤之证候。临床表现为干咳少痰，或痰黏不易咳出，或痰中带血，胸中隐痛，口燥咽干，或鼻内干燥，形体消瘦，午后潮热，五心烦热，或气息短促，声音嘶哑，舌红少苔，或舌红嫩光亮无苔，脉细数。

（2）痰热蕴肺：是指痰邪与热邪交杂、内窒于肺所表现的证候，主要见于中晚期肺癌素体强壮者，或其他肿瘤并发肺部感染所致痰热内盛之证候。临床表现为咳嗽吐痰，痰黏色黄，胸部灼痛，发热口渴，气喘息粗，小便短赤，大便秘结，舌红苔黄，脉数。

（3）痰湿阻肺：是指痰与饮邪留滞于肺所表现的证候，多见于肺癌患者脾气素虚，或肺癌久治不愈，损及肺脾，致脾肺亏虚，输布失常，水湿凝聚成痰。临床表现为咳嗽痰多，色白易出，胸闷胸痛，气促气短，纳食少，神疲乏力，面色㿠白，舌质淡胖有齿痕，苔白腻，脉濡滑。

（4）大肠湿热：是指湿热毒邪侵袭大肠所表现的证候，多见于大肠癌患者平素体质较强者。临床表现为腹痛拒按，或腹内肿块，部位固定，推之不移，粪质黏稠，里急后重，小便短赤，身热口渴，肛门灼热，或便下鲜血，舌红苔黄腻，脉滑数或濡数。

（5）大肠虚寒：是指大肠气弱、寒湿内盛所表现的证候，多见于大肠癌晚期体弱者。临床表现为腹痛隐隐，绵绵不休，大便溏泄，或便时艰涩，肛门下坠，肢体不温，神倦无力，小便清长，苔白，脉沉弱。

（6）脾气虚弱：是指因脾气不足、失其健运而表现的证候，见于各种肿瘤体虚者及肿瘤放化疗、手术后。临床表现为腹胀纳少，食后胀甚，大便溏薄，精神疲乏，肢体倦怠，气短懒言，形体消瘦，面色萎黄，舌淡苔白，脉缓弱。

（7）脾不统血：是指因脾气亏虚不能统摄血液而致血溢脉外的证候。见于多种中晚期肿瘤患者，尤以血液系统肿瘤、消化系统肿瘤及妇科肿瘤常见。临床表现为便血、尿血、鼻衄、齿衄或女性月经过多、崩漏等，常伴有食少便溏，神疲乏力，少气懒言，面白无华，舌淡脉弱。

（8）中气下陷：又称脾气下陷、脾虚气陷等，是指脾气亏虚、升举无力而反下陷所表现的证候，多见于晚期胃癌、大肠癌、肛门癌、子宫癌等及晚期癌性低热患者。临床表现为脘腹重坠作胀，食后益甚，或便意频数，肛门重坠；或子宫脱出；或长期低热，伴见气短乏力，神疲倦怠，声低懒言，动则气坠，头晕目眩，食少便溏，舌淡苔白，脉缓弱。

（9）寒湿困脾：又称寒湿中阻、湿困脾阳等，是指寒湿内盛、阻困中阳所表现的证候，多见于胃癌、肝癌、胰腺癌患者。临床表现为脘腹胀闷，口腻纳呆，泛恶欲呕，口淡不渴，腹痛泄泻，或身体水肿，或身目发黄而黄色晦暗，小便短少，或脘胁疼痛，舌胖苔白腻或白滑，脉濡缓。

（10）脾胃湿热：又称湿热蕴脾、中焦湿热、湿热下注等，是指湿热内盛，或停留于中焦，或下注于胞中所表现的证候，多见于胃癌、肝癌等消化系统肿瘤及子宫癌等患者。临床表现为脘腹痞闷，呕恶纳呆，肢体困重，大便清泄，小便短黄，或面目肌肤发黄，色鲜如橘色，或身热起伏，汗出身热不解，或白带色黄量多，舌红苔黄腻，脉濡数或滑数。

（11）胃阴不足：是指胃之阴液不足，胃失濡润、和降所表现的证候，多见于胃癌及肿瘤放疗后。临床表现为口燥咽干，饥不欲食，脘部隐痛，干呕呃逆，大便干结，小便短少，舌红少津，脉细而数。

（12）肝气郁结：是指肝失疏泄、气机郁滞所表现的证候，多见于肝癌、食管癌、胃癌等消化道肿瘤及乳腺癌、卵巢癌等生殖系统肿瘤早中期者。临床表现为胁肋或少腹胀痛、窜痛、纳食呆滞、胸闷易怒，或乳房胀痛，月经不调，甚则闭经，或咽部哽塞，或胁下痞块，或颈项瘿瘤，苔薄白，脉弦等。

（13）肝火内盛：又称肝胆火盛、肝胆热毒等，是指肝胆火（毒）热内盛，或上逆，或横逆，或伤血络，血热妄行所表现的证候，多见于白血病、肝癌等体质较盛者。临床表现为胁肋灼痛，烦躁易怒，大便秘结，口干口苦，小便短赤，发热，或吐血、便血，血色鲜红量多，舌红苔黄，脉弦数。

（14）肝胆湿热：是指湿热毒邪蕴结于肝胆所表现的证候，多见于肝癌、胆癌、胰头癌及男女生殖系统肿瘤。临床表现为胁肋胀痛，或胁下肿块，或身目发黄，黄色鲜明，纳呆腹胀，口苦口干，大便不爽，小便短赤，或睾丸肿胀，或女性带下黄臭，苔黄腻，脉弦数或滑数。

（15）肾阳虚：是指肾阳亏虚、失于温煦、气化无权所引起的证候，多见于各种肿瘤晚期患者。临床表现为面色黧黑，形寒肢冷，腰膝以下尤甚，或性欲低下，小便频而清长，夜尿多，或一侧或全身肢体水肿，舌质淡胖，舌边有齿痕，舌苔白滑，脉弱。

（16）膀胱湿热：是指由湿热毒邪侵袭膀胱，引起以小便异常为主的证候，多见于膀胱癌、前列腺肿瘤、输尿管肿瘤等。临床表现为尿血鲜红，或伴有尿频、尿急、淋沥不尽，或有尿道灼痛，或尿黄赤短少，口干口苦，或身热，苔黄腻，脉数。

（17）肺胃阴虚：是指肺胃阴液不足、虚热内盛所表现的证候，多见于鼻咽癌、舌癌、口腔癌、喉癌等放疗后损及津液者。临床表现为口干咽燥，舌干唇焦，或鼻内干燥，或鼻浊黏稠、难出，纳食少，大便结，小便黄赤，舌红嫩，光亮少苔，脉细数。

（18）肝肾阴虚：是指肝肾两脏阴液不足、虚热内盛所表现的证候，多见于肝癌、膀胱癌、前列腺癌及妇科肿瘤等晚期患者。临床表现为五心烦热，盗汗，或胁肋隐痛，头晕目眩，耳鸣健忘，失眠多梦，或月经量少，形体消瘦，或有胁下及腹部结块，舌红少苔，脉细而数。

（19）肝胃不和：是指肝失疏泄、胃失和降所引起的证候，多见于肝癌、胃癌、食管癌、胰腺癌等患者化疗后。临床表现为胁肋或胃脘胀满疼痛，或为窜痛，喜嗳气，食纳减少，性急易怒，呃逆，恶心欲呕，苔薄黄，脉弦。

（20）脾肾阳虚：是指脾肾两脏阳气不足所表现的证候，见于多种肿瘤患者晚期。临床表现为形寒肢冷，面色㿠白，腰膝或腹部冷痛，大便泄泻，完谷不化，肢体一侧或全身水肿，小便不利，或腹胀如鼓，舌质淡胖或淡嫩，苔白滑，脉弱或沉迟无力。

（21）心脾两虚：是指心脾气血不足、机体失养所表现的虚弱证候，多见于血液系统肿瘤及其他各种肿瘤手术、放化疗后体弱者。临床表现为倦怠无力，心悸怔忡，失眠多梦，眩晕，食少腹胀，月经量少色淡，淋漓不尽，面色萎黄，便溏，舌淡嫩，脉细。

（22）脾胃虚寒：是指由于中焦脾胃阳气失于温运而表现的虚寒证候，多见于消化系统肿瘤晚期。临床表现为腹胀纳少，腹痛隐隐，喜温喜按，畏冷，四肢不温，口淡不渴，大便溏薄清稀，或见肢体水肿，小便短少，或见带下量多而稀白，舌质淡胖，苔白滑，脉沉迟无力。

第三节　经络辨证

经络辨证主要包括两个方面：一是依据肿瘤发生的部位辨经论治；二是根据经脉运行规律对肿瘤的转移进行早期预防、早期发现及早期治疗。

根据“经脉所过，主治所及”理论，可以按肿瘤发生的部位辨经论治，如乳腺癌病因和情志密切相关，辨证时一般从肝经入手，但胃经循行过乳中，《灵枢·经脉》曰“其直者，从缺盆下乳内廉”，故辨证同样可从胃经入手，治疗时处方可加入健脾益胃之品。再如生殖系统肿瘤，多数认为和肾关系紧密，但也有学者从肝经辨证，因为肝经循行是“循股阴，入毛中，环阴器，抵小腹”，处方配伍疏肝清热养血之品，也收到不错的疗效。另外，当肿瘤患者出现身体局部症状时，从经络辨治，表里同调也是新的思考方向，如患者腰背酸软疼痛，在里为肾气不足，在表则为膀胱经气不利，发生症状部位往往在膀胱经循行路径上，临床使用桂枝汤，或加入柴胡、黄芩等入少阳经药，少阳太阳同治，效果较好。

临床发现，任脉循行部位为女性肿瘤聚集高发之所，甲状腺癌、乳腺癌、子宫癌及卵巢癌起病均位于任脉循行部位上，且围绝经期发病率高。值得注意的是，除此之外没有聚集如此多肿瘤的经脉，且上述肿瘤均为内分泌相关，多为腺体肿瘤，提示其可能有共同的病机及发病规律，是经络辨证的具体体现。甲状腺癌属于中医“瘿瘤”范畴。宋代陈无择在《三因极一病证方论》中对瘿瘤予以分类：“坚硬不可移者名曰石瘿；皮色不变，即名肉瘿……赤脉交络者，名血瘿；随忧愁消长者，名气瘿。”其中，石瘿与甲状腺癌相似。甲状腺位于喉结两旁，随吞咽上下移动，从任脉循行路线来看，颈喉两侧甲状腺部位为任脉所主。根据“经络所过，主治所及”的原理，瘿瘤与任脉关系密切。乳腺癌属中医“乳岩”范畴，历代医家对此论述颇多，宋代陈自明著《妇人大全良方》中已将乳岩与乳痈加以区分，提出乳岩初起“内结小核，或如鳖、棋子，不赤不痛，积之岁月渐大，巉岩崩破如熟石榴，或内溃深洞，血水滴沥……此属肝脾郁怒，气血亏损，名曰乳岩”。冲任两脉均起于胞中，任脉循腹里，上关元，至胸中，冲脉挟脐上行，至胸中而散。任脉之气布于膻中，冲脉之气上散于胸中，共司乳房之发育、生长、衰萎。妇科肿瘤如卵巢癌、宫颈癌、子宫肌瘤等属中医“癥瘕”“阴疮”“崩漏”“带下病”等范畴。《备急千金要方》曰：“妇人崩中漏下，赤白青黑，腐臭不可近，令人面黑无颜色，皮骨相连，月经失度，往来无常。”汉代张仲景在《金匮要略·妇人杂病脉证并治》中说“妇人之病，因虚、积冷、结气，为诸经水断绝，至有历年，血寒积结胞门，寒伤经络”“在下未多，经候不匀……此皆带下”。任脉起于胞内，“任主胞胎”，女性生殖系统如卵巢、子宫的功能及月经、受孕均为任脉所主。

任脉运行于颈、喉、胸腹正中线，能够总任一身阴经，为“阴脉之海”，对全身阴经脉气有总任、总揽的作用，全身脏腑气血病变均能影响任脉。“任主胞胎”，与女子生殖及月经关系密切，妇人经带胎产诸病多责之任脉。“任脉为病，男子内结七疝，女子带下瘕聚”说明了任脉病变也是导致妇科恶性肿瘤的原因。

对女性来讲，随着年龄增长，经历经、带、胎、产等一系列生理活动，任脉劳损，失于保养或反复经受邪气侵犯，虚损累积。至围绝经期时，女性衰老开始，元气大衰，元精益减，脏腑功能减退，任脉虚，冲任气血不足，调节十二经脉气血作用渐失，精、气、血、津液的协调功能失衡紊乱。病理产物如痰、瘀等留止于任脉，任脉经络阻滞，与冲任气血亏虚并见，致任脉虚损极重。邪气客于最虚之处，癌毒始生，癌毒吸引痰、瘀进一步聚集于经脉，毒、瘀、痰互结，酿生肿瘤，聚集于任脉循行部位，进一步耗竭经脉气血，更加阻滞经脉，冲任虚损日重，癌瘤不断发展。所以在预防和治疗上应减缓任脉虚损速度和减轻虚损的程度。

经络具有运行全身气血、联络脏腑肢节的特点，正如《灵枢·海论》所云：“夫十二经脉者，内属于腑脏，外络于肢节。”经络和全身器官、组织存在密切的联系，肿瘤可以随气血沿经络发生浸润、扩散和转移。《灵枢·百病始生》云：“是故虚邪之中人也……留而不去，传舍于络脉……传舍于经……传舍于俞……传舍于伏冲之脉。”此中描述和肿瘤转移相似。肿瘤的转移具有一定的规律，经络关系密切的脏腑之间易发生转移，并且转移具有一定的方向性，如脑易成为肿瘤转移的靶器官，而脑部肿瘤少见转移至颅外，中医经络理论解释为有五条经脉“入络脑”，而无发自脑系下行的经脉，经络运行具有方向性，故其他部位肿瘤易转移至脑，而颅内肿瘤很少发生颅外转移。入络脑的经脉如下。

督脉：“督脉者，起于少腹，以下骨中央……上额交巅，上入络脑。”（《素问·骨空论》）

足太阳膀胱经：“膀胱足太阳之脉，起于目内眦，上额交巅……其直者，从巅入络脑。”（《灵枢·经脉》）

足厥阴肝经：“足厥阴之脉……上贯膈，布胁肋，循喉咙之后，上入颃颡，连目系，上出额，与督脉会于巅。”（《灵枢·经脉》）

阳跷脉：“阳跷脉者，起于跟中，循外踝上行，入风池。”（《难经·二十八难》）

足阳明胃经：“循咽，上走空窍，循眼系，入络脑。”（《灵枢·动输》）

再如足厥阴肝经循行中“其支者，复从肝别，贯膈，注肺”，可见肝、肺关系密切，临床肝癌常见肺转移。肿瘤转移方向与经络循行有关，临床需详加辨别。

第六章　肿瘤之标本

中医的标本理论属《内经》重要内容之一，是中医诊治思路中全局思维和整体观念的具体体现。标与本是对立统一的一组概念，蕴含了中医辨证思想的精髓。本，原指草木的根及茎干，引申为根基、根本的东西、本原、本始等义。标，指末梢、末后、上端、外表等。《简明中医辞典》注释为“标本是个相对的概念，也是一个主次的关系”。标本理论反映了疾病的主次本末和病情的轻重缓急。

标本学说源于《内经》，在诊断治疗过程中具有重要的意义。《素问·至真要大论》言：“夫标本之道，要而博，小而大，可以言一而知百病之害。言标与本，易而无损；察本与标，气可令调，明知胜复，为万民式，天之道毕矣。”历代医家对其各有发挥。如《素问玄机原病式·六气为病》曰：“大凡治病，必先明其标本。标，上首也；本，根元也。”《景岳全书·标本论》曰：“病有标本者，本为病之源，标为病之变。”《医门法律·申明内经法律》曰：“凡病有标本，更有似标之本，似本之标。若不明阴阳逆从，指标为本，指本为标，指似标者为标，似本者为本，迷乱经常，倒施针药，医之罪也。”孰为标、孰为本似难辨。标本是相对而言的一组概念，不同层次、不同主体、不同时空下，标本亦可相互转换。若不探究医理，明辨主次，则标本混淆，针药逆施，反为害人之术。

标本概念有着广泛的内涵。就病程而论，先病为本，后病为标；就疾病本身而论，病机为本，症状为标；就病位而论，内为本，外为标；就正邪双方而论，正气为本，邪气为标。

从病程论，先病为本，后病为标。《素问·标本病传论》论述标本治则治法，病程是其划分标与本的唯一依据，即所病的时间先后次序。故王冰注曰：“本，先病；标，后病。”一般而言，先病相对于后病，居于主导地位，先病决定后病，是病之本始，故为本；后病由先病继发，居于服从地位，受先病的制约，是病之后继，故为标。后世据此予以扩展，将疾病发生、发展中的各种因素，按出现或起作用的先后顺序，均以标本概之。如病因在先，病症在后，故病因为本，病症为标；正虚在先，邪侵在后，故正气为本，邪气为标等。

就疾病本身而论，病机为本，症状为标。本与标，分别代表事物的两个方面——本质与表象，即内在病理变化为本，外在症状表现为标。由此可知，辨证之目的及治疗的首要前提，就是要透过疾病错综复杂的表象（各种症状与体征），探求其本质所在。张介宾在《景岳全书·标本论》中精辟地阐述道：“病有标本者，本为病之源，标为病之变。病本惟一，隐而难明；病变甚多，显而易见。”

就病位而论，内为本，外为标。《汤液本草·标本阴阳论》曰：“夫治病者，当知标本。以身论之，则外为标，内为本，阳为标，阴为本。故六腑属阳为标，五脏属阴为本，此脏腑之标本也。又脏腑在内为本，各脏腑之经络在外为标，此脏腑经络之标本也。”

就正邪双方而论，正气为本，邪气为标。如《本草经疏》所论：“五虚为本，五实为标。”《冯氏锦囊秘录》曰：“以病论之，人之元气为本，病之邪气为标；先受病机为本，后传病症为标。故治病必求其原，而先治其本。”

肿瘤病程漫长，病机错综复杂，症状表现千变万化，然而归根结底不离标本二字。明确肿瘤诊断治疗中的主次关系，方可抓住核心病机，使治疗不失章法，以求佳效。诚如《素问·标本病传论》所言：“知标本者，万举万当，不知标本，是为妄行。”现在普遍观点认为，肿瘤是来源于正常组织基因表达异变，历经一段时间的发展形成的具有生命活力的组织，类似于异型的器官。由于肿瘤的这一特性，区分肿瘤的标与本时，需要首先明确讨论主体是人体还是肿瘤。一方面，探讨正气与邪毒在肿瘤发展过程中的主次关系、人体整体状态与肿瘤局部状态的关系、治疗策略中扶正与祛邪的关系时，主要关注整体状态下人与瘤的关系，判断肿瘤的发展趋势，从而调整治疗策略，是从机体整体的角度进行讨论；另一方面，研究肿瘤在发展过程中原发肿瘤与继发肿瘤的关系、分析不同肿瘤病灶中的关键病灶问题，是从肿瘤本体的角度进行论述。本章将从整体层面对正气与邪毒的关系、局部肿瘤与机体整体的标本关系进行探讨，另外从肿瘤局部层面对关键病灶与非关键病灶的标本关系进行阐述，最后从治疗层面对肿瘤的治则治法进行梳理和总结。

第一节　机体层面

一、正气亏虚与癌毒炽盛的标本关系

正气亏虚是癌毒滋生的先决条件之一，故正气亏虚为本、癌毒炽盛为标。

郁仁存教授认为，在肿瘤的发生、发展过程中，机体正气亏虚是关键因素。正气亏虚，又称内虚状态，既包括先天禀赋不足或后天失养引起的脏腑虚损，也包括外感六淫、饮食起居不节、情志内伤导致的气血功能紊乱、脏腑功能失调。其实质是人体内环境紊乱，气血、阴阳、脏腑功能失调，所以这里的内虚不单是指虚损不足。

癌毒是导致肿瘤发生的一种特异性致病因子，属毒邪之一，是在内外多种因素作用下，人体脏腑功能失调基础上产生的一种对人体有明显伤害性的病邪，具有增生性、浸润性、复发性、流注性等特点。

癌基因与抑癌基因存在于每个人体内，当人体正气充盛时，出现的少数癌基因活化的细胞可被人体免疫系统识别并清除。正常的人体内环境，在脏腑运化作用下处于动态平衡的状态，新的气、血、津、液不断化生，糟粕、代谢产物不断排出体外，机体正气充盛，邪不可干。但当机体长期处于内虚的紊乱状态时，正气匮乏，不能有效抵御外邪。变异细胞通过额外的突变，适应低氧的环境，逃脱免疫监视，疯狂生长成为新的癌病灶。由于脏腑、气血功能失调，致使食滞、气阻、血瘀、痰凝、湿聚，有形之邪留滞体内，久而不去，搏结交阻，积聚化毒，逐步发展为癌毒肿块，继而加剧经脉的阻滞、气血的损耗，导致脏腑功能更加失调、损耗正气，使内虚更为严重。在癌毒发展过程中，充足的正气可在一定程度上控制癌毒的发展势头，癌毒损耗正气的作用并不显著，正气与癌毒保持一定程度上的动态平衡，正气进则癌毒退，正气虚则癌毒进。在肿瘤发展的极期，正气虚极、邪气鸱张，极其衰弱的正气难以控制癌毒的发展，癌毒进展迅猛，患者性命垂危。此时，邪正力量悬殊，癌毒占据主要地位，治疗时应以改善患者生存质量为期，不宜强行攻伐癌毒。

二、人体整体与局部肿瘤的标本关系

传统意义上，癌是指肿瘤细胞激增，进而发展为恶性肿瘤。但是目前肿瘤微环境的研究提示，癌不仅是一团异变的细胞，还是一种组织病变。为了更有效地治疗肿瘤，我们需要将肿瘤的发生及癌变当作整个机体组织出现问题的结果，而不能仅仅局限于肿瘤细胞。人体整体环境的变化为肿瘤细胞的生存提供了机会和条件，为本；肿瘤细胞在适宜条件下生存并发展，为标。

肿瘤微环境是联系机体整体与肿瘤组织的中间者，是肿瘤组织的外在环境，也是机体脏腑气血功能失衡状态的具体体现。所以，探讨肿瘤微环境与肿瘤组织的关系，可视为探讨整体与局部肿瘤关系的缩影，以小见大，从而探讨人体整体与局部肿瘤的标本关系。

人体内存在一些慢性炎性微环境，其中存在着大量的活性氧簇、一氧化氮合酶、细胞因子、趋化因子和生长因子等炎性介质，这些介质能够改变细胞周围的正常环境，通过级联反应诱导细胞增殖，募集炎性细胞，导致氧化损伤，引起细胞基因的突变。这些突变的细胞发生失控性增殖，原本正常的修复程序出现混乱，最终导致细胞和组织的癌变。癌变的肿瘤组织形成后又引起炎症反应的持续进行，从而维持肿瘤的炎性微环境。即慢性炎性微环境能够诱导正常细胞恶性转化，而转化了的恶性细胞又可以维持肿瘤炎性微环境。肿瘤炎性微环境还通过一系列途径促进肿瘤的增殖、迁移、转移和血管生成。下面以低氧和酸性环境为例进行说明。

肿瘤的发生、发展与肿瘤所处的环境有密切的关系，经过自然筛选更适应环境的肿瘤细胞会留存下来。比如，肿瘤细胞常处于低氧、酸性的外环境中，经达尔文式的自然选择，被筛选出在缺氧和低 pH 条件下仍能维持细胞内部 pH 的肿瘤细胞，同时这些肿瘤细胞可以杀死正常细胞。

肿瘤细胞的快速增殖导致大量的氧气消耗，以及肿瘤内血管系统结构功能的不完善导致瘤内供氧不足，肿瘤细胞常常处在缺氧的环境中。经环境筛选，对缺氧环境适应能力强的细胞更容易存活和生长。缺氧细胞更容易对传统的放化疗等治疗产生抗性，导致治疗失败或预后较差。即使在常氧浓度条件下，肿瘤细胞倾向通过无氧糖酵解作用进行能量代谢，癌细胞内的乳酸含量持续上涨，这种现象称为瓦尔堡效应。过量乳酸形成了一个对于非转移肿瘤向恶性转移肿瘤转化的至关重要的酸性环境。环境可以筛选出适应能力强的肿瘤细胞，而肿瘤细胞通过代谢活动不仅提供自身所需能量，还可以进一步塑造环境，使之更有利于肿瘤的侵袭和转移。

炎性微环境中的免疫抑制与癌毒病机中的正气亏虚有明显的相似性。免疫功能抑制是恶性肿瘤转移、复发和预后差的重要原因之一。肿瘤炎性微环境能够诱导免疫逃逸，促进肿瘤的侵袭和转移。临床上肿瘤患者广泛存在着正气亏虚的情况，机体免疫功能低下，对肿瘤细胞监视不力，不能及时将其消灭，最终导致肿瘤细胞的增殖、侵袭和转移。

肿瘤是一种全身性疾病，局部出现的肿瘤只是一种机体癌状态的局部表现。对肿瘤的认识也不应该局限于癌组织本身。治病求本，应从整体角度去认识肿瘤的发生、发展过程，从而思考和研究更有效的治疗策略和方法。

第二节　肿瘤层面

关键病灶与非关键病灶的标本关系分析如下。

肿瘤的病灶有原发与继发之分，从病程上看，原发灶产生在先，为本；继发灶产生在后，为标。然而在肿瘤治疗中，我们更关注的是关键病灶。关

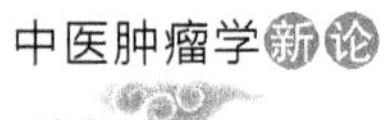

键病灶是如何定义的呢?

一个病灶是否关键，并非取决于肿瘤的体积，而取决于该病灶是否对病势进展起到决定性作用，或是对患者的生命造成较大威胁。一般认为，肿瘤的体积在一定程度上可以作为衡量其毒力的一个客观指标，但部分肿瘤病灶由于瘤体内部缺氧或肿瘤本体营养利用需要，瘤体内部常出现钙化、坏死等现象，代谢降低或停滞；而瘤体外围组织细胞代谢活动旺盛，显示出邪正交争、向外侵袭的特性。所以，以肿瘤体积作为毒力的主要衡量标准是不妥当的。恶性肿瘤与良性肿瘤的分水岭在于是否存在快速生长及转移的现象。真正威胁患者生命的往往是肿瘤的转移，这标志着患者肿瘤病情的进展，往往伴随着患者整体状态转差、生命质量降低等。所以对于代谢活跃、易发生侵袭和转移的恶性肿瘤组织，需要密切关注并加以控制，否则可能导致疾病的复发或进展，这样的病灶属于关键病灶。此外，一些位于对生命安全具有重大威胁位置的肿瘤病灶，如大血管附近、脑部（尤其脑干）、主支气管等，也属于关键性肿瘤。在关键位置的肿瘤一旦增大或破裂，可能导致危及生命的情况发生。关键病灶与非关键病灶依主次关系而分，前者为本，后者为标。

第三节　正邪层面

恶性肿瘤发生发展过程的三阶段、九状态

《灵枢・小针解》云：“神者，正气也。”《素问・刺法论》云：“正气存内，邪不可干。”《金匮要略・脏腑经络先后病脉证》云：“若五脏元真通畅，人即安和。”正气是人身之本，人体正气调和充盈是机体保持健康状态的关键因素。《金匮要略・脏腑经络先后病脉证》云：“客气邪风，中人多死。”外邪侵体，是疾病发生的重要外因。《素问・生气通天论》云：“阴平阳秘，精神乃治；阴阳离决，精气乃绝。”《素问・评热病论》云：“邪之所凑，其气

必虚。”由此可见，正邪相争，两方力量的此消彼长是疾病发生、发展的决定性因素。恶性肿瘤作为临床上病因不明、病机复杂的难治性疾病，其核心病机也离不开正邪失衡，中医古籍里恶性肿瘤属“癥积”“癌毒”范畴。《圣济总录》有云：“瘤之为义，留滞而不去也……及郁结壅塞，则乘虚投隙，瘤所以生。”机体正气不足则外邪乘虚侵入，正邪相争，正气不足鼓邪以外出，正邪失衡状态得不到及时纠正，客邪留滞不去，阻碍经络气血，日久产生痰、瘀、热、毒等病理产物，多种病理因素混杂，凝结成块，癌瘤始生。癌瘤停滞体内，又可进一步耗气伤血，消耗人体正气。所以，在恶性肿瘤的发生、发展过程中，正邪此消彼长，两者相争一直存在，但不同阶段正邪消长的情况有所不同。

（一）正邪强弱不同，临床征象不同

肿瘤的分期不同，治疗阶段不同，人体体质强弱不同等，相应的正邪的相对状态亦不同。根据临床观察，恶性肿瘤患者的正邪能量按强弱逐步分级，正气的状态由强到弱可以逐级分为正平、正虚、正微；邪气的状态由强到弱可以逐级分为邪盛、邪弱、邪微。

正平，则人体正气充足，充沛完满，抗邪之力勇猛，临床表现为面色红润、手足温、脏腑功能正常，是健康的标志。正虚为正气有所虚损，正虚时，机体正气减弱，无力抗病祛邪，易出现面色无华、神疲乏力、心悸气短、自汗、盗汗、头晕眼花、脉细弱无力等正气耗损的症状。正微为在正虚的基础上正气进一步衰微，正气摇摇欲亡，已无力抗邪，甚则出现四肢厥逆、冷汗淋漓、呼吸微弱、脉微欲绝等亡阳之征象。

邪盛为邪气旺盛侵入发病，病邪之气狂乱无制，致病严重，则可出现癌毒浸渍脏腑经脉、蕴结血络，脏腑气机壅塞、功能受损，人体精微物质气、血、津液运行失常，进而出现气滞、痰湿、瘀血，症状因肿瘤病种及病机情况的不同，呃逆、胀痛、发热、咽干咽痛、吐血呕血、乳岩翻花等症状交错出现。邪弱为邪气渐趋衰减，有所收敛，正气有所恢复，精气血津液等的耗伤和机体的脏腑、经络等组织的病理性损害逐渐得到恢复，疾病向好转和痊愈方向发展。邪微则为邪气轻微，致病轻浅，邪已所剩无几，正气恢复，机

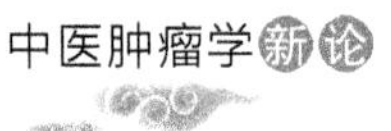

体趋于正常。

（二）三阶段、九状态

正邪分级后，理论上肿瘤患者正邪消长的相争状态也可以分为正平邪盛、正平邪弱、正平邪微、正虚邪盛、正虚邪弱、正虚邪微、正微邪盛、正微邪弱、正微邪微 9 种状态。而根据恶性肿瘤疾病的发展过程及正邪相争的不同状态，可以分为正气尚平、正邪交争、正气不足 3 个阶段。

1. 正气尚平阶段

首先，在肿瘤发生的极早期阶段，如出现磨玻璃影、微小结节等，症状隐匿或处于原位瘤甚至癌前病变状态，机体处于正平邪弱状态。

随着病情的发展，疾病处于初始阶段，结节增大、质地变硬、代谢增高，但病变范围较为局限，邪盛致肿瘤增殖，但尚未影响机体的整体功能，相关症状初现，此时机体正气尚且充足，邪气渐渐增长，机体总体处于正平邪盛的状态。

而对于恶性肿瘤初治后，如微创手术病灶切除或用药后病灶稳定或缩小后的这一过程，经手术切除局部病灶，若彻底移除邪气，可达到治愈，此时正气尚平，邪气得到有效遏制，邪气在数量和程度层面上得以衰减，由此而达到正平邪微的状态。

第一阶段，正气尚平，往往处于恶性肿瘤极早期 / 早期、初始 / 初治时期，此时患者可能整体无特殊症状，仅有轻微乏力、气短等症。

2. 正邪交争阶段

其次，在肿瘤进展期时，实体瘤进展、转移或生化复发，此时正邪不断相争，人体正气在疾病的发展过程中逐渐被消耗，正气衰退，则形成正虚邪盛，此时邪气逐渐压过正气，在机体内占据主导地位，机体正气相对不足，邪气盛，相关症状较为突出。而正邪交争阶段，会出现以下两种结局。

第一种，若肿瘤进一步发展，邪气没有了体内充足正气的制约，进一步发展壮大且压制损耗正气，肿瘤由局部扩散至全身，肿瘤患者可能会出现较多的全身临床表现，甚至邪气形成多发远处及近旁肿瘤转移灶，肿瘤标志物等指标翻倍增长，此时机体正气衰微，邪气壮盛，处于正微邪盛的状态，不同的肿瘤发展到晚期所伴随的症状有明显不同，如肺癌晚期的患者，可以出现胸闷、胸痛、刺激性咳嗽、咯血、呼吸困难、发绀等相关的呼吸道症状。如果发生脑转移，患者可以出现明显的头痛、头晕、肢体的感觉和运动障碍，甚至会出现意识不清、昏睡、昏迷等相关的症状。肝脏转移可以出现上腹部隐痛、不适的症状，同时可以伴有腹胀、恶心、呕吐、厌油腻等肝功能损伤的表现。骨转移可以出现转移部位骨骼的疼痛症状。

第二种，在经多程治疗后病灶相对稳定或缩小时期，若邪气仍有残留，手术作为损伤性的治疗手段会在一定程度上损伤机体正气，术后患者大多处于正虚邪微状态；若邪气较强，仅凭手术治疗无法完全祛除邪气，加之手术治疗损耗正气，此时患者体力已有大幅的下降，正气不足尚未恢复，邪气被攻尚处于“冰封”稳定时期，此为正虚邪弱状态。

正虚邪微、正虚邪弱两种状态下，除手术导致的局部伤口疼痛、发炎等症状，因正气虚也会出现乏力、心悸气短、自汗等症状。此时邪气被削弱，相关症状不明显。

3. 正气不足阶段

最后，来到正气不足阶段，此时分为以下 3 种情况。

其一，经多程治疗后病情稳定，但患者体力明显下降，此时正气尚虚未复，邪气衰微，未见“卷土重来”之势，若肿瘤对后续相应的术后辅助治疗手段敏感，疗效尚可，则部分患者肿瘤邪气祛除，是为正虚邪微的状态，症状同正虚邪微、正虚邪弱相似。

其二，经多程治疗后病情稳定，不同抗肿瘤治疗后，不同体质的患者对于治疗的反应不同，有部分患者存在元气大伤的可能，此时，正气衰微，但好在邪微，得到了有力的控制，此为正微邪微的状态，该状态下，相较正虚邪微状态，其正气不足症状更为明显，除心悸气短、乏力懒言外，甚可出现潮热、自汗、形体消瘦、声低息微等症状。

其三，对于不能手术根治、带瘤生存的患者，或患者对于术后使用的治疗手段不敏感、疗效较差，则可能在损伤正气的同时对邪气没有一定的祛除作用，经多程治疗后，正气微弱，邪气尚存，正气较弱，邪气趁机逐渐壮大，会造成复发及转移，因此称为防变期，是正微邪盛的状态。

我们将恶性肿瘤发生、发展过程中的正邪交争变化与不同体质患者对于治疗的不同反应相结合，将疾病不同发生、发展阶段的正邪能量等级进行了定义，总结为以上三阶段、九状态。

第七章　肿瘤的治疗

第一节　肿瘤的治则

一、扶正与祛邪

扶正与祛邪是恶性肿瘤中医治疗的根本大法。扶正包括提高机体对肿瘤防御能力的一切手段，如中医药、气功等。其目的不是为补而补，而是扶助正气，补五脏虚损，协调脏腑功能，平衡人体气、血、阴、阳，从而达到正复邪去的目的，侧重于整体调理。祛邪法包括清热解毒法、以毒攻毒法等，其目的在于消灭瘤体、攻解癌毒，侧重于局部治疗。

（一）扶正整体调理

整体观念与辨证论治是中医诊疗的主要特色。在疾病的发生、发展过程中，局部与整体是对立统一的，局部病灶的存在使受侵的脏腑、器官、组织等受到了伤害，并逐渐影响全身，出现了全身各系统的功能失调和形态变化；反之，全身整体状况的好坏又往往影响治疗的成败及局部治疗的效果。所以对一个肿瘤患者治疗前，必须先弄清楚患者的全身功能状况、精神状态、体质强弱、饮食好坏及各脏腑、气血的功能失调状态，作为整体情况衡量的内容；同时要详细掌握肿瘤局部情况，如大小、种类、发展浸润情况和肿瘤的性质，以便考虑如何消除病灶或有无可能消除病灶。

整体治疗着重于患者自身的状态，我们可以从功能、形体及人体的表现来考量人体的状态。气、血为人体的物质基础，阴阳是人体的功能状态，而神是独立于物质与功能之外的，脏腑功能活动的外在表现，也就是人的精神状态。肿瘤患者因其自身存在病理状态，影响脏腑气血运行，形成肿瘤。肿瘤不断生长，进一步损伤人体的气血，形成气血阴阳亏虚的病理状态，这种病理状态就是肿瘤赖以生存和发展的土壤。整体治疗的主要目标就是改善患者原有的病理状态，调整人体的整体状态，做到“阴平阳秘”，达到“正气存内，邪不可干”的目的。

（二）祛邪局部攻击

祛除或控制癌毒不仅是中医也是西医治疗肿瘤的主要目标之一。现代医学的手术、放化疗等治疗手段和中医的清热解毒、以毒攻毒等均是祛邪之法。祛邪应贯穿肿瘤治疗的全过程，并把握好整体扶正与局部祛邪的时机和关系。值得注意的是，祛邪法虽可直接有效地消灭癌毒肿物，但难以避免损伤机体正气，产生毒副作用，临床需与扶正法结合，注意局部攻击联合整体调理。

二、扶正祛邪与扶正恋邪的辨证关系

治疗肿瘤的扶正祛邪法，古时即有记载，如《卫生宝鉴》便提出“养正积自除”，这里的积就类似于现代的肿瘤类疾病。郁仁存教授针对肿瘤的发生、发展提出内虚理论，认为脾肾不足是导致肿瘤发生、发展的基本病机，并主张健脾益肾以扶助正气从而抑制肿瘤的发生、发展。多位中医肿瘤学医家如余桂清、刘嘉湘等均有“扶正”“固本”的学术思想，体现了扶正治法在治疗恶性肿瘤中的应用。应用扶正以祛邪的同时，势必要关注癌毒的特性。在肿瘤模型中，肿瘤瘤体与局部或整体环境构成了肿瘤的生长模型，二者相互拮抗、相互制衡，形成类似于种子和土壤的关系。癌毒是促进局部瘤体生长流注的动力，乃阳毒，其性肆虐，攻冲走窜，耗气伤精。而肿瘤的局部环境与机体整体的环境都处于虚损的状态，人体正常的阳气被癌毒夺取利用，即所谓“壮火食气”。正是由于局部或整体阳气不足，气不化津则变生痰浊，气不行血则着而为瘀，痰瘀与癌毒胶结，更致癌毒难以清除，而局部与整体之阳气越虚。因此，肿瘤患者常常表现为一派阴寒之象，如畏寒、下肢发凉等。此处的扶正治法，扶助的是局部与整体虚损的阳气，一方面通过充实阳气以抗衡癌毒的肆虐盛行；另一方面“阳化气”则抑制痰瘀的化生。扶正治法与现代医学的肿瘤免疫治疗有着异曲同工之妙。免疫治疗将目光从化疗、放疗、靶向治疗等肿瘤本身的治疗方法转移至宿主免疫系统，通过增强机体免疫或打破免疫耐受，使机体恢复免疫监视、免疫清除等功能，激发机体对肿瘤细胞的识别，进而杀灭肿瘤细胞，这与扶助正气以调整机体整体免疫功能不谋而合。

但扶正治法应用不精，辨病辨证思路不清时，往往会有恋邪之弊端，在扶助人体阳气的同时，也存在促进癌毒发展的可能。中医理论指导的扶正治法缺少靶向位点，肿瘤又“体阴而用阳”，四火之癌毒所谓“壮火食气”，其吸引阳气的能力较人体自身更为强大，因此扶正治法并不一定能够精准扶助机体阳气，在肿瘤体积较大、肿瘤进展较快时应用扶正补虚的治法，反而可能促使实体肿瘤快速生长。这与免疫治疗的超进展有相似之处。免疫治疗超进展即应用免疫治疗后肿瘤迅速生长变大，呈现爆发式生长，导致病情急剧恶化，预后不佳，可能与免疫治疗干预及肿瘤微环境相关。从单味扶正中药角度来看，黄芪、人参均是扶正要药，有研究显示腹腔注射黄芪注射液或参芪注射液能够促进食管癌细胞生长，并能使各种肿瘤负荷的小鼠肿瘤体积有增加的趋势。另有研究表明，黄芪具有促进血管内皮细胞游走、增殖的作用，而肿瘤为富含血管的实体肿物，因此扶正中药可能通过增加实体肿瘤内血管生成而加速肿瘤病程的进展。

三、扶正与祛邪的时机

（一）扶正祛邪与辨病、辨证密切相关

恶性肿瘤诊治中，提倡辨病与辨证相结合，局部与整体相结合。辨证论治是中医诊断与治疗疾病的精华，侧重于整体，通过四诊收集来的患者症状、舌、脉等表现确定证候，从而制定治则治法。肿瘤发生、发展的不同阶

段，证候表现不一。如在疾病初期，正气的防癌、抗癌能力尚强于癌瘤的致病力，扩散趋势受到一定程度的抑制，癌毒隐而不发，临床上无明显症状和体征；随着正气的耗散，正虚进一步加重，癌毒的致病力超过正气的抵抗力，疾病进展，出现侵袭转移，也出现肿瘤临床相关的症状和体征；恶性肿瘤晚期，邪毒壅盛，正气大虚，往往出现“大实有羸状”；继续发展，则阳虚阴竭，阴阳离决而死亡。以上可见，变化多端的症状是机体对肿瘤整体的不同反应，给辨证以依据。通过辨证，整体上直观反映了人体正气在不同阶段的盛衰情况。值得注意的是，有些症状和舌脉变化，是在肿瘤发展、消耗、压迫基础上产生的，单纯辨证反而忽略了造成证候的疾病本质。

辨病在肿瘤诊治中同样重要。肿瘤的发生与癌毒密切相关，在肿瘤发生转移的始终均为癌毒作祟，癌毒在沿经脉、络脉播散的过程中，为诸邪所阻，局部气血失和，痰瘀毒聚，成形为实。通过辨病，可以把握肿瘤的本质、核心病机与演变规律。辨恶性肿瘤部位、分期、转移情况、病理、分化程度、基因突变、肿瘤标志物等，辨恶性肿瘤治疗情况，如手术、放化疗、靶向治疗、免疫治疗等。辨病主要从局部出发，分析癌毒盛衰进退，从而给祛邪之法提供依据。

以上可见，祛邪与扶正的实施建立在辨病（侧重局部）与辨证（侧重整体）的基础上。而二者应用的时机指的是不同肿瘤发展时期扶正与祛邪的合理安排。

（二）分期攻补策略

1. 邪毒旺盛期以攻毒祛邪为主

肿瘤初起，急则治标，消瘤解毒，采用手术为主的综合治疗，解毒为主，折毒势，减毒量，达到邪去正自复的目的。解毒时以治疗目的为导向，为提高疗效，能耐受就坚持下去。手术、放化疗可序贯中药解毒攻毒之法，攻解癌毒，继续减毒，同时稍佐健胃补脾之品调整脾胃功能，此时正虚不显，不可大补。

2. 正虚邪弱期以扶正调节为主

积极攻邪治疗后，肿瘤负担减轻。同时，人体正气也有一定程度的损伤，如手术可以切除肿瘤病灶，但同时直接损伤气血。放疗在灼伤、杀死肿瘤细胞的同时，能够极大地耗伤人体阴津，造成气阴两伤。化疗在遏制肿瘤生长的同时耗伤人体的气血，产生骨髓抑制、免疫功能低下、消化功能障碍等化疗毒副作用。此阶段以扶正为主，尤注重顾护脾胃，辅以祛邪。扶正不恋邪，养正积自除。因此时邪弱，肿瘤利用能力下降，补进去的正气有可能大部分被机体所利用。

3. 正复余毒期以消燚排毒为主

经过序贯攻伐后，邪去大半，正气渐复，身体逐渐恢复，往往无证可辨。但作为肿瘤特异性的癌毒仍在，癌毒是复发转移的根源，此时应继续攻毒消燚，调补五脏，无证可辨不是无药可用。

4. 复发早期倍剂攻毒

肿瘤复发早期影像学表现为肿瘤的轻度增大，或单纯肿瘤标志物升高。此阶段癌毒死灰复燃，毒势毒力处于萌芽渐长的阶段。应攻毒消燚，采用大剂量清热解毒药如白花蛇舌草、半枝莲等倍剂排毒，辅以扶正，达到缩瘤、降肿标的疗效。

需要注意的是，解毒攻毒虽贯穿治疗全程，但在消燚排毒的同时，需要注意顾护脾胃功能，有胃气则生。另外，在肿瘤中晚期，应用抗癌祛邪药物的目的一是抑制癌毒生长，使其与人体共存，二是为进一步抗癌为主的治疗准备条件，从而获得更长的生存期。即使在肿瘤终末期，邪盛正衰，治疗也应以扶正为主，并且佐以抗癌解毒，其目的是尽可能地减缓癌毒生长扩散的速度，使患者在有限的生存期内获得尽可能好的生活质量。晚期肿瘤发展至严重阶段，机体气血耗伤严重，正虚已经成为矛盾的主要方面，不扶正则无以制邪，治疗应以补为主或大补小攻，或先补后攻，以补益阳气、滋养阴血为主，并注意补脾胃、存胃气。但仍不能遗忘癌毒的存在，在正气有所恢复后，应辅以攻邪消癌类药物。而癌毒之邪多属无形，易黏附痰、瘀，所以攻毒时应注意化痰散瘀，根据辨证选用清热解毒、活血化瘀、化痰散结、软坚散结法等以去有形之邪，使结毒无所依附而消散，从而提高疗效。毒、痰、瘀胶着缠绵，互为因果，形成恶性循环，扶正法绝不是简单地加黄芪、党参、当归、补骨脂、枸杞子、山萸肉等滋补药物，要分别结合清热解毒、软坚散结、活血化瘀等祛邪药，要四诊合参，判明机体气血阴阳失衡之病机，适当进行调整使之归于平衡。在抗癌治疗时必须同步进行，杂合以治。

因此，晚期肿瘤的患者临证治疗时应当以扶正为主，兼顾祛邪，二者辨证统一，不可偏废，如临证不善辨证妄用补益之品，又忽视应用祛邪方药，可有助邪之弊，导致病情加重；若唯以攻邪为法而忽略正气的虚损，则难免犯下“虚虚”之错，使人体正气越加耗伤，邪毒越加肆虐，病情积重难返。疾病的发生、发展是正邪相争的过程，疾病的治疗是为了扶助正气、祛除邪气、改变邪正力量对比。邪正相争的胜负决定了疾病的进退。扶正与祛邪的应用应根据疾病的不同阶段、机体不同的病理状态而定，合理应用以纠正邪盛正衰，调整阴阳失衡，从而达到“除瘤存人”。扶正之中蕴有祛邪，扶正是根本，增强机体抗病能力，为祛邪创造条件。祛邪是目的，邪去正自复，祛邪之法又含扶正之意，应认真细致地观察和分析正邪力量对比的情况，邪与正之轻重缓急，然后决定扶正与祛邪的力量强度及应用时机。如果重补益而轻祛邪，则打击癌毒之邪的力度较轻，造成瘤邪肆虐四处流窜；过分强调祛邪而忽略扶助正气，会犯“虚虚之误”，造成“瘤去人亡”。因此，二者的合理分配极为重要，晚期肿瘤重在扶正，在顾扶正气的基础上，同时要重视化痰散结、活血化瘀、解毒攻毒法的运用，根据笔者前期的文献研究结果，晚期患者扶正与祛邪药物应用及力量强度的比例以 7 ∶ 3 为宜。扶正与祛邪合理配伍，方能兼顾标本、正虚邪实，以达平病之期。

错误把握攻补时机会造成疾病进展，把握需谨慎。如顾忌肿瘤的复发和转移，过分地采用一些其实并无必要的攻击疗法，则会对患者的身体造成过度伤害。如Ⅰ期乳腺癌采用术前放疗、根治手术、术后再进行放疗或化疗的方法，此为“画蛇添足”。肿瘤初起，正气尚可，攻不坚决，补不间断，此为“闭门留寇”。中晚期肿瘤，瘤体大且有转移，肿瘤消耗，正虚明显，不耐攻伐。盲目应用攻击治疗，病情进一步恶化，此为“同归于尽”。

（三）三阶段、九状态下攻补策略

《金匮要略·脏腑经络先后病脉证治》云：“病有急当救里救表者……医下之，续得下利清谷不止，身体疼痛者，急当救里，后身体疼痛，清便自调者，急当救表也。”恶性肿瘤中，癌瘤邪气可看作表，机体正气则为里。《素问·至真要大论》中还有关于祛邪方面的治法治则，如“坚者削之，客者除之……结者散之，留者攻之”“强者泻之”“高者抑之”等，而关于补虚扶正治法治则的论述有“燥者濡之”“急者缓之”“散者收之”“劳者温之”“损者温之”“衰者补之”“下者举之”等。

目前，中医界对于恶性肿瘤病机中正邪相争具体情况的认知有所差异。主张内虚学说的医家认为正虚是恶性肿瘤的核心病机，治则应以扶正为本。另外，有部分主张癌毒学说的医家认为邪实是恶性肿瘤的主要内在矛盾，当以祛邪为先。然而，肿瘤患者体内的正邪斗争处于动态变化的过程，治疗的总体法则是以“损有余而补不足”为准则，也就是扶正祛邪法。临床应用上不是一味地顾护正气，去除病邪，而是应该根据患者此时阶段性正邪力量的不同，分清轻重缓急，选取恰当的时机和方法来扶正祛邪治疗肿瘤。

那么，对于疾病不同阶段，治疗方法不同，且有快、慢、强、弱的程度区分，有以下几个方面。

1. 正平阶段，祛邪为主

当患者正气较为充足时，如正平邪弱、正平邪盛、正平邪微，此三种状态下则当快速强力祛邪，同时微微配伍扶正药物，以防强力祛邪伤正。正平邪弱状态时，提前干预，使病灶稳定或缩小，需以快制快，及时祛邪，单纯解毒攻毒中药治之为佳；正平邪盛状态下，消除或缩小病灶为首要任务，此时以强制强，毒强则法峻，根据患者体质，选择微创手术治疗合用或序贯解毒攻毒中药；正平邪微的状态下，恢复机体平衡为先，需以缓制缓，此时五行辨证施以中药治疗效佳。

2. 正邪交争，以平为期

当肿瘤患者处于正虚邪盛、正微邪盛、正虚邪弱这三种正邪相争状态时，需把握正与邪的动态变化，及时调整治疗策略。正虚邪盛状态下，邪气为主要病因，邪不除正难复，此时以缩瘤、控制病情、降指标等为主要目的，以强制强，以快制快，采用放化疗、靶向治疗等抗肿瘤治疗手段，根据病灶大小、范围及患者体质，配合解毒攻毒中药、序贯扶正中药以治之；正微邪盛时，正气虚弱，邪毒亢盛，又会进一步损伤正气，此时需要权衡控制好祛邪与扶正的力度，疾病发展到晚期，无手术指征，采用放化疗及靶向治疗后效果不佳或多程治疗后出现耐药，选择解毒攻毒中药，以强制强，根据患者体质不同，合用或序贯使用扶正中药；正虚邪弱状态，已达维持期，以保持稳定、固护正气、缓解相关症状为主要目的，以缓制缓，以弱制弱，此时清解余毒、辨证施治、单纯中药治疗效果为佳。

3. 正气不足，扶正为主

当正气虚弱，邪气存内，如正虚邪微、正微邪微、正微邪弱，则应根据邪气盛的程度配伍祛邪药物，以扶正为主。此时邪气衰微，经多程治疗后病情稳定，在正虚状态下，需稳定病情、改善相关症状；在正微状态下，需固护正气，恢复机体正常的周转运营，均以以快制缓、以弱制弱为原则，快速扶正固本、辨证施治，匡扶正气，使邪不可干。另外，在此阶段中有一特殊情况，即正微邪弱的状态，此为多程治疗后元气大伤或带瘤生存者，邪存便有变动之势，需固护正气、恢复周转，同时清解余毒，给邪以出路，以快制缓，以弱制弱，快速扶正固本、清解排毒畅达、辨证施治，中医药治疗在此状态下可发挥独特优势。

肿瘤发生、发展过程中，正邪关系存在着动态变化，把握好正邪的动态平衡尤为重要，我们需要根据疾病的阶段不同，正邪状态的不同，分阶段、定时机、中参西辨证精准施治，以达到更好的疗效。

四、扶正与祛邪的方法

扶正：补五脏虚损；平衡气、血、阴、阳；协调脏腑功能。

（一）补五脏虚损

内虚不仅是肿瘤产生的基础与始因，也是肿瘤进展及治疗手段造成的结果。内虚与五脏关系密切。内虚责之脾肾，脾为后天之本，脾虚则正气化源不足，痰、瘀蜂拥而生，形成肿瘤的物质基础；肾为先天之本，肾元逐渐耗竭，生命走向终极。人体存在生存本能，异常之气由生，虚极实至。肾亏是肿瘤的原始动因。另外，人体气机运动与肝升肺降关系密切，肝、肺二脏共同调节气机运行。气机紊乱，气血运行失调，痰、瘀、湿等病理产物胶结壮大，与癌毒互为因果，形成恶性循环。笔者在郁仁存教授内虚学说基础上进行了发挥，提出了心神致病说，研究心神在肿瘤发病中的作用，心作为五脏与十二官之首，从心入手，纠正内虚。

心：从心治癌，补心气、养心血、通血脉；强心、养心、静心、安神为主要的治疗原则。心气虚者补益心气，用炙甘草、黄芪、人参，若兼心阳不振，加附子、桂枝；心血虚者补养心血，滋养心阴，用柏子仁、当归、龙眼肉、麻仁、麦冬，甚者加熟地黄、白芍、阿胶；气血不通者当活血行血，调养心脉，用丹参、桃仁、红花等。

脾：脾胃为后天之本，若其衰惫，气血生化乏源，虚生邪客产生肿瘤；肿瘤消耗气阴，脾气脾阳进一步虚衰；肿瘤治疗手段损伤脾胃。治疗需顾护脾胃，补脾胃之虚损。法当温补脾胃，方用四君子汤、补中益气汤、黄芪建中汤、理中丸等；中焦气机重在升降出入，温补同时应注意调畅气机，可用木香、砂仁、生谷芽、厚朴、枳壳等；另外，需注意升发脾阳，可用升麻、柴胡、党参、葛根等。临床针对癌因性疲乏治以益气健脾、化疗相关恶心呕吐治以健脾理气和胃、血常规指标下降治以益气健脾和营等都是顾护脾胃的具体运用。

肾：肾为先天之本，补肾中真阳，鼓动一身阳气；益肾填精，助全身精血化生。临床中应遵循几个原则：有虚即补，无虚不补；补有时机，避免恋邪；肿瘤晚期，无从所补，补肾。常用附子、肉桂、桂枝、巴戟天、淫羊藿、党参、熟地黄、山萸肉、女贞子、菟丝子、枸杞子、补骨脂等药物。临床应用中，如水火未济则壮肾中真阳；血红蛋白低则益肝肾精血；化疗恶心呕吐则健脾补肾；癌性腹水则温肾助阳利水；骨转移则益肾填精生髓，都是补益先天的具体运用。

肺：肺主气，并和气血运行关系密切，且肺为娇脏，极易受到外邪侵袭，造成虚损，以致邪客极虚之地产生肿瘤。肿瘤患者癌因性疲乏、正虚易复发及化疗后白细胞、粒细胞下降等与肺功能失调关系密切。临床上肺卫之气不固可用玉屏风散；金气不降，气机不行可用麦门冬汤；肺为水之上源，水道不利，常用车前草（子）、瞿麦、泽泻等。

肝：肿瘤伤阴耗血，致肝精、肝血亏虚，且肿瘤患者多伴肝气郁结、情志失调。临床见肝血亏耗可用生地黄、四物汤、阿胶、鹿角胶、大补阴丸等补肝血、养肝阴；见肝气不升，可用当归生姜羊肉汤、柴胡、桂枝等升发肝气；见肝气郁结，可酌加合欢、玫瑰花、逍遥散、香附、八月札等疏肝理气之品。

（二）平衡气、血、阴、阳

1. 气

气是构成人体和维持生命活动的基础，机体脏腑功能正常得益于气的正常运行。《内经》曰："百病皆生于气。"明代张景岳明确指出："气之在人，和则为正气，不和则为邪气。"恶性肿瘤的发生和发展均与气有关，气不和是肿瘤发生和发展的关键因素，气不和主要表现为气虚、气滞、气郁等病理状态，长期的气机失调可以引发肿瘤。治疗上，针对气机失调而治以补气、行气、调气等多种法则，下面来分别论述。

（1）气滞

气滞是肿瘤常见病机之一，《杂病源流犀烛》说："邪积胸中，阻塞气道，气不宣通，为痰、为食、为血，皆得与正相搏，邪既胜，正不得而制之，遂结成形而有块。"《医学正传》谓："乳岩……此症多生于忧郁积忿中年妇女。"可见气滞不通、气郁不行是肿瘤形成的重要因素。

肿瘤患者在发病前常有长期的郁闷忧愁或蒙受打击而不得解脱等气机失调的现象。气机失调导致全身脏腑功能失调，进而引起血瘀、痰凝等一系列变化。肿瘤发生后，由于很多患者情绪低落、悲观、意志消沉，或由于有形实邪积聚，经脉闭阻，影响气机升降出入，进而气机升降失调更甚，机体抗邪能力下降，病情进一步加重，说明气机失调不仅可以导致恶性肿瘤的发生，而且贯穿肿瘤各时期。

外邪侵袭、饮食失宜、七情内伤、年高体虚等都会影响气机的正常运行，造成气的功能失调，形成脏腑的气机郁滞，进而引起一系列病理变化，症见胸闷、乳胀、腹胀、胁胀、脘痞、嗳气、疼痛等。气滞则痰凝、血瘀，日久结成肿块，因此气机郁滞与癌肿的发生关系密切，如《医宗金鉴》云：

“乳癌由肝脾两伤，气郁凝滞而成。”可见癌肿的发生、发展和气机郁滞是密切相关的。肿瘤从无形到有形是一个较长的过程，早期癌肿尚未形成，可能仅出现肿瘤标志物的异常，或出现癌前病变，或西医指标未发现明显异常但临床上常出现气血郁滞的表现，如痞胀、疼痛、嗳气、情绪抑郁、舌暗、脉弦或涩等，此时就需遵循中医治未病的思想，“发于机先”，进行超早期干预，调整脏腑功能，调和气血，使癌肿消除于萌芽。一旦有癌肿形成，气机郁滞更重，痰瘀等病理产物不断蓄积，胶固难化，与他邪兼夹，耗伤气阴，导致恶性循环，因此临床上在抗癌解毒、祛瘀化痰、消肿散结的基础上常需配合理气解郁之品。具体应用时，应根据病变部位的不同，结合脏腑的生理病理特点，顺应脏腑生理特点，选择用药。因部位不同而异，肿瘤患者常见的气滞如下。

肝郁气滞：肝喜条达，肝气以疏为顺，如情志不遂、郁怒忧思都可引起肝气郁滞，出现易怒、易激动、两胁胀痛、少腹气痛、乳房作痛结块、脉弦等症状。治以疏肝解郁，方以逍遥散加减，常用药为柴胡、香附、郁金、当归、青陈皮、橘叶、夏枯草、八月札、川楝子等，适用于乳癌初起、肝癌早期和其他肿瘤有上述症状者。

肺气壅滞：当外感风寒，遏于肺脏，或肺气失于宣降，壅滞于内，或因痰涎壅盛，阻塞气道，均可引起肺气壅滞。证见喘咳上气，胸闷发憋，气短气促，呼吸不畅，脉细涩或滑弦，常见于肺癌或肺转移癌，或合并有肺气肿、支气管炎及肺部感染的其他肿瘤患者，治宜通宣肺气，常用药物有苏子、苏叶、麻黄、桔梗、射干、牛蒡子、旋覆花、葶苈子等。

胃气不降：胃气以降为顺，如胃气不降而上逆，则产生嗳气、恶心、呕吐、呃逆、反胃、胃脘作胀、不思饮食等症状，常见于食管癌、胃癌、贲门癌、肝癌等患者，亦可见于放化疗后的不良反应及其他恶性肿瘤引起的胃肠道证候，治宜理气宽中、和胃降逆，常用降气汤；常用药物有旋覆花、代赭石、枳壳、木香、半夏、厚朴、佛手、香橼皮、绿萼梅、沉香、柿蒂、檀香、刀豆、甘松、娑罗子等。

腑气不通：腑气以通为顺，食积停滞，肠道受压，部分梗阻及胃肠功能紊乱引起胃肠腑气不通则出现腹胀、腹痛、肠形包块、大便秘结，甚则呕

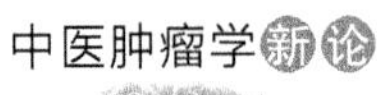

吐、腹中绞痛，脉弦紧或弦数，治宜通腑化滞、通里攻下，常用承气汤加减，常用药物有莱菔子、山楂、枳壳、槟榔、大腹皮、厚朴、大黄、芒硝、火麻仁、郁李仁、番泻叶等。

（2）气虚

气虚是肿瘤发生、发展的主要因素之一，《内经》中说："邪之所凑，其气必虚。"《外证医案汇编》也明确指出："正气虚则成岩。"《医宗必读》谓："积之成也，正气不足，而后邪气踞之。"可见，正气虚引起脏腑功能失调，免疫力低下，外邪趁机而入发为肿瘤，并且一经发病，各种病因及病理产物更伤正气，气虚越加严重。气虚运化失调，脏腑功能减弱，或易感外邪，或易生痰湿。有研究显示，气虚与细胞的分化有着确定的联系，气虚程度越重，分化程度越低，肿瘤恶性程度越高，预后越差。气虚不仅可以产生恶性肿瘤，而且与其恶性程度呈正相关，所以气虚是各种恶性肿瘤的发病基础。气虚主要表现为气短，自汗，肢体倦怠，少气懒言，语声低微，面色㿠白，舌淡，苔薄白，脉虚弱无力。主要包括如下几种证型。

肺气虚：以喘咳、气短为主，痰多清稀，易感冒。常用药物有人参、黄芪、党参、甘草、冬虫夏草、沙参、五味子等。

脾气虚：以食少、腹胀、便溏为主，甚则内脏下垂。常用药有人参、黄芪、党参、白术、山药、扁豆、甘草、升麻、葛根、莲子、薏苡仁等。

心气虚：以心悸、气短为主，脉结代或细弱，胸闷或胸痛。常用药有人参、黄芪、党参、茯神、五味子、麦冬、远志、炙甘草等。

肝气虚：疲乏无力，不能耐劳，胆怯，头身麻木等。常用药有人参、首乌、白术、党参、山萸肉、酸枣仁、五味子等。

肾气虚：腰酸腿软，小便清长，二便失禁等。常用药有菟丝子、枸杞子、金樱子、桑螵蛸、淫羊藿、五味子、益智仁等。

2. 血

血是人体维持生命活动的基本营养物质，它必须有规律地在脉管内循环运行而布散周身。肿瘤为有形实邪，阻滞经络，血络不通，瘀血内停，与痰湿相搏结，发为肿瘤。血随气行，它的阻滞凝结多由气行不畅引起，故血瘀多伴气滞，滞凝久之则成肿块。清代王清任在《医林改错》中指出"肚腹结块，必有形之血”，说明腹内有形的包块肿物多为血瘀所致，故活血化瘀法是治疗癌瘤的主要法则之一。不同的肿瘤与气血有不同的关系，有的偏重于气的功能紊乱，有的则偏重于血瘀的形成，据我们的研究观察，恶性肿瘤患者绝大多数都有气血失调的表现，其中以血瘀证表现为多。血的失调主要表现为血虚、血瘀两个方面，下面分别论述。

（1）血虚

血虚证是失血过多，或脾胃虚弱，或血液生化之源不足，或瘀血阻滞新血不生等原因所导致的血液不足或血液营养功能低下、脏腑组织器官失养的病理状态。中医认为血的生成过程与五脏功能活动密切相关，尤以脾胃为要，但与心、肺、肝、肾也有着密不可分的关系。脾胃为后天气血生化之源；心主血脉，心生血；水谷精微注肺生清血；肾藏精，精血互化，归精于肝而化清血。“中焦受气取汁，变化而赤，是谓血。”脾有生血、藏血、统血功能的三重表现。生成血液的基本物质主要来源于脾胃所化生的水谷精微，饮食经过胃的腐熟消化和脾的吸收转输后，生化气血精津，内营五脏六腑，外营四肢百骸。脾的病理与出血、血虚、血瘀有关，且三者之间有一定的联系。脾虚不能统血，可以导致出血，出血达一定数量，必引起血虚。胃在血液的生成中也很重要，胃主受纳水谷，而水谷是化生血液的原始物质，胃参与血液的生成，胃虚生化之源不足可致血虚。

现代研究表明，血虚患者全血比黏度降低，还原黏度明显升高，红细胞沉降率加快，血细胞比容降低，红细胞数量减少，血红蛋白含量降低，网织红细胞增多，红细胞变形能力降低。血虚患者因 ATP 来源障碍，机体新陈代谢减慢，清除自由基能力降低，自由基积累使细胞膜的不饱和脂肪酸发生脂质过氧化反应，导致超氧化物歧化酶活力降低，而脂质过氧化物水平增高。血虚患者 CD_3、CD_4 细胞水平下降，CD_8 细胞水平不变，CD_4/CD_8 比值降低。血虚证患者机体为保持自身内环境的相对稳定，代偿性地做出了相应的适应性变化。

肿瘤不断增长，需要营养支持来维持自身生长，所以常见血虚证，主要表现为面色无华，唇舌指甲色淡，毛发干枯无光泽，舌淡，脉沉细。主要包括心血虚和肝血虚。

心血虚：心悸烦躁为主，健忘，失眠多梦，脉细或结代。常用药物有柏子仁、生地黄、丹参、玄参、当归、白芍、龟板、百合、首乌藤、浮小麦等。

肝血虚：以惊惕头晕、易怒为主，肢麻，震颤，经少经闭，脉细弱。常用药有当归、白芍、首乌、枸杞子、熟地黄、牛膝、鸡血藤、大枣、木瓜、丹参、阿胶等。

（2）血瘀

目前的研究主要将血瘀证的病因归为情志内伤、饮食不节、久病虚损三大方面，这些不同因素作用于人体，导致气行逆乱、血行郁滞，最终发为血瘀。血瘀证的发病机制主要包括以下六个方面，①气滞致瘀：血液在血脉中循环流动主要依靠气的推动，气行则血行，气滞则血瘀；②气虚致瘀：久病、过思、过劳等导致气虚，气虚则运血无力，致血流缓慢，涩滞沉积发为血瘀；③痰浊致瘀：平素饮食不节，恣食肥甘厚腻，脾因气机受阻而失健运，造成水湿内停积聚，久而成痰，痰阻血络，发为血瘀；④阳虚致瘀：久病不愈、房劳过度等，致阳气内虚，不能制约阴气，阴寒内盛，寒凝则血滞，滞久则成血瘀；⑤血热致瘀：内热久而不退，灼津炼液，致血液浓缩，壅塞脉道，发为血瘀；⑥外伤致瘀：外伤导致肌骨闪挫，血溢脉道，凝结成瘀。

现代研究表明，血液流变学的异常与肿瘤患者血瘀程度密切相关。血液黏滞性越高，肿瘤患者血瘀证越明显；血液流动性、变形性越接近正常，则血瘀证越轻。中晚期患者的血液流变学改变最为明显。大量临床观察表明，高粘滞血症的存在对肿瘤转移的形成有着重要的影响。化疗后肿瘤患者血液的高黏状态非但不能降低，反而增高。施行非根治术的实体瘤患者及化疗后的肿瘤患者出现血瘀证的机会较行根治术的实体瘤患者和化疗前的肿瘤患者要高。对动物移植瘤侵袭和转移过程的研究发现，荷瘤鼠的血液流变学改变与肿瘤的侵袭和转移程度呈正相关。

恶性肿瘤血瘀证另一表现就是血液凝固性异常，表现为凝血机制被激活，血小板活化，抗凝功能减弱，导致血液处于高凝状态，易于血栓形成。肿瘤的恶性程度越高，病期越晚，其高凝现象越明显。

一般认为活血化瘀药物具有如下作用：①直接抑杀肿瘤细胞；②改善血液流变性和凝固性、抑制血小板活性、促纤溶、抗凝、抗血栓、消除微循环障碍、发挥抗转移作用；③对放化疗有增效作用；④免疫调节作用；⑤镇痛、抗感染等。基于肿瘤与血瘀证的关系，活血化瘀已成为肿瘤临床较为常用的治法。治疗恶性肿瘤的方剂中经常出现当归、丹参、桃仁、红花、赤芍、牡丹皮、川芎、三七、延胡索、人工穿山甲、三棱、莪术、地鳖虫、水蛭、五灵脂、凌霄花、皂角刺等活血化瘀药物。血瘀证临床常见胸胁刺痛、癥积肿块、经闭、痛经及血肿、瘀斑瘀点等。由于肿瘤患者气血同病较为多见，所以将相兼证候同时列出，肿瘤患者常有下列几种血瘀表现。

气滞血瘀：气为血帅，血随气行，气滞日久必致血瘀。气血凝滞不散，积瘀而成肿块，所以可以把肿瘤肿块的形成认为是血瘀，特别是合并有疼痛的肿块，疼痛大多有固定部位，可扪及肿物包块，舌质暗红，有瘀点瘀斑等症，治疗常用理气活血法。常用药物有枳壳、枳实、乌药、木香、降香、八月札、川芎、丹参、桃仁、红花、三棱、莪术、泽兰、鸡血藤、牛膝、王不留行、白屈菜、土鳖虫、干漆、急性子、水红花子、刘寄奴、马鞭草、苏木、虎杖等。还有乳香、没药、石见穿、喜树、五灵脂、毛冬青等。

气虚血瘀：气滞可致血瘀，气虚不能帅血而行亦可致血瘀。这在肿瘤患者中更为常见，有的患者在肿瘤手术后气虚而引起血瘀，有的是因肿瘤消耗而致气虚血瘀，此时不但有瘀血，而且兼有气虚表现，呈现疲乏无力、食纳减退、腿软、舌淡胖有齿痕、苔薄白脉细涩无力，同时有瘀点、瘀斑、肚腹结块疼痛或痛有定处、刺痛等。治宜益气活血，常用药物有生黄芪、人参、太子参、丹参、赤芍、鸡血藤、红花、益母草、泽兰、莪术、郁金、延胡索、三七等。这时因有气虚，故破气伤气药少用或不用，破血攻坚药亦少用，以免进一步耗气伤血。近年来，我们还发现一些患者在放化疗过程中，逐渐出现舌上瘀点、瘀斑及面部黑斑加重，临床出现气虚血瘀或加重了原有的气虚血瘀证，这是因为放化疗药物伤气耗阴，致使气虚而血瘀的结果，治疗和预防这种气虚血瘀，就要在放化疗的同时给予益气活血的中药治疗。

血瘀经络：经络是内连脏腑，外达四肢百骸、肌肤筋骨的重要组织。许多肿瘤患者血不循经，溢于经络，形成皮下瘀斑瘀点，皮下肿物青紫肿痛，面色黧黑，口唇有黑斑块，爪甲有暗黑色素沉着；有的患者在化疗输液后，沿静脉血管有色素沉着，或有血栓性静脉炎，此为血瘀经络，治宜通经活络、祛瘀活血。常用药物有归尾、赤芍、桃仁、红花、水蛭、鸡血藤、刘寄奴、鬼箭羽、乳香、没药、牛膝、桂枝、三棱、莪术、延胡索、丝瓜络、川芎、玄参等。

肿瘤的发生和发展与脏腑功能亏虚有关，临床上可以出现气、血、阴、阳的虚损与失衡，辨证论治见表2、表3。

表2　阴虚证的辨证论治

共同证候	辨证分型	分型证候	治法	药物
潮热盗汗，心烦，口干咽燥，颧红，舌红少津，脉细数	肺阴虚	呛咳无痰，咽干声嘶，咯血	滋肺阴	沙参、麦冬、天冬、百合、阿胶、石斛、天花粉、川贝、玉竹
	心阴虚	心血虚症状兼有舌干尖红或口舌生疮	养心阴	柏子仁、生地黄、丹参、玄参、当归、白芍、百合、浮小麦
	肝阴虚	兼有肝血虚症状	补肝阴	山茱萸、生地黄、熟地黄、枸杞子、女贞子、杜仲、阿胶、乌梅
	肾阴虚	腰膝酸软，耳鸣耳聋，发脱齿摇，梦遗，眩晕	滋肾阴	熟地黄、龟板、阿胶、女贞子、玄参、天冬、黄精、牛膝、首乌、桑寄生、紫河车
	脾阴虚	不思饮食，大便干燥，干呕，呃逆	养脾阴	山药、黄精、白芍、蜂蜜、火麻仁、大枣

表3　阳虚证的辨证论治

共同证候	辨证分型	分型证候	治法	药物
畏寒，四肢厥逆，舌淡胖，有齿痕，脉细弱	心阳虚	兼有心气虚的证候	助心阳	桂枝、肉桂、附子、薤白
	肾阳虚	腰膝酸软，畏寒肢冷，下肢为甚，头晕目眩，精神萎靡	温肾阳	鹿茸、仙茅、淫羊藿、补骨脂、巴戟天、肉苁蓉、续断、肉桂
	脾阳虚	腹胀纳少，腹痛绵绵，喜温喜按，大便稀薄，四肢不温，或肢体困重，或周身水肿，小便不利	温脾阳	干姜、苍术、吴茱萸、半夏、肉豆蔻、白豆蔻、草豆蔻、益智仁

（三）协调脏腑功能

另外，扶正法不光是补益之法，还包括对失去正常功能的脏腑的调整，即对脏腑、阴阳、气血的调理，一切能调节人体阴阳平衡，使气血、脏腑、经络功能平衡稳定，以及增强机体抗癌能力的方法都包含在内。在扶正法中需要注意调整脏腑之间的关系，如肝胃不和者，拟疏肝和胃相佐；脾胃升降失常者，投协调枢机之升降方药；脾肾转输失职者，调脾肾以利气化。这些疏肝理气、和胃降逆、止咳化痰、行气利水、消痞止痛等治法可使脏腑功能恢复正常，增强机体控制肿瘤增长扩散的能力，同样能产生扶正的效应，也是所谓“扶正”。中医对于由病邪引起的病理损害及脏腑功能失调主张调理，“调之使和”。这种调理既有消除病理损害“祛邪”的一面，又有恢复正常生理功能“扶正”的一面，这也正是中医治疗肿瘤的特点之一。这种“调理”的扶正治法也包含在广义的扶正治法之中。另外，饮食调理、针灸、气功、心理疗法等均有扶正作用。

祛邪方法：祛邪属局部治疗，包括攻解癌毒的方法，如现代医学的手术、放化疗、靶向治疗及清热解毒、以毒攻毒的中医治法。

对于病理产物的祛除与治疗，也属于祛邪的范畴，包括治痰、治瘀之法，如益气活血、活血化瘀、化痰散结等治法。

1. 攻解癌毒之法

中医认为恶性肿瘤的发病与“虚”“痰”“瘀”“毒”有着密切的关系。正气不足是肿瘤产生的根本条件，瘀和痰作为病理产物和致病因子，是阳气失调下阴精为病的两种不同表现形式，而毒邪在中医学中被认为是一种致病广泛的因素。随着对癌毒的不断深入研究，逐渐总结出癌毒是恶性肿瘤这一特殊疾病发生、发展过程中的主要矛盾或矛盾的主要方面。癌毒一旦形成，肿瘤就具有无限增殖、浸润性、复发性、转移性等特性。因此，清除癌毒是治疗肿瘤的核心和关键。癌毒性属阳，阳热极盛，中医用大剂清热解毒和解毒攻毒之法，如有毒的虫类药和有毒草药攻解癌毒。

恶性肿瘤一旦形成，就具有迅速生长、浸润、复发和转移等特性，必须及时采取措施，最大限度地消灭。以偏纠偏、以毒攻毒之法，古已有之，宋代东轩居士曾经在《卫济宝书》中记载："猛烈之疾，以猛烈之药，此所谓以毒攻毒也。"而以毒攻毒在现代医学中的含义，不仅局限于狭义应用有毒中草药的内服和外用以驱除癌毒，其广义含义还包括那些能够直接杀灭肿瘤细胞，具有中医疗法中"毒"的属性的现代各种物理、化学、生物等医学治疗手段，包括手术、放疗、化疗、热疗、氩氦刀、靶向治疗等。根据不同治疗手段对肿瘤局部的影响，大致分为寒法和热法两大类。

手术治疗在中医病因学中属于金刃伤，直接驱除局部肿瘤病灶。氩氦刀是一种物理冷冻技术，属冷冻刀，为至阴至寒之品，它是通过低温冷冻消融术，使得细胞发生缺氧、脱水、破裂等变化，最终以消灭瘤细胞，此二者在中医病因学中当属外寒直中的范畴，直接祛除或低温摧毁肿瘤细胞，按照阴阳的哲学范畴分类，当属于寒法。

放疗包括三维适形放疗、立体定向放疗、适形调强放疗、粒子植入等，以及各种热疗手段包括射频消融、微波消融、高强度聚焦超声和激光消融等，虽然这些现代治疗的物理源不同，但它们治疗肿瘤的机制都是通过产生热效应，直接以高温破坏肿瘤，杀死肿瘤细胞，至热至阳，可认为是中医热法。

此外，根据药物的四气五味、特性、毒副作用表现等亦可将抗肿瘤的化疗药及靶向、内分泌等药物进行毒性的寒热分属。如临床上紫杉醇治疗后，常可见白细胞减少、心动过缓、纳差、水肿、关节疼痛等阴性不良反应，因此可以将紫杉醇归为寒毒；再者，易瑞沙、伊立替康等靶向药物服用后，常常可见口干、手足皲裂、皮疹、脓疱疮等热毒炽盛的一派热象，故而将其归为热毒。无论是化疗药、靶向药还是内分泌药都是通过累积效应而逐步消除局部肿瘤病灶，或通过逐渐改变局部肿瘤生长所依赖的环境，从而抑制肿瘤的生长。

外科手术是治疗肿瘤最直接最有效的方法之一，对于早期或较早期实体肿瘤，手术切除仍然是首选的治疗方法。理论上，若是以手术完全移除肿瘤细胞，肿瘤是可以被治愈的，但是临床上往往因为手术条件或术者技能不足，在切除肿瘤组织的同时，极易损伤局部正常组织。手术在中医病因学中属于金刃伤的范畴，往往造成机体气血津液的损伤，引起气血生化不足而表现为面色萎黄或苍白，头晕眼花，少气懒言，神疲乏力，自汗，活动时诸症加剧，心悸失眠，手足麻木，女性经量少、愆期甚或闭经，舌质淡，脉细无力。对于不同组织脏腑的手术，也可引起不同脏腑的功能失常。肿瘤患者术后气虚，常见肺气虚及脾气虚，临床表现为咳喘无力，气短声低，倦怠无力，面色㿠白，头晕自汗，易于感冒，舌淡，脉虚弱；或食少纳呆，口淡无味，脘腹胀满，便溏，面色萎黄，少气懒言，四肢倦怠，舌边有齿痕，脉缓弱等。临床上肿瘤患者手术后，由于麻醉、出血及手术创伤，特别是消化道胃肠手术后加以禁食及胃肠减压等，常因为损伤气血津液、脾胃功能失调、脾失运化、胃失受纳而出现脘腹胀满，食后为甚，口不知味，甚至不思饮食，纳差，恶心，呕吐，大便溏薄，精神不振，形体消瘦，肢体倦怠，少气懒言，面色萎黄或白，或肢体水肿，舌淡苔白，脉缓软无力等症状。肿瘤患者术后血虚常见心血虚与肝血虚，主要表现为面色苍白或萎黄无华，唇色淡白，指甲苍白，头晕目眩，心悸失眠，健忘多梦，手足麻木，毛发枯落，女性月经量少色淡、愆期或闭经，舌质淡，脉细无力等。例如，肝癌术后患者常因肝血不足、机体失于濡养而出现头晕面白，双目干涩，视物模糊，肢体麻木，筋脉拘挛，爪甲不荣等症状。

氩氦刀是目前各种局部消融方法中适应证最广的方法之一，它是通过利用超低温选择性原位冷冻，使得细胞发生缺氧、脱水、破裂等变化，最终瘤细胞发生坏死，氩氦刀几乎可以对所有恶性和良性实体肿瘤进行消融，以及对晚期肿瘤进行姑息性治疗。氩氦冷冻消融术在中医病因学中属于寒邪直中，在冻伤肿瘤组织细胞的同时，难免会伤及周围正常组织脏器，损伤机体阳气。当肿瘤靠近大血管或冷冻范围较大时，术后冰球在机体内没有完全融化，局部低温通过血液循环作用使体内热量大量散失而出现面色苍白、四肢发冷、寒战、血压下降等亡阳症状。此外对于一些肺癌患者，氩氦刀冷冻术后寒邪袭肺，肺气郁闭不宣，肺失宣降，出现咳嗽气喘、痰稀白、面色少华、纳少腹胀、便溏、四肢不温、舌淡苔薄白、脉紧等一派寒象；亦可见寒邪袭肺，郁久化火，痰热蕴结，出现咳嗽痰色黄稠而难排出、胸闷、口干口苦、咽痛、舌苔黄腻或黄白相兼、脉滑数等实热症状。

肿瘤的放疗是恶性肿瘤的主要治疗手段之一，它是利用各种不同能量的射线照射肿瘤，以抑制和杀灭癌细胞。临床上常用的照射方法包括近距离放射和远距离放射，其中近距离放疗是将放射源直接置入可被治疗的组织或器官腔内进行照射，包括腔内照射、粒子植入、术中照射等；远距离放疗又称外照射，是将放射源远离人体集中照射病变部位，包括三维适形放疗、立体定向放疗、适形调强放疗。肿瘤热疗是泛指用加热的方法来治疗肿瘤的一类治疗方法，其原理是利用物理方法将组织加热到能杀灭肿瘤细胞的温度，最终达到既破坏肿瘤细胞又不损伤正常组织的目的。当前临床上肿瘤热疗主要采用局部热疗，所用的方法有：红外线、超声波、射频、微波等。例如，肿瘤射频消融是在B超或CT的引导下将多针电极直接刺入病变组织的肿块内，将大功率射频能量通过消融电极传送到肿瘤组织内，通过一系列的变化使肿瘤组织本身产生摩擦热，当组织内温度达到60 ℃以上时，肿瘤组织发生不可逆的凝固性坏死，最终达到治疗目的。

无论是放射线还是热疗，从中医角度来说，其对于机体是一种外来的热性毒邪，具有热邪的炎上、易伤津耗气、生风动血且易扰心神等致病特点。除对肿瘤细胞有强大的杀伤力外，其在破坏和杀死肿瘤细胞的同时对周围正常组织细胞也有破坏作用。一方面，热为阳邪，容易伤阴耗液，出现阴虚内热的现象。热毒初袭人体，大多表现为上焦肺卫症状，随着热毒的增加，邪热传里，热邪伤津，则口干口渴；若正气素虚，或热毒继甚，则病情进展，身热加剧，持续高热；热盛迫血妄行，可出现口腔黏膜、肌肤点状或斑状出血，甚至器官出血。因作用的部位不同，所以对不同的脏腑造成不同程度的阴伤，临床上常被伤及的脏腑有心、肝、胃、肺、肾等，故而放疗、热疗后常可见到因阴精亏虚、虚热内扰而出现的心烦健忘，失眠多梦，胁肋隐痛，两目干涩，视物模糊，胃脘隐痛，饥不欲食，干呕呃逆，形瘦便干，干咳无痰，或少痰而黏，口干咽燥，声音嘶哑，耳鸣耳聋，腰膝酸软，男子遗精，女子闭经，不孕或见崩漏，潮热颧红，五心烦热，盗汗，舌红少津，脉细数等心阴虚、肺阴虚及肾阴虚的症状。此外放疗照射区皮肤、黏膜也常常受损，表现为皮肤瘙痒，色素沉着及脱皮，水疱，黏膜红肿充血，分泌物减少、口干，甚至糜烂、破溃。临床上鼻咽癌患者在放疗过程中，常因热毒之邪伤及机体，热灼津伤，出现口干、咽喉疼痛、局部红肿等症状。另一方面，热毒属壮火，壮火食气，故易耗伤机体正气，火盛乃是一时之表象，日久必见阳虚寒盛，从而导致一系列的功能紊乱与失调，表现为精神不振，神疲乏力，食欲下降，身体衰弱，恶心呕吐等。

2. 治痰、瘀之法

痰来源于先天禀赋体质和后天饮食水谷，以及由此化生的精、血、津液等物质，还有津液停积形成的水饮。痰的产生受体质禀赋、饮食习惯、起居劳逸、衣物防护、情志异常、季节气候等内外诸多因素的影响。痰的形成过程是脏腑的参与、气的变化和精血津液的转变综合作用的结果。痰的生成与脏腑气化失常有关。五脏中与痰生成关系最密切的是脾和肾，其次也受肺、肝的影响。六腑中参与痰形成的主要是胃，也与膀胱、三焦和胆的功能活动相关。痰的生成与气化密不可分，痰是人体气化的产物。气化异常生痰有四种情形。一是正气亏虚，气化乏力，饮食水谷不能正常化生气血而变化为痰。二是气机郁滞，精、血、津液流布不畅，结聚成痰。三是气机逆乱，不循常道，精、血、津液停滞成痰。四是人体六气气化失衡，或寒化，或热化，或湿化过度，饮食水谷化生的痰湿涎液过量，对人体造成危害。精、血、津、液与痰来源相同，而且都可以转化为痰，因而精、血、津、液中任何一者过多堆积，就容易转化成痰。反之，使用攻痰破痰的药物也容易损耗精、血、津、液。痰的致病特点可概括为分布广泛，伏结胶固阻滞气机，凝涩血运招引外邪，缠绵反复挟风化热，上扰作乱累生赘物，滞碍形体，发为肿瘤。

血瘀证作为一种可以由各种病因引起的临床综合病证，其共同的病理生理特点既不单纯在血方面，也不单纯在脉方面，而是在于血在脉中的循行，即由血和脉共同构成的“血行”方面，表现为“泣而不行”“血气不至”“血凝而不流”“血瘀滞不行”，一言以蔽之就是“血行失度”。气病导致血瘀常见有气滞血瘀、气虚血瘀等。气滞血瘀多属于肝气疏泄异常所致的一种病理改变。气滞是因，血瘀是果。若血瘀已成，又可进一步阻塞气机，加重气滞，形成恶性循环。气滞和血瘀均为邪实之象，故属实证。气虚是本，血瘀是标，气虚是因，血瘀是果，气虚血瘀乃气虚无力推动血流运行，即“无力帅血”，血运不畅，甚或停留而致。气虚血瘀属本虚标实，同时血瘀日久也可耗伤正气而加重气虚。如人素体正虚，又有瘀血内阻妨碍气机运行，气虚间杂气滞，瘀血丛生，而发为肿瘤。

根据其治疗手段所针对的不同对象，又分为治痰和治瘀两大类。痰和瘀是人体受到某种致病因素作用以后在疾病过程中形成的病理产物。这些病理产物形成之后，又能直接或间接作用于人体，产生各种病证，因此有“百病皆由痰生”“万病之源始于瘀”的说法。痰瘀既是病理产物，又是致病因素。由于六淫外邪、七情内伤、饮食劳逸、外伤导致“五脏六腑皆能生痰”，其中又以肺、脾、肾三脏气化功能异常为甚，痰饮形成之后，或停于胃肠，或停于胸胁肌肤，并随气机升降流行，内至脏腑，外至筋骨皮肉，形成多种病证，遂有“百病多由痰作祟”之说。气虚、气滞不能推动血液的正常运行；寒邪客入经脉，经脉拘急，血液凝滞；热入营血，血热搏结而成血瘀。血行不畅，导致血液停滞，或离经而滞于脉外，或阻滞于脏腑经络。久聚不散，则可形成癥积，按之有痞块固定不移。瘀血不去，新血不生，还会导致肌肤甲错，甚至出血。瘀又分为瘀血（体内某部位血液瘀滞）；凝滞不流通的血；瘀肉（有病变的肌肉）。中医的活血化瘀和化痰散结都是祛除痰、瘀病理产物，改善痰湿、瘀血证候的具体治法，另外，现代治疗的部分方法也可归为治痰和治瘀之列。

经动脉肿瘤栓塞术是将栓塞剂经导管注入肿瘤供血靶动脉，使靶动脉闭塞，从而达到治疗目的的一种方法。经动脉肿瘤栓塞术适用于肝癌、肾癌、胰腺癌、肺癌、盆腔恶性肿瘤等的姑息性治疗和相对根治性治疗，以及肝血管瘤的根治性治疗。经动脉肿瘤栓塞术常用于肝癌、鼻咽癌、肺癌、肾癌、消化道及盆腔肿瘤大出血时栓塞止血和术前栓塞，亦可用于改变血流分布的保护性栓塞。经动脉肿瘤栓塞术符合中医理论中祛除瘀血的思想，瘀血产生之后固定不移，瘀血不去而新血不生，甚至造成出血。栓塞瘀血所形成的有形之邪，使得已经形成的有形之瘀血孤立无援，有功能的血脉健运，通过血脉的运行，消化已经形成并被孤立的瘀血，消除瘀血，新血始生。

介入支架植入术（物理治瘀）：支架植入术指的是利用穿刺、导管、球囊导管扩张和金属内支架置入等技术，使狭窄、闭塞的血管或腔道扩张、再通，解除肿瘤局部压迫导致的症状。血管和腔道狭窄、闭塞是介入支架植入技术的治疗强项。具有创伤小、疗效高、风险低、并发症少、住院时间短等优点，为血管和腔道狭窄、闭塞的治疗开创了一条新路。对于恶性肿瘤浸润压迫导致的管道（如胆管、脊柱、大肠、食管、上腔静脉、输尿管、膀胱、前列腺、尿道等）闭塞，通过放入支架对已经被挤压闭塞的管腔起到物理支撑作用，使得管腔疏通。但是支架将堵塞或狭窄的血管撑开、疏通后，并不是局部的挤压状况就治好了，严格来说支架手术不是治疗方法，只是一种急救的措施，所以支架手术只是缓解阻塞的症状。这个部位的空腔有可能再次发生狭窄或阻塞。尤其是恶性肿瘤导致的食管狭窄，用球囊扩张术虽然可以取得一定的效果，但是肿瘤生长很快，又会导致阻塞。介入放射技术是微创医学的主要组成部分，以微小创伤、更高疗效、更低风险顺应了医学的发展方向。肿瘤对局部压迫导致的管腔闭塞相当于瘀血阻滞，无论是用支架还是球囊扩张，都是通过破除瘀血疏通管腔，打开机体血脉运行之通道，使局部气机运行通畅，从而恢复机体正常功能。

肢体热药隔离灌注是一种自 20 世纪 80 年代初开始用于临床，治疗骨与软组织恶性肿瘤的方法，现在被视为四肢晚期骨与软组织肉瘤的截肢替代方法。将患肢血液循环暂时与体循环阻断，动静脉置管后将患肢的血液循环连接到体外循环机，将化疗药物注入（通常用顺铂、左旋苯丙氨酸氮芥和肿瘤坏死因子等），并将患肢循环血液加温至 40℃左右，体外循环加温 40 分钟到 1 小时不等，利用局部持续高温、持续高浓度抗肿瘤药物循环来杀灭肿瘤细胞，文献报道可取得良好的局部控制效果。受累骨可采用灭活再植、异体骨移植等方法重建骨的连续性。术后可出现发热、患肢轻度肿胀、一过性肌红蛋白尿等不良反应，经临床处理多可缓解。少数患者术后可发生间室综合征，此时需积极处理，以免发生严重肾功能损害。肢体弥漫性的肿瘤浸润相当于痰浊流注于肢体、肌肉、筋膜之间，痰浊与筋肉缠绵交互，肢体热药灌注通过物理、化学的方法，作用于局部与正常组织缠绵交织的痰浊之邪，正常组织可以耐受，而痰浊之邪被攻击消散。

所谓肿瘤根治术，是指在切除肿块的同时，扩大了切除范围，将肿块周围的可疑组织和淋巴结也一并进行了清除，以期望达到根治目的。但它并不一定能根治肿瘤，这只是一种望文生义的误解，也许将其称为“肿瘤扩大切除术”更合适。切除肿块并不能消除肿瘤病源，不能改变患者肿瘤易患体质。肿瘤患者根治术后 3 年内，复发转移率达 80% 以上就是明证。有的肿瘤转移灶的肿瘤细胞数小于 10^6 个，称为“亚临床转移”。此时，外科手术包括根治性手术，对这种肉眼不可见的微小转移病灶毫无办法。一旦条件许可，这种微小的亚临床病灶就会形成燎原之势。因此，有的肿瘤手术只是一种有效的肿瘤减瘤术，而并非所谓的根治术。WHO 统计显示某些肿瘤的根治性手术与局部手术相比对肿瘤患者 3 年、5 年生存率并没有明显提高，有些患者反而因其切除的机体组织较多，身体损伤更大，术后生活质量明显下降。目前，国外很多肿瘤的治疗，如乳腺癌的治疗，已经不再主张施行这种扩大切除术的治疗方法。

痰和瘀是有形的病理产物，同时，有形之痰瘀的存在又影响机体气机的正常运行，气机不畅易生新邪。通过手术的方法，直观地去除局部的肿瘤组织，从而去除痰瘀，使得气机升降运行趋于常态，保持机体内环境的动态平衡。

第二节　肿瘤的治法

肿瘤发病，正虚为本、癌毒为先，痰、瘀从之。其中最重要的是虚和毒，治疗上虚和毒也是贯穿全过程的。虚为本，治当扶正固本，属于扶正范畴；毒为先，治当解毒攻毒，属于祛邪范畴。当然，扶正不光是补法，还包括对失去正常功能的脏腑的调整，即对脏腑、阴阳、气血的调理。祛邪也不仅是攻毒解毒，伴随癌毒的痰瘀互结，也会造成局部痰阻血瘀等证，活血定痛，化痰散结，同属祛邪之法。针对肿瘤患者火水未济的特征性病机，根据不同情况采用治疗方案，使火水既济而生机重现。另外，将中医传统情志疗法和子午流注理论运用于临床，扩展了肿瘤治疗的时空观，也是对治疗方案的有益补充。

一、扶正补虚

（一）温肾壮阳法

适用于肾阳不足或脾肾阳虚证。肾为先天之本，元气即肾精，元气不断消耗直至死亡，只减不增，但有赖于后天脾胃化生的水谷精微的滋养。临床上温阳法主要包括温脾肾之阳。常用药物有巴戟天、菟丝子、淫羊藿、仙茅、附子、肉桂等。其中仙茅、淫羊藿为常用药对，淫羊藿味辛、甘，性温，归肝、肾经。具有补肾壮阳、强筋壮骨、祛风除湿之效。《本草纲目》曰："淫羊藿性温不寒，能益精气，真阳不足者宜之。"仙茅味辛，性热，有小毒，归肝、肾、脾经。具有温肾壮阳、祛寒除湿之功。《本草纲目》曰："仙茅，性热，补三焦、命门之药也。"《本草正义》曰："仙茅是补阳温肾之专药，亦兼能祛除寒痹，与巴戟天，淫羊藿类似，而猛烈又过之，唯禀性阴寒者，可以为回阳之用，而必不可以为补益之品。"二药相互配合，补阳之力增强，仙茅得淫羊藿之温而补阳之功尽显。临床对于肾阳虚衰、寒象明显、下元不足的肿瘤患者，效果颇佳，常用淫羊藿 15 g，仙茅 15 g。另外，巴戟天、菟丝子也常作为药对使用。菟丝子味辛、甘，性温，入肝、肾、脾经，有滋补肝肾、益精明目的功效。《本草汇言》曰："补肾养肝，温脾助胃之药也，补而不峻，温而不燥，故入肾经。"《本草经疏》曰："为补脾肾肝三经要药。"本品既能助阳，又能益阴，为平补阴阳药物，补而不腻不燥，肾阳虚、肾阴虚均可应用。巴戟天味辛、甘，性微温，归肝、肾经，具有补肾助阳、强筋壮骨、祛风除湿之功效。《得宜本草》曰："功专温补元阳。"《本草新编》曰："夫命门火衰，则脾胃虚寒，用附子、肉桂以温命门，未免过于太热，何如用巴戟天之甘温，补其火而又不烁其水为妙耶?"二药甘温，相互配合，温补元阳而不过热，兼具养肝、温补脾胃之功，适合长期服用。用于脾肾不足，而真阳虚衰不明显的肿瘤患者。临证多用巴戟天 30 g，菟丝子 20 g，亦称"戟菟温肾"。

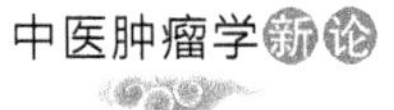

（二）补脾益肾法

脾肾不足是肿瘤发生的内因，也是郁仁存内虚学说的重要观点。《景岳全书·积聚》云："凡脾肾不足及虚弱失调之人，多有积聚之病。"临床补脾益肾法常用，黄芪、太子参、山药、砂仁、鸡内金、生谷芽、小建中汤等都是常用药物和方剂。涉及肾虚，须用巴戟天、菟丝子、枸杞子等填精益髓的药物配伍。在大剂量化疗和祛邪攻毒之力较强时，应用益气健脾之药，往往可以减少化疗所致胃肠道反应，减轻化疗对造血功能的损害。

（三）补血养阴法

恶性肿瘤患者正虚为本，癌毒为先，癌毒其性暴虐、有流窜扩散之性，阳动的特征明显且不受控制，所到之处最易伤阴耗血，所以肿瘤患者阴血亏虚常见，放化疗后易出现贫血、头晕、盗汗等阴伤血耗的表现。临床常用熟地黄、当归、阿胶、白芍、枸杞子、女贞子、大枣、鸡血藤、生地黄、麦冬、太子参、知母等改善症状，这类药物除改善症状，还有一定的抗癌功效。枸杞子、女贞子常同用。枸杞子味甘，性平，入肝、肾、肺经，具有滋肾补血、养肝明目的功效。常用于肿瘤患者血虚阴亏，贫血血红蛋白低，放化疗导致白细胞减少等。《本草正义》曰："枸杞子，味重而纯，故能补阴，阴中有阳，故能补气。"女贞子味甘、苦，性凉，归肝、肾经，有滋补肝肾、明目乌发、兼清虚热之功。二药功专滋补肝肾，相须为用，滋补肝肾效果更佳。常用枸杞子 30 g，女贞子 15 g 治疗肝肾亏虚、阴血不足的肿瘤患者，尤其血红蛋白低或因放化疗导致的骨髓抑制，为常用扶正配伍，又称"贞杞补肾"。女贞子能制约枸杞子长服的兴阳之力，长期服用无碍。

二、清热解毒

清热解毒法是以寒凉药物为主，治疗性质属阳的癌毒的方法。癌毒有阳热特性，毒性猛烈、活跃，最易扩散流注且易伤阴血津液。诚如清代雷少逸所言："温热成毒，毒即火邪也。"临床运用清热解毒，已成为恶性肿瘤中医治疗的基本法则之一，可有效针对癌毒性质中的“燚”。现代研究证实，清热解毒中药能控制和消除肿瘤及其周围的炎症和水肿，在某阶段起到一定程度的控制癌瘤发展的作用，且具有较强抗癌活性，肿瘤治疗中常用的白花蛇舌草、蒲公英、白英、龙葵、七叶一枝花、板蓝根、半枝莲、半边莲、山豆根、土茯苓等，相当一部分具有毒性。临床常用白英、龙葵、蛇莓、草河车、山豆根、蜂房、木鳖子、猫爪草等解毒药物清解癌毒，如半枝莲、白花蛇舌草为常用组合，此药对专为乳腺癌所设。白花蛇舌草味苦、甘，性寒，归胃、小肠、大肠经，具有清热解毒、活血消肿、利湿退黄的功效。对恶性肿瘤，能控制或改善症状。实验表明其能抑制乳腺癌细胞 MDA-MB-231 及 T-47D 细胞株生长。半枝莲味辛、苦，性寒，归肺、肝、肾经，具有清热解毒、止血、利尿消肿的作用。体外试验表明，半枝莲提取物对人三阴性乳腺癌 MDA-MB-231 细胞增殖有明显抑制作用。二者为常见抗肿瘤中草药，有学者对白花蛇舌草配伍半枝莲做过研究，表明对 4T1 细胞构建的移植瘤，此药对可以有效抑制乳腺癌细胞增殖，优于单药效果。白花蛇舌草、半枝莲各 30 g，简称“莲舌解毒”。

白英、龙葵、蛇莓合称“龙蛇羊泉”，白英味微苦、寒，有小毒，入肝、胃经，具有清热解毒、祛风利湿的功效。临床用于各种肿瘤，以胃肠道及肝癌、肺癌、膀胱癌、乳腺癌、宫颈癌为主。龙葵味苦、微甘，性寒，有小毒，入肺、胃、膀胱经，具有清热解毒、利水散结的功效，对癌性胸腔积液、腹水有一定疗效。蛇莓甘、酸、寒，有小毒，具有清热解毒、散结消肿的作用。其在膀胱癌的实验研究较多，能显著抑制膀胱癌的生长，也是治疗各种肿瘤的基本方之一。常用白英 30 g，龙葵 30 g，蛇莓 30 g，肺癌患者应用较多，对癌性胸腔积液有一定效果。

在消化道肿瘤方面，常使用“藤鳖蜂豆”这一组合。藤梨根味苦、涩，性凉，具有解毒活血、清热利湿的功效，广泛应用于消化道肿瘤的治疗。木鳖子味苦、微甘，性温，有毒，归肝、脾、胃经。《本草纲目》曰：“治疳积痞块，利大肠泄痢，痔瘤瘰疬。”具有消肿散结、追风止痛的功效，为消积块、破肿瘤要药。蜂房味甘，性平，有毒，具有攻毒消肿、止血杀虫的作用。有实验表明，蜂房体外抑制肝癌细胞 HepG-2 效果较好，并对胃癌，特别是溃疡性癌、食管癌效果较好。北豆根味苦，性寒，有小毒，归肺、胃、大肠经，具有清热利咽、祛风除湿、解毒杀虫的功效。《内蒙古中草药》曰："北豆根，抗癌，主治食管癌、胃癌。"四药相合，共聚解毒活血、散结止痛之功，各药攻毒解毒之力倍增且活血、利湿、散结之力互补，对癌毒痰瘀互结型肿瘤有多靶点效应，藤梨根常用 30 g，木鳖子 20 g，蜂房 8 g，北豆根 8 g。

在解毒的同时，其化痰散结、消肿止痛的作用，对于癌毒、痰毒、瘀毒能做到直达病所。清热解毒药在治疗中起到祛除癌毒及调节机体抗病力的双重作用。另外，应用清热解毒法还应考虑热性程度、癌毒性质、剧烈程度及患者耐受力，适量用药，防止苦寒之药损伤脾胃。

三、以毒攻毒

以毒攻毒法是指用具有毒性的中药抗邪的方法。肿瘤患者癌毒为先，癌毒发展过程中不断吸引痰、瘀等各种病理产物，毒力不断增强，瘤体不断增大，患者出现多种复杂证候。所以解毒是治疗的关键一环，以毒攻毒针对癌毒性质中"燚"的特征。以毒攻毒之法古已有之。《周礼·天官·冢宰第一》论："凡疗疡，以五毒攻之。"《素问·脏气法时论》谓"毒药攻邪"，此处之"毒"指具有治疗作用的药物。明代陶宗仪《辍耕录》曰："骨咄犀，蛇角也，其性至毒，而能解毒，盖以毒攻毒也。"癌毒作为一种毒性凶猛之邪，非攻毒悍利之剂不能奏效。癌毒一旦形成，迅速生长、扩散、流注，必要时可采取"以毒攻毒"的方法，从最大程度上消除原发性癌毒。"以毒攻毒"非有毒中药莫属，直接攻毒，直达病所。故临证常用有毒之品，借其毒烈猛性以攻癌毒。虫类药在以毒攻毒中尤为常见，蜈蚣、全蝎、水蛭、土鳖虫等都是临证常用之药。

蜈蚣味辛性温，有毒，归肝经，有祛风、定惊、攻毒、散结之功。《医学衷中参西录》曰："走窜之力最速，内至脏腑，外达经络，凡气血凝聚之处皆能开之，性有微毒，而转善解毒，凡一切疮疡诸毒皆能消之。"近年来，研究表明蜈蚣对多种肿瘤有效，如肺癌、肾癌、结肠癌、肝癌、卵巢癌，其抗肿瘤作用是多靶点、多途径、多层次的，并且由多种机制协同作用来实现。

机制主要有抑制肿瘤细胞增殖、诱导细胞凋亡、阻滞或干扰细胞周期、增强机体免疫功能、抗新生血管生成等。常用量为3条，入煎剂。

全蝎味咸、辛，性平，有毒，归肝经，具有息风止痉、通络止痛、攻毒散结的作用。张锡纯在《医学衷中参西录》中认为“蝎子……专善解毒”。与蜈蚣配伍使用，可增强攻毒散结、通络止痛的功效。多用于脑瘤、脑转移癌、骨癌或晚期肿瘤剧痛者。常用量为5 g，入煎剂。

土鳖虫味咸性寒，有小毒，具有活血散瘀、通经止痛的功效，且其破血逐瘀力强。实验研究表明，土鳖虫有抗凝血、改善血液流变及促纤溶作用。有出血倾向的肿瘤患者慎用。治疗各种肿瘤血瘀证，常搭配穿山甲，对非小细胞肺癌血瘀证效果较好。常用量为10 g，入煎剂。

水蛭味咸、苦，性平，有小毒，入肝经，具有破血祛瘀、消癥散积的作用。《医学衷中参西录》曰：“凡破血之药，多伤气分，唯水蛭味咸专入血分，于气分丝毫无损。且服后腹不觉痛，并不觉开破，而瘀血默消于无形，真良药也。”常用于治疗多种肿瘤瘀血明显而无出血倾向者。常用量为6 ~ 10 g，入煎剂。

另外，蜈蚣、全蝎组合疗效较好，二药皆为有毒之品，善用之能以毒攻毒，取效甚捷。实验证明大多虫类毒药对癌细胞有直接细胞毒作用，更重要的是虫类药属血肉有情之品，能深入体内癌毒潜伏之脉络，此非一般药物所能达到。能搜剔经络之毒，使癌毒得以尽除，且其攻坚散结、破瘀消肿止痛的功效，作用于肿瘤发展中期癌毒与痰瘀互结，取效最捷。

鸦胆子苦、寒，有小毒，归肝、大肠经，具有清热、解毒、杀虫等功效。《抗癌本草》认为：“治直肠癌，食管癌，外耳道皮肤鳞状上皮癌，大肠癌，宫颈癌。”实验研究中，鸦胆子油的水包油静脉乳液在体外能抑制小鼠艾氏腹水癌细胞及腹水型肝癌细胞，对小鼠艾氏腹水癌有较好的抗癌效果，对肉瘤S37、肉瘤S180局部给药也有一定疗效。鸦胆子油乳注射液腹腔注射对小鼠实体型和腹水型肝癌及大鼠癌肉瘤W256均有抑制作用。鸦胆子的水包油静脉乳液和油中所含油酸在体外均能抑制H–TDR掺入小鼠艾氏腹水癌细胞DNA，表明其能抑制癌细胞DNA合成，作用随浓度增加而加强。鸦胆子水浸剂和水浸剂的氯仿提取物在体外对来自鼻咽癌的KB细胞有抑制作用。

小鼠每日腹腔注射鸦胆亭 0.25 ~ 1 mg/kg 对 P388 淋巴细胞白血病有明显效果。有临床研究用鸦胆子的水包油静脉乳液治疗肺癌脑转移 100 例，90% 的患者症状改善，生存期平均 8.27 个月，26.9% 超过 1 年，久用无毒性，不良反应小。

半夏辛、温，有毒，归脾、胃、肺经。生半夏善于解毒消肿，临床有报道可用于治疗食管癌、贲门癌梗阻，用新鲜半夏，剥去外皮，捣成糊状制丸，置于舌根部咽下，每次用 2 g，日服 3 ~ 4 次。实验研究表明，半夏的稀醇或水浸出液对动物实验性肿瘤小鼠肝癌 HCA、小鼠肉瘤 S180 和宫颈癌 HeLa 细胞都具有明显抑制作用。同时，半夏多糖组分具有多形核白细胞活化作用和抗肿瘤作用。体外培养肿瘤细胞实验也表明，半夏各炮制品总生物碱对慢性髓性白血病细胞的生长均有抑制作用。

狼毒苦、辛、平，有毒。归肺、脾、肝经，能泻水逐饮、破积杀虫。治癥瘕积聚，《神农本草经》曰“主咳逆上气，破积聚”，《太平圣惠方》载“狼毒丸，治积聚，心腹胀如鼓者”。现代实验研究表明，瑞香狼毒醇提物和水提物，腹腔注射对 Lewis 肺癌的抑癌率分别为 70.2% 和 59.91%，水提物 1.5 g/kg 腹腔注射对肝癌的抑瘤率为 36.77%，对小鼠宫颈癌 U14 的抑瘤率为 50.5%。瑞香狼毒提取液对小鼠艾氏腹水瘤株、肝癌细胞 Bel7402，狼毒大戟的活性成分对人恶性组织细胞淋巴瘤 U937 细胞、人宫颈癌传代 Hela 细胞和肝癌 QRH7701 细胞，均有不同程度的抑制作用。从瑞香狼毒的甲醇提取物中分离到的二萜类化合物格尼迪木任以 0.02 ~ 0.03 mg/kg 腹腔注射可使小鼠白血病 P388 和 L1210 腹水型肿瘤的生命延长 70% 和 80%。

马钱子又名番木鳖，苦、寒，有大毒，归肝、脾经。有通络止痛、散结解毒之功。马钱子碱及其氮氧化物对肿瘤细胞株具有抑制其生长及抑制其形态损伤的作用，机制可能是抑制肿瘤细胞 K652、Hela、HEPo-2 的蛋白质合成，而不是直接作用。

雄黄辛、苦、温，有毒。归心、肝、胃经。具有解毒、杀虫、燥湿等功效。《本草纲目》中曰：“雄黄，乃治疮杀毒要药也……积聚诸病，用之有殊功。”有临床报道外用可治疗肝癌疼痛，效果颇佳。现代研究中，雄黄对急性早幼粒细胞白血病（acute promyelocytic leukemia，APL）细胞 NB4 具有诱导凋亡和促进部分分化的双重效应。雄黄可诱导全反式维甲酸耐药的 APL 细胞株 MR2 细胞发生凋亡。雄黄可体外诱导人多发骨髓瘤细胞凋亡，并对肝癌细胞 BEL-7402 生长有抑制作用。

蟾酥辛、凉，有毒。归心、肝、脾、肺经。具有解毒散结、消积利水、杀虫消疳的作用。可治癥瘕癖积。可外用，烧存性研末敷或调涂，也可内服煎汤或入丸散。有临床报道将活蟾酥晒干烤酥后研粉，和面粉为丸，雄黄为衣，治疗胃癌、肝癌与膀胱癌，病情皆有好转。实验表明，蟾酥制剂具有提高小鼠脾脏溶血空斑形成细胞活性率、促进巨噬细胞功能及增高血清溶菌酶浓度等作用，蟾酥全体（去除耳后腺白色浆状物）能有效提高小鼠腹腔吞噬指数及百分数，增加脾脏与胸腺重量，减少扭体次数。

解除癌毒是肿瘤综合治疗中的关键一环，因此毒性中药在临证处方中常见。攻毒解毒属于祛邪范畴，和扶正一起贯穿肿瘤治疗的全过程。毒性药的使用不能脱离扶正祛邪的基本大法，其应用时机、剂量选择取决于病位、病性、癌毒性质、病程阶段及患者耐受力强弱。具体来说，肿瘤早期，虽有积块而肿瘤尚未转移，此时正盛邪实，以攻毒祛邪治疗为主，毒性药物剂量可稍大；中期肿瘤已逐渐增大，病邪侵凌，邪正处于相持阶段，机体形神渐损，虚象显露，治宜攻补兼施或攻多补少，随证选用攻毒药物及调整剂量；晚期肿瘤多已出现远处转移，癌块盘根错节，邪毒得势嚣张，正气虚衰，此时当以扶正为主，佐以适当解毒攻毒之品。在肿瘤中晚期，应用解毒攻毒药的目的其一是抑制癌毒生长，其二是为进一步抗癌治疗准备条件，从而获得更长的生存期。即使在肿瘤晚期，在患者耐受的情况下，也应佐以解毒攻毒药，其目的是尽可能地减缓癌毒生长扩散的速度，使患者在有限的生存期内获得尽可能好的生活质量。具体药物选用还应结合病位病性及辨证结果，如血瘀证明显，应选择逐瘀散结的水蛭、土鳖虫等药；如癌毒炽烈，局部火热之象明显，则选用白英、龙葵、北豆根等药物。肺癌则白英、龙葵等药物解毒效果较好，肝癌、胃癌等消化道肿瘤则更适合选用木鳖子、蜂房、北豆根等药物。

临床应用毒性药物时需注意几个问题。中医认为“胃气一败，百药难施”“有胃气则生，无胃气则死”，苦寒咸寒的解毒攻毒药物的应用容易损伤脾肾阳气，且恶性肿瘤患者多数存在疲乏无力、形体消瘦、面色无华、纳食减少等脾虚症状，手术后耗气伤血使消化功能减退，化疗及放疗均能严重损伤脾胃，造成营养障碍，所以应用时尤其应注意顾护脾胃。临床常用小建中汤、鸡内金、砂仁、生谷芽等健脾养胃。另外，毒性药物因其有效剂量与中毒剂量很接近，可能会造成药毒内积，应注意保护肝功能，对有出血倾向及肝功能损害的患者慎用，且应避免长时间连续服用，不要超过常用剂量，对于晚期肿瘤患者或高龄体弱者，应酌情减少剂量并与扶正药物配合使用。

四、活血行气

肿瘤发病除正虚与癌毒外，常伴随气滞血瘀。《格致余论·乳硬论》云："厥阴之气不行，故窍不得通，而汁不得出。"故此法在肿瘤防治中较为重要。现代医学表明，肿瘤局部的血流动力学常出现异常，血凝及血小板数量和功能也与正常不同，表现类似于中医的气滞血瘀证，中医用益气活血法或活血化瘀法防治肿瘤及其转移已取得了一定成效。临床可用三七、土鳖虫、乳香、没药、穿山甲等活血止血、消肿定痛、攻毒散结，效果不错。炮山甲、土鳖虫常合用。穿山甲味咸，性微寒，归肝、胃经，具有祛瘀散结、通经下乳、消痈排脓的作用。本品性善走窜，善通经络，散瘀消结，生肌敛疮。临床一般用炮山甲，取其活血、散瘀、败毒、消肿溃坚之力，并能活血通经，下乳消痈。《医学衷中参西录》曰："穿山甲……气腥而窜，其走窜之性，无微不至，故能宣通脏腑，贯彻经络，透达关窍，凡血凝血聚为病，皆能开之。"土鳖虫味咸性寒，有小毒，具有活血散瘀、通经止痛的功效，且破血逐瘀力强。实验研究表明，土鳖虫有抗凝血、改善血液流变及促纤溶作用。两药性味皆咸寒，散结力强，且均为虫药，得阳动之性破阴血之静，相须相使，通经活络无所不达。用此药治疗小细胞肺癌血瘀证效果较好。临证用炮山甲 10 g，土鳖虫 10 g，简称"甲虫活血"。乳香味辛、苦，性温，归心、肝、脾经，具有行气活血止痛、消肿生肌的功效。没药味苦，性平，归心、肝、脾经，功在祛瘀、消肿、定痛。乳香辛散温通，能宣通经络、活血消瘀、消肿止痛。没药味辛，性平，芳香，既能通滞散瘀止痛，又能生肌排脓敛疮，为行气、散瘀、止痛要药。乳香以行气活血为主，没药以活血散瘀为要。《得配本草》曰："乳香功专活血定痛，没药散血而消肿。"二药合用，气血兼顾，取效尤捷。临证用于多种肿瘤有血瘀证者，亦用于癌性疼痛。常用乳香 10 g，没药 10 g。在使用活血化瘀药时还应注意佐以理气之品，"气为血之帅"，以推动血液运行。

五、散结化痰

痰湿既是病理产物，又是继发性致病因素，痰湿易凝聚为结块，同时肿块的形成常伴有痰湿凝聚。所以，化痰散结的中药与其他疗法配合，可以增强消瘤除邪的效果。临床常用海藻、生甘草、白芥子、僵蚕、法半夏、胆南星、夏枯草、全瓜蒌、浙贝母、龟板、生牡蛎、鳖甲等药。其中，海藻、生甘草是比较有特色的药对组合。海藻味苦、咸，性寒，入肝、胃、肾经。苦、咸、寒之药用之效佳，因苦寒清热，散癌毒阳热放纵之性，而咸寒软坚散结，能散结气痰郁，起消瘿破癥之功。《本草蒙筌》曰："治项间瘰疬，消颈下瘿囊。"主治瘰疬痰核、瘿瘤及各种肿瘤。现代研究表明，海藻中的活性物质具有免疫调节活性与抗肿瘤活性。海藻多糖可以促进免疫细胞活化和成熟，诱导巨噬细胞、中性粒细胞产生肿瘤坏死因子，发挥抑制肿瘤生长的作用。生甘草生用性寒，可解热毒。临床常用海藻 30 g，生甘草 15 g，可治疗呼吸系统和消化系统多种肿瘤。海藻为消瘤专药，与生甘草同用，相反相成，更擅攻坚消积。前辈医家亦有如此配伍者，如《本草纲目》所云："按东垣李氏，治瘰疬马刀散肿溃坚汤，海藻，甘草两用之，盖以坚积之病，非平和之药所能取捷，必令反夺，以成其功也。"另外，浙贝母、全瓜蒌也是常用药对。浙贝母味苦，性寒，归肺、心经，具有清热化痰、降气止咳、散结消肿的作用。《本草求原》曰："功专解毒，兼散痰滞。"寒痰湿痰禁用，而风热痰壅、气逆胸满，非浙贝母不为功。全瓜蒌甘、微苦，寒，归肺、胃、大肠经。有清热化痰、宽胸散结、润燥滑肠之功，适用于多种肿瘤之痰热壅肺证。二药伍用，共奏清热化痰、行气散结之功，且合肺与大肠相表里之意，痰热表里同解。浙贝母常用 30 g，全瓜蒌 30 g，亦称"贝蒌散结"，治疗各种

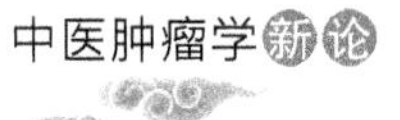

肿瘤引起的结节和淋巴结增大。

六、引火归元

纠正“火水未济”，使患者重新恢复火水既济的状态，治疗核心为补坎中真阳，以温煦促进肾水升腾循环，即壮肾中之阳，补水中之火。四逆辈，如附子、干姜，有时伍用巴戟天、肉桂等温肾补肾之品，有一定疗效。在使用剂量上，可依据患者阴阳虚损的程度来掌握，素体阳虚者或服用苦寒清热药后，肾中真火不足更为明显，下寒更甚，除双膝以下冰冷外，还可见形寒肢冷、大便溏薄等表现，治疗上不仅应补肾中命火，加大温阳补气药用量，还应温补脾阳。同时，阴虚程度与使用剂量也密切相关，癌毒发展，其性属阳，耗伤人体阴血津液，阴虚则热，加重上热的症状，如烦躁易怒、头晕耳鸣、盗汗、失眠、五心烦热、舌红少津、脉细数等。对于阴虚患者，不仅应补肾中真水，使蒸腾有源，还应滋阴养血，先纠正阴虚状态，可用大补阴丸、六味地黄丸、知柏地黄丸等。对于阴虚得到纠正或肾水不亏的患者，则要同时加大温阳药的用量或数味联合使用，则肾水有源且蒸腾有力，方能奏效。对于肿瘤后期阴阳俱虚的患者，则阴阳并补，附子、肉桂等从小剂量开始，终致阴中有阳，火在水中，水火相济，而生机重现。由此可见，补阳或补阴并不是孤立的，补阴时阴中配阳，恰似坎中一阳生；补阳时阳中配阴，恰似离中一阴成。值得注意的是，阴虚或阳虚不是肿瘤上热下寒出现的必要条件，阴不虚或阳不虚之人同样可以由于坎卦变异造成“水火未济”而出现此证。

如果说补坎中真阳解决了肾水升腾循环的动力和能量来源，结合补阴或补阳解决了循环的物质基础的话，那么针对肿瘤患者疾病进程中发展变化出的气滞、痰浊、瘀血等病理产物进行治疗，不仅体现了辨证论治的思想，更是改变痞塞不通状态、畅通肾水循环通路、使“水之主”正常发挥作用的重要环节。疏肝理气法、化痰散结法和活血化瘀法均常用，临床根据辨证灵活运用。对于肝气不舒、气机郁滞者，多用柴胡、郁金、川楝子、枳壳、八月札等疏肝理气，气行则血行，瘀血、痰浊等病邪不易聚积。对于痰浊内阻者，多用白芥子、僵蚕、半夏、胆南星、瓜蒌等化痰散结。对于瘀血阻滞者，用穿山甲、土鳖虫、桃仁、红花、水蛭等活血化瘀。痰、瘀实邪得以祛除，既减慢了癌毒发展，也为水火通路扫清障碍，使“壮水之主”法取效甚捷。

值得注意的是，此证属于机体自身水火升降机关失灵，取外来寒热之源清热或祛寒无益，只能求自身机关运转，则水火各归其位。所以，治疗实为撩拨机关轻灵之法，不能重用，应中病即止，患者寒热症状改善后则减量或停用。另外，面对此证时，切勿投以苦寒清热之药，若用一派苦寒清热之品，损伤脾肾阳气，则肾水更不能升，上热下寒之证更甚。

七、调摄心神

调摄心神也是重要的治疗方法，直接影响预后。调摄心神含义有三：首先，对肿瘤患者进行情志疗法。中医情志疗法有很多种，如以情胜情法、移情易性法、五行针灸、五音疗法、芳香疗法等，可根据患者不同心理状态和反应来个性化选用，也可结合现代心理治疗。其次，肿瘤患者需养心。《素问·灵兰秘典论》云“心者，君主之官也，神明出焉”“主明则下安……主不明则十二官危”，心神素质的高低决定了其对情志刺激的控制和调节，心神之力不强，稍有情志变化就能超出心神调节范围，进而影响脏腑气血；若心神明而意志坚，则个体即使受到一定程度的精神刺激，也能通过积极的调节，提高自身的抗应激能力，缓解刺激对机体造成的损伤。临床上可以通过药物辅助，如养心安神用炒枣仁、柏子仁、远志；清心定神用柏子仁、川连、阿胶珠；镇心安神用珍珠母、生龙骨、生牡蛎；静心定神用炙甘草、大枣、浮小麦等，可以在组方中选择使用。最后，补中也是调摄心神。元气只减不增，但可依靠后天滋养，元气常受滋养，不易被异常活动过度消耗，则元神不被扰动，人体正常生命节律与程序得以维持，不致变异。另外，后天健运，脏腑气血不致亏虚，机体不易出现内虚这一适合癌毒生长的内环境。临床上可用小建中汤、黄芪建中汤、理中汤等温中补虚，以滋化源，兼以砂仁、生谷芽理气和中，生发脾胃之气。

从经络系统的角度，心为君主之官，通过经络与其他脏腑器官相联系。手厥阴心包经和手少阴心经对于调治心神有重要作用，心经的灵道、神门及心包经的内关等腧穴，在针灸治疗心脏及情志类异常方面被广泛应用。除针灸二经腧穴外，使用药物作用于特定经络是一个新角度。清代以前的本草著作中仅有药味、药性及功效主治，晚清的本草书中才出现了不同中药的归经，如汪昂的《本草备要》，书中提到入心经的药物有丹参、桔梗、麻黄、连翘、当归、熟地黄、牡丹皮、郁金、益智仁；归心包经的药物有丹参、连翘、川芎、熟地黄、牡丹皮、益母草、延胡索、茜草、紫草、蒲黄、凌霄花、郁金、大黄、补骨脂、桃仁，为临床针对性选择作用于心神的药物提供了依据。

药物治疗是中医药治疗恶性肿瘤的重要组成部分，通过辨证，在方药里加入调摄心神的药物往往能提高疗效。在药物治疗之外，单独进行情志疗法或心理干预，也是有益的补充。

八、疏经通络

子午流注原是针灸学中的一种治疗方法，采用择时选穴、定时取穴的方法治疗疾病。子午是指时间，是地支中的第一支和第七支。子为夜半，午为日中，是阴阳对立的两个名词，是古人用来记述年、月、日、时的符号。子为阳之始，阳气来复，午为阴之始，阴气滋生。如以一年为例，子是十一月，午为五月，冬至在十一月，夏至在五月（农历）；以气候而言，子为寒，午为热，再以一天言之，子为夜半的23—1点，午为日中的11—13点，可见子午有阳极生阴、阴极生阳的意义，说明子午是阴阳转化的起点与界线。流注，流是指水流，注指注输，在此将人体的气血循环比作水流，以井、荥、输（原）、经、合来比喻，指出水之发出为井，渐成为细流为荥，所注为输，所行为经，然后汇合入出于泽海，用来表示气血的流注过程。

子午流注的理论是通过了解人与自然规律变化的相应来研究人与自然的关系，春温、夏热、秋凉、冬寒及旦、午、夕、夜等不同时间、季节自然环境的变换中人体相应的改变，从而顺应规律做到调养生息、应时治疗，亦即

“天人相应”；核心为按照人体气血于全身经脉中运行往复、流注不息的状态，根据不同部位、不同脏腑气血运行的变化并结合五输穴、阴阳、五行、天干、地支等学说选取最佳的穴位进行针刺。传统子午流注分为纳甲法、纳子法，具体取穴方法又包括灵龟八法、飞腾八法等。

子午流注理论源于《内经》《难经》，发展成熟于金元时期。《内经》中有天人相应、经脉气血流注、针刺须候气逢时等学说，为子午流注的按时开穴奠定了理论基础。《难经》对经脉气血运行做了进一步阐发，提出五输穴分属五行合五脏应四时，根据不同季节选穴治疗，时间不同针刺深度不同，对天干运用中提出迎随子母补泻，为子午流注择时取穴的发展做出了贡献。金元时期，纳甲说和纳支说被引入针灸施治的过程中，从而逐渐产生了按照日时干支来推算针灸的经脉和穴位的方法。以官方组织编纂的《圣济总录》首载“年运气图”，逐一推算甲子周期，于是运气学说大兴，并提出了医学治疗疾病“必先岁气”，即干支、运气作为诊断治疗疾病的首要考虑因素，因年、月、日、时的节律对人体有很大影响，这一观点得到极大的重视和发展。宋代何若愚撰有《流注指微针赋》，首次提出了子午流注纳甲法的开穴方法。“子午流注”的名称首见于闫明广撰写的《子午流注针经》三卷。他全面讨论了子午流注纳甲法的理论原则和具体方法，从而确立了其理论体系。元代《针经指南》《扁鹊神应针灸玉龙经》《针灸杂说》中的子午流注内容趋向丰富；至明代《针灸大全》《针灸聚英》《针灸大成》等医著均对子午流注极其重视，在发展宋金元子午流注理论的基础上，补充了新的学术观点，使子午流注成为一个较为完备的应用系统。

中医学强调天、地、人合一，人体的健康和新陈代谢受节气变化、地理环境和时间运转的影响。每天有十二个时辰（每 2 小时为 1 个时辰），而十二个时辰与人体的十二条经脉息息相关，而经脉又与人体的五脏六腑相配。十二经脉从寅时起，气血依次流注手太阴肺经→手阳明大肠经→足阳明胃经→足太阴脾经→手少阴心经→手太阳小肠经→足太阳膀胱经→足少阴肾经→手厥阴心包经→手少阳三焦经→足少阳胆经→足厥阴肝经（图 4）。

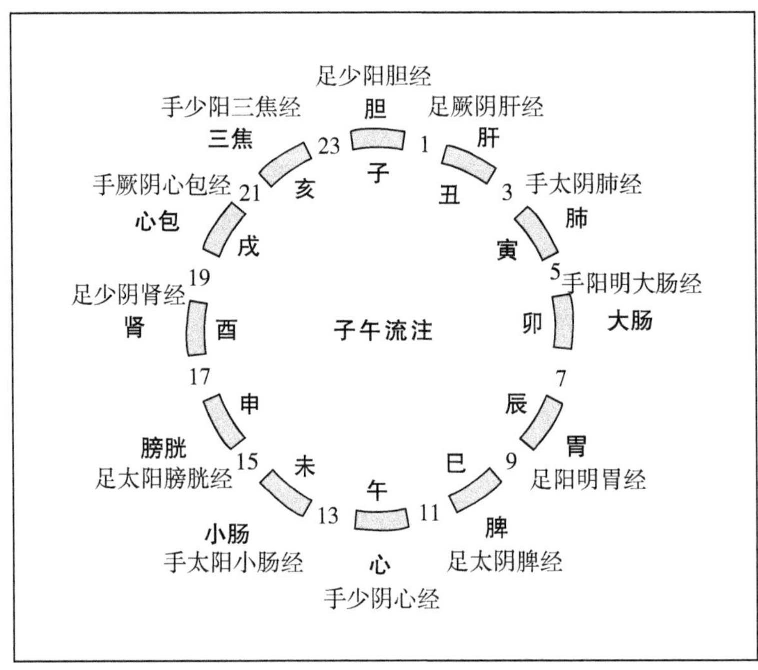

图 4　不同时辰对应的十二经脉

当某时辰气血灌注到某经脉脏腑时，该经脉脏腑就处在功能最旺盛之时，如寅时（3—5 点）属手太阴肺经。同时在每天经脉灌注中，每一经也会有气血流注最不足的时候，这个时候该经脉脏腑功能就处在最衰弱的状态。所以，不难理解时间性病证的出现，如果某条经脉出现问题，病证就会在对应的时辰发作或加重。十二经脉的病症在临床上都可以见到。

子午流注的思想依托于经络理论，体现了时间医学的特征，在时间和空间角度定位了疾病的治疗。经络理论和子午流注思想不光应用在针灸取穴中，对遣方用药更是可以发挥巨大的作用，熟练掌握子午流注基本理论，对正确分析及判断病位并进行准确的辨证施治是非常有益的。在临床工作中，许多学者通过临床实践验证了子午流注理论的指导意义，利用子午流注原理治疗妇科疾病、失眠症、中风、便秘，均收到了一定的效果。

在肿瘤临床中发现，有些患者常有固定部位的症状，如腰背疼痛、左下肢麻木等；有些患者的症状表现有明显时辰特性，如常凌晨 3 点醒来、傍晚时手心发热、午后低热加重等。这些症状的出现不仅是脏腑虚损、十二经气不利，也可能提示肿瘤的进展。邪客极虚之地，肿瘤发生的部位一般提示所在脏腑虚损严重，气血亏虚。另外，局部肿瘤发展过程中，由于癌毒吸引痰、瘀，阻滞相应部位经络，经气不利，表里两经气血不畅，气血盛衰按时流注的稳态被打破，往往在特定时辰产生症状或原有症状加重。提示我们在肿瘤治疗中利用经络学说进行空间定位，并利用子午流注的时间医学思想进行时间定位，指导处方用药，以期提高中医治疗肿瘤的临床疗效。

肿瘤患者常有躯干或肢体不同病位的疼痛、胀闷、麻木等感觉，利用经络定位，往往能准确定病位，进而根据经络所主脏腑分析病机、选择用药，如“心手少阴之脉……是动则病……此为臂厥。是主肺所生病者……臑臂内后廉痛厥，掌中热”。当手少阴心经经气不利，可出现前臂部的气血阻逆，上臂、前臂后内侧痛、麻木、酸痛等症，或厥冷、手掌心热。又如手太阳小肠经在上肢的病证有肩部痛得像被牵引，上臂痛得像被折断一般，以及肩胛、上臂、前臂的外后侧痛。而手厥阴心包经常见手中热，前臂和肘弯拘急，腋窝部肿胀，掌心发热等。另外，利用子午流注规律进行诊断时应注意，当病变以某一脏或腑为主，且病证出现的时间性与该脏或腑对应的时辰符合，或病证表现涉及经脉，症状在所对应的时辰加重或出现，提示该时辰对应的脏或腑经脉有病变。如部分乳腺癌患者自诉凌晨 3 点准时醒，再难入睡，提示手太阴肺经经气不利，应警惕乳腺癌进展、发展为肺转移，治疗上可少佐宣降之品，以利肺气。有肿瘤患者自诉腰背酸软疼痛，傍晚加重，因疼痛部位为足太阳膀胱经所主，且在申时加重，又为膀胱经气血流注之时，则处方中可用桂枝汤调和营卫之气入太阳经，或加入柴胡等入少阳经之品兼解半表半里之邪，服药时间可调至傍晚，以阻断病邪。目前，从经络学说对接方药方面仍是空白，入十二经之药、入十二经之方仍不明确，需进一步研究。

除此之外，运用子午流注还须明白阴阳各经中气血多少。各经气与血的多少不同，对用药和疾病预后判断具有十分重要的意义。关于十二经气血多少，《素问》《类经》等书均有记载，按《素问・血气形志》所说：“夫人之常数，太阳常多血少气，少阳常少血多气，阳明常多气多血，少阴常少血多气，厥阴常多血少气，太阴常多气少血。”涵盖了十二条经脉，从阴阳表里说明了气血多少。若合并来说，太阳、厥阴，即小肠、心包、膀胱和肝四经都是多血少气。少阳、少阴、太阴，即三焦、胆、心、肾、肺、脾六经都是多气少血。唯有阳明，即胃和大肠经多血多气。这种十二经气血多少的分别，在子午流注针法中是治疗的总则，扩展到药物治疗，同样应辨别十二经气与血多少的不同，在治疗中应注意补血与补气、阴进阳退与阳进阴退的关系。气多者应行气，血多者应和血，血少要养血，气少需补气。

子午流注的思想为中医肿瘤的治疗打开了时空之门，从经络定脏腑病位，用时辰辅助辨证，用方药配合人体气血盛衰的节律，以期补充中医肿瘤辨治，进一步提高疗效。

九、循经辨治

经络是连接方药与病所的纽带。首先，实体肿瘤生长的部位与脏腑有所主或所过的经脉，“经脉所过，主治所及”。其次，药物有归经。这样一来就把方药和肿瘤联系到一起，精准打击，靶向用药成为可能。前面提到了经络辨证，更多的是解剖定位，而通过定位到所主经络亦可以对随后的处方用药进行指导。

通过研究临床上在使用的26种抗癌中成药适应证与其中有毒中药的归经统计后发现，归肝经的有毒中成药如鸦胆子油、金龙胶囊等，常适用于原发性肝癌、胃癌、食管癌等，或作为广谱抗癌药对各种肿瘤进行辅助治疗。归肺经的有毒中成药如益肺清化膏、康艾扶正胶囊等，其适应证为肺癌的较多，其在肺癌及其并发症（包括咯血、胸腔积液、癌性发热、上腔静脉综合征等）的治疗方面有明显优势。

同样，临床常用的中药通过准确把握其归经，也可提高应用的指向性，直达病所，直入脏腑（表4）。

表 4　常用的中药归经

经络	中药
手太阴肺经	旋覆花、桔梗、贝母、浮萍、延胡索、知母、黄柏、藿香、桂枝、木瓜、山药
手阳明大肠经	苍术、旋覆花、白芷、麻黄、秦艽、大黄、白附子、桑叶
足阳明胃经	苍术、桔梗、防风、葛根、升麻、白芷、秦艽、大黄、白附子、蒲公英、萆薢、桑叶、厚朴、薏苡仁、石膏、穿山甲
足太阴脾经	防风、升麻、当归、白芍、泽兰、延胡索、姜黄、大黄、菟丝子、益智仁、藿香、蒲公英、厚朴、郁李仁、吴茱萸、木瓜、山药
手少阴心经	丹参、桔梗、麻黄、连翘、当归、熟地黄、牡丹皮、郁金、益智仁
手太阳小肠经	无
足太阳膀胱经	羌活、麻黄、防己、泽泻、桂枝、猪苓
足少阴肾经	牛膝、远志、独活、羌活、细辛、熟地黄、牡丹皮、知母、黄柏、补骨脂、肉苁蓉、巴戟天、菟丝子、益智仁、山茱萸、猪苓、海螵蛸
手厥阴心包经	丹参、连翘、川芎、熟地黄、牡丹皮、益母草、延胡索、茜草、紫草、蒲黄、凌霄花、郁金、大黄、补骨脂、桃仁
手少阳三焦经	白豆蔻、木香
足少阳胆经	柴胡、青皮、芍药
足厥阴肝经	桂枝、牛膝、羌活、荆芥、天麻、当归、川芎、白芍、熟地黄、牡丹皮、益母草、泽兰、延胡索、茜草、紫草、蒲黄、凌霄花、姜黄、大黄、菟丝子、决明子、萆薢、山茱萸、杜仲、槐角、槐花、吴茱萸、桃仁、青皮、穿山甲、海螵蛸、蜈蚣

第三节　“焱”的辨治

焱代表了恶性肿瘤的功能属性，四火的程度逐渐加深，第四火产生质变，不但代表极亢盛炽热且不受控制的火热之邪，还代表极巨大的能量。恶性肿瘤的辨治要在充分掌握肿瘤的中医属性的基础上进行，并注意治标与治本的选择。急则治其标，用以毒攻毒之法针对第四个火，“壮火食气”，攻解癌毒，如笔者临床运用大剂量攻毒解毒类药物，在安全范围内获得了不错的疗效，可看到患者肿瘤标志物降低、肿物的稳定或缩小。缓则治其本，运用整体观，内虚为本，调理五脏，这里的调理五脏和之前所述略有不同，根据笔者提出的“肾实说”，采用厚脾土、补坎阴、调肝气、泻肺（大肠）金与泻膀胱的方法来泻肾实，以治其本源。

癌毒作为一种不同于六淫疫气的邪毒，在发病伊始就呈现出亢盛的状态，不断耗损正气。《素问·通评虚实论》言：“何为虚实？岐伯对曰：邪气盛则实，精气夺则虚。”故癌毒当属实邪。《景岳全书》云：“虚实者，有余不足也。”此句意为不足者为虚，有余、过盛者为实。癌细胞快速生长繁殖，并呈现一种不死不灭的状态，细胞可以永无止境地繁殖下去，从而获得永生。肿瘤内部生长代谢旺盛，整体呈现一种亢盛的状态，且癌毒势猛毒盛，故肿瘤当属实证。实则是有了本不该存在的东西，虚则是缺少了本应有的东西。而癌基因和抑癌基因的突变及其表达产物属于本不应存在之物，生命本源的基因物质属先天肾精范畴，发生突变的基因可谓“实”，结合肿瘤患者临床的症状表现，笔者提出肿瘤发病、癌毒初生乃“肾实”“泻肾”为治癌根本之法。其目的为减少肾中之实；维持肾中阴阳平衡；减弱异常元气的能量及抑制局部肿瘤进展。主要治则包括：泻腑安脏，如泻膀胱；泻母安子，如泻肺（大肠）；实则泻子，如降木火、疏肝气、平肝柔肝、泻相火；健脾制水，如健脾；补阴爻，克阳爻，如滋肾阴克肾阳。

一、实者泻其子

《难经·六十九难》曰：“虚者补其母，实者泻其子。”其根据五行相生、子母关系说明治病法则。肾属水，水生木，肝属木，故可通过泻肝进而泻“肾实”。泻肝以清肝、疏肝、柔肝为主。

《临证指南医案·肝风》中曰：“肝为风木之脏，因有相火内寄，体阴用阳，其性刚，主动，主升。”肝性喜条达恶抑郁，而绝大多数肿瘤患者在得知自己病情后会内心忧虑、情绪不畅而成郁。王安道在《医经溯洄集》中云：“郁者，滞而不通之义。”成无己在《伤寒明理论·郁冒》中云：“郁为郁结气而不舒也。”“舒”者此处为舒展，通畅之意，“不舒”意为不畅也。此处指出郁可致气机运行不畅而形成气滞，日久郁而化火，同时情志过极亦可化热、化火。故而采用清肝火以泻“肾实”。临床用牡丹皮 10 g，焦山栀 10 g，决明子 10 g 所组成的丹栀清肝药对。肝在五行属木，通于春气，类比春天树木的生长伸展、生机勃发之性，肝亦具有生长升发、条达舒畅的特性。周学海对于疏肝指出：“殊不知肝气越郁越逆”“必顺其性而舒之”。肝气舒则可升发启迪诸脏，使诸脏之气生升有由，则气血和，五脏安。《杂病源流犀烛·肝病源流》中亦云：“肝和则生气，发育万物，为诸脏之生化。”故而肝气疏对于肿瘤患者很重要，一则患者本身情志不舒，易致肝气不疏；二则肝郁致全身气机不畅，进而累及其他脏腑，不利于患者康复，长此以往易形成恶性循环，需疏肝气、调气机，以切断这一循环。用玫瑰花 10 g，合欢皮 15 g，白梅花 10 g，八月札 10 g 等疏肝解郁。柔肝：肝为刚脏，体阴而用阳，即肝以藏血为本，以气疏为用。故还可通过柔肝以“泻其子”。如《临证指南医案》胁痛门程案曰：“肝为刚脏，必济之以柔。”林佩琴在《类证治裁》中也指出：“肝为刚脏，职司疏泄，用药不宜刚而宜柔，不宜伐而宜和。”《医学衷中参西录》亦云：“肝恶燥喜润。燥则肝体板硬，而肝火肝气即妄动；润则肝体柔和，而肝火肝气长宁静。是以方书有以润药柔肝之法。”癌毒为阳邪，性燥热，易耗损人体津液，阴液耗损则燥邪易生，燥则肝硬，故当柔之。用当归 10 g，杭芍 30 g 组成的归芍柔肝药对。

二、厚脾土

根据五行相克原理，即脾土对其所胜者——肾水的克制和制约。肾水“实”，其所不胜行脾土不仅不能克水，反而受到“水”的欺侮，出现“水亢侮土”的现象，因此可通过补脾土以克肾水。

此外，脾为后天之本，为气血化生之源。《内经》曰：“人之所受气者谷也，谷之所注者胃也，胃者，水谷气血之海也……中焦亦并胃中，出上焦之后，此所受气者，泌糟粕，蒸津液，化生精微。上注于肺脉，乃化而为血，以奉生身，莫贵于此。”李东垣延伸此句之意，认为人体的一切生命活动和脏腑功能均需气血的推动和滋养，而脾胃主运化，可将饮食水谷转化为水谷精微，为化生精、气、血、津液提供充足的原料，故可认为脾胃为“气血化生之源”。《金匮要略·脏腑经络先后病脉证》中云：“四季脾旺不受邪。”意为四季脾气旺盛则正气充足，正气不易受到外邪侵袭。故脾气旺则正气亦足。

因此，补脾是在间接泻“肾实”，同时可化生气血，固扶正气。而气血足，正气固对临床肿瘤患者至关重要。临床肿瘤患者通常呈现局部实而整体虚的病机，癌毒在体内生长的同时会大量消耗人体的正气。在肿瘤治疗的早中期采用以毒攻毒的放化疗等方法，这些方法在祛除癌毒的同时消耗了大量的正气，并且化疗亦会严重损伤脾胃。

肾水的反侮，加之治疗期间对脾胃的耗损，出现脾虚甚、气血不足、正气虚衰等表现，将严重缩短患者的生存期，大大降低其生存质量。因此，补脾实土以泻“肾实”至关重要。临床可用四君子汤、黄芪建中汤、理中丸、小建中汤、砂仁、生谷芽等。

三、泻膀胱

在中医藏象学说中膀胱与肾相表里，泻腑安脏，临床可用瞿麦、车前草、石韦、泽泻等利水泻腑，以去“肾实”。另外，肾经之“实”亦可间接泻其表经——膀胱经。根据《难经·六十八难》中“阴病行阳，阳病行阴。故令募在阴，俞在阳”，《素问·阴阳应象大论》中“从阴引阳，从阳引阴”等论述，脏病属阴病，多与位于阳部的背俞穴相关，在临床针刺选穴中脏病多选用背俞穴。肿瘤归属“肾实”，则属脏病，应选用背俞穴。《灵枢·经脉》指出膀胱经的走向为“膀胱足太阳之脉，起于目内眦，上额，交巅……以下贯腨内，出外踝之后，循京骨至小指外侧”，根据“经脉所过，主治所及”，加之诸脏背俞穴皆在此经之上，可知取穴于膀胱经可调畅从头至足之气机。肿瘤患者常表现出病灶局部为实、全身为虚的症状，而背俞穴是脏腑之气输注腰背部的腧穴，既可调理脏腑经气，又有良好的补气作用，有助于气血运行。

第八章　未病先防

未病先防，既病防变。对恶性疾病来说，预防比治疗更重要。

第一节　顾护元气，神形俱充

肿瘤伤人害命，归因于疾病对元气的损耗。如前所述，正气亏虚是肾精化生元气异常所致。元气是人体最根本、最重要的气，是人体生命活动的原动力。元气以父母先天精气为根基，与肾中精气关系甚密。同时，又赖脾胃运化的水谷精气的培育和充养。肾气与脾胃之气，一为先天，一为后天。先天之气受之于父母，禀赋各有盛衰，先天不足可赖后天之保养。历代医家不乏以保养元气为纲，重视后天之脾胃者，其中以李杲最具代表性，其遣方用药即以脾胃为本，认为元气的充足很大部分是因为后天保养之缘故，只有脾胃之本得以保全，才能防止元气的过度消耗，从而神形俱充。先天后天，互相影响，先天之数已定，后天之气得养与否则赖个人补养之道。

元气决定一个人的寿命，但寿命又受到后天保养和耗损的影响。《医学源流论·元气存亡论》述曰："人之生死，当其受生之时，已有定分焉。所谓定分者，元气也。视之不见，求之不得，附于气血之内，宰乎气血之先。其成形之时，已有定分焉。"至于寿命与元气之关联，实是密不可分的。徐灵胎后文又云："故终无病者，待元气之自尽而死，此所谓终其天年者也。至于疾病之人，若元气不伤，虽病甚不死……故诊病决死生者，不视病之轻重，而视元气之存亡，则百不失一矣。"

元气可否充养？若禀赋生时已定，天地元气盛衰各异，元气赖何充养？但元气以父精母血为基，又赖后天脾胃充养，如此可知，先天虽有别，又赖后天之力，后天得养，先天乃固。若人参之品，何以养元气？人参归肺、脾、心三经，尤以补养脾胃之力强，其法乃补后天以实先天，调气道而充元气。人参补气若添油续命，其芯若灭，添油亦为徒劳。

《灵枢·天年》论寿夭："人之寿百岁而死，何以致之？答曰：使道隧以长，基墙高以方，通调营卫，三部三里起，骨高肉满，百岁乃得终。"先天元气为基，后天气道充养为墙，基墙俱坚，寿终而故。"其不能终寿而死者，何如？岐伯曰：其五脏皆不坚，使道不长，空外以张，喘息暴疾；又卑基墙薄，脉少血，其肉不石，数中风寒，血气虚，脉不通，真邪相攻，乱而相引，故中寿而尽也。"其基卑薄，其墙疮痍，不耐风雨，寿半即亡。

因此，人之元气，此有定数，决定寿命长短，后天保养得当，则终其天年，元气尽而寿终。寿命长短取决于元气的保养和耗损情况，其受环境、饮食作息等各种因素影响，饮食房劳无度，滋生百病，耗伤过度，导致元气耗损太过而夭折。元气与寿命的关系，好比基因型和环境表型的关系，每个人出生时的基因型是一定的，其决定一个人成年后的大致外貌，但是又受到后天环境、饮食等各方面影响，这也是同卵双胞胎成年后外貌发生变化的原因。

第二节　君火以明，相火以位

《素问·天元纪大论》曰："上下周纪，其有数乎？鬼臾区曰：天以六为节，地以五为制。周天气者，六期为一备；终地纪者，五岁为一周。君火以明（名），相火以位。"

此篇论天地之气感召而化生万物，"君火以明，相火以位"一句本论运气，后世医家多有发挥，如王冰注："所以地位六而言五者，天气不临君火故也。君火在相火之右，但立名于君位，不立岁气。故天之六气，不偶其气以行，君火之政，守位而奉天之命，以宣行火令尔。以名奉天，故曰君火以名；守位禀命，故云相火以位。”张介宾《类经・天元纪》云：“君者上也，相者下也。阳在上者，即君火也。阳在下者，即相火也。上者应离，阳在外也，故君火以明。下者应坎，阳在内也，故相火以位。”

君者，君主也。《素问・灵兰秘典论》曰：“心者，君主之官也，神明出焉……故主明则下安，以此养生则寿，殁世不殆，以为天下则大昌。主不明则十二官危，使道闭塞而不通。”

明者，亮也。《周易・说卦传》曰：“离也者，明也，万物皆相见，南方之卦也。圣人南面而听天下，向明而治，盖取诸此也。”《类经》曰：“由此言之，则天时人事，无不赖此明字为之主宰，而后人泯去之，其失为何如哉？不得不正。”《素问・生气通天论》曰：“阳气者，若天与日，失其所，则折寿而不彰，故天运当以日光明”。

此“君火以明”之义也。即心当如日悬朗空，驱散阴霾；如君主统领群臣以辖天下。

何为“相火”？历代医家认识并不完全一致，若溯源而论，《素问・六微旨大论》曰：“相火之下，水气承之。”《易经》中，离卦代表火，坎卦代表水，对应人身则离为心，坎为肾。故相火与“水”中之“火”关系密切。

郑钦安曾论：“离为火，属阳，气也，而真阴寄焉。中二爻，即地也。地二生火，在人为心，一点真阴藏于二阳之中，居于正南之位……午时一阴初生，降心火下交于肾，一升一降，往来不穷，性命于是乎立”“坎为水，属阴，血也，而真阳寓焉。中一爻，即天也。天一生水，在人身为肾，一点真阳，含于二阴之中，居于至阴之地，乃人立命之根，真种子也，诸书称为真阳。真阳二字，一名相火，一名命门火，一名龙雷火，一名无根火，一名阴火，一名虚火。发而为病，一名元气不纳，一名元阳浮越，一名真火沸腾，一名肾气不纳……种种名目，皆指坎中之一阳也。一阳本先天乾金所化，故有龙之名。一阳落于二阴之中，化而为水，立水之极。水性下流，此后天坎卦定位，不易之理也”。

位者，《说文解字》言：“列中廷之左右谓之位。”相火以位的意思就是相火应该谨守其本来的位置，如宰相辅助君主，代行君令，而须安于本位，不宜妄动也。相火得位，则温煦长养脏腑，相火失位，则为元气之贼，诸证群起。

肿瘤的发病亦不离此。

若“君火不明”，则心中之日不悬，精神萎靡，长期处在不良心境之中，“光明”不足，“二阳”虚弱，则二阳中之一点真阴亦不得内寄，或因欲念燔灼，心神之清虚难存，或因长期耗伤心神，心阴受损，致“午时一阴初生，降心火下交于肾”之机难以运转，则肾水寒，坎中之阳不足，相火虚衰。同时由于君火失其统摄作用，相火失位，坎中之阳不在其职，则脏腑不得温养，阴气留滞，久而成积。失位之相火由生理之火变为病理之邪火，或消烁人体正常组织，暗烁津液为痰，或热盛肉腐为脓，变成疮痈溃疡，或流窜孔窍，见目赤神烦诸象。

有学者总结君相二火的关系：相火为君火之守，君火为相火之使，君相和谐，方能形与神俱。相火妄动及亢进是所有内生邪火的本质。君相二火往往相互为病，君火过极导致相火妄动，而相火妄动则扰动心神，相火虚衰则心神失养，以致君不主令。君相失和则形神俱损。

此外“相火失位”除“君火不明”，失于统摄的原因外，也可因先天不足或后天耗损无度，导致元精亏损，水浅不养龙，致坎水失其蛰藏，相火浮越在上。或由于脾胃虚弱，中焦土不伏火，致“阴火”乘位。

所以，要注意调节患者的心神。心神清明，君火当令，方可统摄相火，若心境抑郁，则神明失主，主不明则十二官危。若思绪烦乱，欲望丛生，则心火燔灼，易引动相火离位。

《易纂言外翼》言：“小成之卦八，震巽下为主，坎离中为主，艮兑上为主，此因乾坤交易而定也。”故当顾护心之真阴、肾之真阳，并保障坎离之间“丁火”及“壬水”沟通之机。从这个角度出发，当减少心神的虚耗，并注意保存肾精，以涵藏真阳，减少欲念，以免过度扰动肾中真阳。同时因子午之时乃离中真阴与坎中真阳沟通之时，可以适当通过“子午觉”等方式，保证人体处于更好的状态。

还有学者从“君火不明，相火离位”出发，从中西医结合的角度去认识君火与心脏激素、相火与骨髓干细胞等之间的关联，提出心脏激素－骨髓干细胞－肿瘤相关性假说，认为“心脏激素减少，在一定的负反馈调节下会刺激骨髓干细胞离开它本来的位置，到达受到慢性损伤或炎症感染的部位，并在该部位进行分裂活动。干细胞过度分裂，一方面有修复损伤的作用；另一方面有避免因遭受人体免疫力杀伤而导致细胞数量不足的可能。但是，往往会造成细胞分化不全及组织修复过度，即肿瘤产生。从某种意义上说，癌细胞是机体自我保护过度的结果，或者说，癌细胞是环境压力的产物”。这些理论值得进一步探索。

第三节　抑制欲望，平和心境

《近思录》云：“循天理，则不求利而自无不利。循人欲，则求利未得而害已随之。”我们的文化遗产中关于人的修养学说和修养方法是很丰富的。“修养”一词，《辞源》做过这样的解释：“儒家指通过内心反省，培养完善的人格。”道家则称为“修心养性”。与现在讲究心理卫生是很接近的。先秦诸子学说中有关这方面的内容颇多。如孔子主张要“坦荡荡”（《论语·述而》），“泰而不骄”（《论语·子路》），“内省不疚”（《论语·颜渊》）；孟子说：“善养吾浩然之气”（《孟子·公孙丑》）；黄老学派则强调“恬淡虚无”；庄子也提出“其心志（心地宁谧），其容寂（态度安静），其颡頯（质朴无华），凄然似秋（冷静），暖然似春（和悦），喜怒通于四时，与物有宜而莫知其极”（《庄子·大宗师》）。也就是说尽可能使人的情绪与自然保持一致。《庄子》提出：“无视无听，抱神以静，形将自正。必静必清，无劳女形，无摇女精，乃可以长生。目无所见，耳无所闻，心无所知，女神将守形，形乃长生。”《内经》汲取了庄子的思想，提出“静则神藏，躁则消亡”，意思是一个人的神志保持安宁，就会少生病，健康长寿，即使生病，亦容易治疗。《素问》更是强调：“恬淡虚无，真气从之，精神内守，病安从来。是以志闲而少欲，心安而不惧，形劳而不倦，气从以顺，各从其欲，皆得所愿。故美其食，任其服，乐其俗，高下不相慕，其民故曰朴。是以嗜欲不能劳其目，淫邪不能惑其心……所以能年皆度百岁，而动作不衰。”如果利用这些学说中积极含义的一面，将不失为讲究心理卫生预防肿瘤之一助。

一、肿瘤与欲望

《说文解字》释“欲”：“食欲也，从欠、谷声。”许慎注：“欲之言续也，贪而不已，于文欠谷为欲。”由此可知，欲的本义是指对谷物的求取，对饮食的需求。后引申为对物、对事的贪求，再后抽象为一般意义上的欲望。欲望，即想得到某种东西或达到某种目的的要求，具体为物欲、情欲、色欲三个方面。物欲为想得到物质享受的欲望；情欲为对异性的欲望；色欲包括对性行为要求的性欲和情欲。由此可见，欲望在很大程度上是和人的本能需求及满足联系在一起的。《内经》用“欲”字 121 次，其用法主要可概括为两个方面：表示一般活动时取“期望”“应该”的含义，如“余欲临病，观生死，决嫌疑，如日月光”；表示人的本能活动则取“欲望、性欲”的含义，如“血食之君，骄恣从欲，轻人，而无能禁之，禁之则逆其志”表达的是物欲，“以欲竭其精，以耗散其真”则表达的是性欲。可见《内经》对物欲、情欲均有论述。

早在《素问》中就提到了肿瘤与欲望的关系：“尝贵后贱，虽不中邪，病从内生，名曰脱营。尝富后贫，名曰失精。”所谓“脱营”“失精”，相当于现代的恶性肿瘤，开始是局部有肿块，渐大如石，溃破出血水，预后不良。其病机与生活的变迁、欲望不达、情志的压抑有关，由于情绪郁结，气滞不行，日久而生血瘀，渐积而为肿块，甚则为癌。积聚，是指腹内结块或胀或痛的一种疾病。积和聚有不同的病情和病机，积是有形的，固定不移，痛有定处，病属血分，为脏病；聚是无形的，聚散无常，痛无定处，病属气分，为腑病。积聚之病，可因七情郁结而形成。因情志抑郁，肝气不舒，令脏腑失和，气机阻滞，脉络受伤，血行不畅，遂使气滞血瘀，日积月累而成是病。如《严氏济生方》说：“有如忧思喜怒之气，人之所不能无者，过则伤乎五脏……留结而为五积。”而且七情内伤，每易与风寒痰湿诸邪合而为患，形成积聚之病。如《灵枢·百病始生》说：“卒然外中于寒，若内伤于忧怒，则气上逆，气上逆则六输不通，湿气不行，凝血蕴里而不散，津液涩渗，著而不去，而积皆成矣。”陈实功在《外科正宗》一书中指出：“忧郁伤肝，思虑伤脾，积想在心，所愿不得志者，致经络痞涩，聚结成核，初如豆大，渐若棋子，半年一年，二载三载，不痛不痒，渐渐而大，始生疼痛痛则无解，日后肿如堆栗……其时五脏皆衰，四大不救，名曰乳岩。”在肿瘤的起病中情志因素起到了至关重要的作用，因此“调情志”在肿瘤预防中的作用也不容忽视，怎样运用中医养生养心的方法来预防肿瘤，将是本节重点讲解内容。

二、调身心，防肿瘤

（一）适起居

起居，指日常生活而言，包括衣食住行等各个方面，它与心理卫生有着极其密切的关系。如果一个人的居住环境好，住得舒适，饮食合理，衣着得体，睡眠安稳，工作劳动恰当，心理上自会感到安适。故《素问·上古天真论》强调要“饮食有节，起居有常，不妄作劳”。

（二）恬愉为务

“恬淡”就是要保持心境舒畅，情绪稳定。历代养生学家非常重视这方面的修养。如晋代嵇康在《养生论》中就提到：“清虚静泰，少私寡欲”“修性以保神，安心以全身，爱憎不栖于情，忧喜不留于意，泊然无感，而体气和平”。如果再配合“晞以朝阳”“绥以五弦”使精神欣快，心境宁静而舒畅，就“庶可与羡门比寿，王乔争年”了。元代王珪在《泰定养生主论》中也指出：“盖年老养生之道，不贵求奇，先当以前贤破幻之诗，洗涤胸中忧结，而名利不苟求，喜怒不妄发，声色不因循，滋味不耽嗜，神虑不邪思，无益之书莫读，不急之务莫劳。”这也是旨在去物欲，摄养心神，俾心安神爽，达到身心俱健的目的。

（三）安于境遇

“境遇”，包括居住环境和生活待遇两个方面。“安于”，就是要求承认现实，正视现实，随遇而安。在居住环境方面，尽可能进行净化、美化，保持环境卫生，邻里和睦，避免环境、水源污染和噪声干扰，使心神安定。同时，可在庭院周围栽树植草，培植花卉，室内也需整洁、美化，在这样的环境中，必然会感到赏心悦目，心旷神怡。即使条件差，至少也应该保持安静、卫生、干燥、通风、透光。否则，就会使精神抑郁、情绪烦躁，严重的也可能导致情志病证。关于生活待遇，要淡泊明志，知足常乐，不可奢求。孙思邈说：“居处不得绮靡华丽，令人贪婪无厌，乃害之源。”（《备急千金要方·道林养性》）当然，不是说生活不应优裕、越穷越好，而是说要安于现状，不能有非分之想，做到既能安贫，也能乐富。如能正确对待，生活纵然困苦，也觉乐在其中。孔子说：“富与贵，是人之所欲也，不以其道得之，不处也；贫与贱，是人之所恶也，不以其道得之，不去也。”（《论语·里仁》）即或是在艰难困苦的境遇中，也要做到“遗佚而不怨，阨穷而不悯”（《孟子·公孙丑上》）。对此，古人也有不少范例，如颜回“一箪食，一瓢饮，在陋巷，人不堪其忧，回也不改其乐”（《论语·雍也》）。孔子也是“饭疏食饮水，曲肱而枕之，乐亦在其中矣”（《论语·述而》）。可见，只要有正确的人生观，虽处困境，也能自得其乐。否则，为了追求享受，苦心钻营，是会耗损心神的。

三、节欲念

欲固人之所难免，但当节之为贵。故陶弘景在《养性延命录》中指出：“夫常人不得无欲，又复不得无事，但当和心、少念、静虑，先去乱神犯性之事，此则啬神之一术也。”

（一）戒物欲

所谓物欲，即人对物质生活的欲求。人的物欲是很难满足的，故有“欲壑难填”之说。一个人如不能正确对待生活，一味追求物质享受，往往因“汲汲而欲，神则烦，切切而思，神则败”（《彭祖摄生养性论》）。临床上像这样的例子颇不少见，有的因物欲得不到满足而思虑、烦恼，继之忧愁、愤恨、恚怒，终至神气耗损而诱发情志病证，如喜怒无常、悲伤欲哭或喜笑不休等。孙思邈《卫生歌》说得好：“贪欲无穷亡却精，用心不已失元神。劳形散尽中和气，更仗何能保此身。”可见，因贪欲而用心劳形以致亡精、失神、散气，久之会严重影响身心健康。讲究心理卫生是不能不注意的。

（二）淡名利

为了事业不懈努力，这是进取精神的表现，应当予以肯定。但如果出于个人目的，为名利去拼命钻营，自不量力地去追求，不仅有伤名节，而且由于在竞争角逐中，苦心运筹，以致耗精伤神，甚至发生情志疾病。张仲景曾在《伤寒论·自序》中指出：“但竞逐荣势，企踵权豪，孜孜汲汲，惟名利是务，崇饰其末，忽弃其本，华其外而悴其内……”如此“趋世之士，驰竞浮华，不固根本”，必然导致“忘躯徇物，危若冰谷”的境地。由此说明，对名位利禄的欲求应戒于萌生之初，不要使贪欲已成而致外物累心。唯有淡泊明志才能保持神气清净，健康无病。否则“心战于内，物诱于外，交赊相倾”，败坏元神，损及健康。另外，人的智力和能力是不齐的，有的人轻而易举获得成功，有的人加倍努力，心劳日拙，达不到预想目的。因此，必须正确认识自己，也正确看待别人，对别人的成功不妒不恨，对自己的失败也不要自暴自弃，只要从实际出发，量力而行，不懈地向正确方向努力，也会做出成绩。否则“凡人才所不至而极思之，则志伤也”（《彭祖摄生养性论》）。

（三）节性欲

孟子云：“食色，性也。”说明性欲是人的本能反应。男女到一定年龄都不可避免地有恋爱、思慕之情，直至男婚女嫁，繁衍后代，都是必需的、合理的。是以《易经》有“男女媾精”之述；《诗经》有“关雎”之咏；《内经》则有“阴阳合，故能有子”之理。正常的婚配不但不妨碍身心健康，相反还可以调节情志，疏解情绪，对于健康是有益的。不过要以有节为贵，切不可沉溺。否则，“以欲竭其精，以耗散其真，不知持满，不时御神，务快其心，逆于乐生”“半百而衰”。中医还认为，性欲太过，一方面会耗伤元气和元神；另一方面引起相火亢盛，可疏泄、消耗阴精。《格致余论》云：“人之情欲无涯，此难成易亏之阴气，若之何而可以供给也。”所谓“情欲无涯”不单单指的是性行为不节制，也包括性的欲念太过，朱震亨认为：“主闭藏者肾也，司疏泄者肝也，二脏皆有相火，而其系上属于心。心，君火也，为物所感则易动，心动则相火亦动，动则精自走，相火翕然而起，虽不交会，亦暗流而疏泄矣。”阴精一亏，则水亏火旺，水火失调，心神失其宁谧，而多梦、失眠、心悸、精神恍惚，这都是性欲不节所致。

第四节　固护心肾，防止精变无度

《灵枢·九针十二原》开宗明义：“粗守形，上守神。”此神可理解为心神。《灵枢·邪客》亦谓：“心者，五脏六腑之大主也，精神之所舍也。”明确了心的君主地位及心藏神的功能。张介宾在《类经·脏象类》中曰：“心为一身之君主，禀虚灵而含造化，具一理而应万几，脏腑百骸，惟所是命，聪明智能，莫不由之。”这一段话充分体现了心对于人体的主宰功能，而最为突出的就是心神的作用。《杂病源流犀烛》言：“十二经之气皆感而应心，十二经之精皆贡而养心，故为生之本，神之居，血之主，脉之宗……惟心精常满，故能分神于四脏，惟心气常充，故能引精于六腑。”心受五脏六腑十二经之供养，而心神统领脏腑之神，牵一发而动全身。心神对于人体的控制功能毋庸置疑，《素问·灵兰秘典论》曰：“心者，君主之官，神明出焉。”并特别指出：“凡此十二官者，不得相失也。故主明则下安。以此养生则寿，殁世不殆……主不明则十二官危，使道闭塞而不通，形乃大伤，以此养生则殃。”《素问·刺法论》曰：“道贵常存，补神固根，精气不散，神守不分……至真之要，在乎天玄，神守天息，复入本元，命曰归宗。”心神与人体各器官关系密切，主明下安，精神固守才是养生长寿之道。

肾精分先天后天，而在肾精变异学说中，此先天后天之分更加全面地阐释了肾精变异的来源。《灵枢·经脉》说：“人始生，先成精，精成而脑髓生，骨为干，脉为营，筋为刚，肉为墙，皮肤坚而毛发长。”《灵枢·决气》又说：“两神相搏，合而成形，常先身生，是谓精。”以上所述均为先天之精，人禀父精母血，阴阳相搏而成，若父母之精不足，人禀先天之精亦不足，就肿瘤而言，此先天之不足可以理解为先天遗毒。《素问·六节藏象论》曰：“肾者，主蛰，封藏之本，精之处也。”《素问·上古天真论》曰：“肾者主水，受五脏六腑之精而藏之。”这两处所言为后天之精，肾藏精，受五脏六腑之精而藏之，若肾藏精功能受损则五脏六腑之精无所藏，精气游溢，化生癌毒，就先天遗毒而言，此为后天之变。先天与后天相辅相成，无论是先天遗毒还是后天之变，均可以化生癌毒，导致肿瘤的产生。

肾精变异乃因心神不力。《素问·上古天真论》曰：“女子七岁，肾气盛，齿更发长。二七，而天癸至……七八，天癸竭，精少，肾脏衰，形体皆极，八八，则齿发去。”其中，天癸是肾中精气充盈到一定程度时产生的具有促进人体生殖器官成熟并维持生殖功能的物质，来源于先天之精，化生于后天之精。上文所述，肾精分先天后天，先天不足则为遗毒，遗毒祸害无穷，心神无所养，五脏六腑无所充，形体衰弱，极易化生癌毒，若加之后天失养，则癌毒产生更加迅速，这也是青少年发生肿瘤的根本原因。另外，一种情况则是后天之变，而后天之变与天癸及心神有着密不可分的联系。天癸的充盈与否在一定程度上决定了人体的寿命，而在先天之精无损的情况下，天癸的充盈与否取决于后天之精，那么对于大部分人也可以说后天之精就决定了人体的使用寿命。当肾精或天癸消耗将尽之时，本能的欲望就有可能导致余下的肾精发生变异，此种变异就是精变。变异肾精极其活跃，其活动脱离了心神的控制，一旦产生就会快速化生，作用于五脏六腑衰败之处。

肾受五脏六腑之精而藏之，心为五脏六腑之大主，癌毒的产生与肾精及心神均有着极为密切的关系。心神不力，统摄无能，脏腑运化功能失调，情志活动不循常道，盛衰无极，内虚极而化生癌毒。肾藏五脏六腑之精，若先天遗毒或后天促使，肾精变异，脏腑之精无所藏、无所用，加之脏腑虚极，癌毒生化不息。有三种分型：一为心神失司，肾精不固。此之谓君昏而臣尚明，心神不力，五脏六腑为之摇，五脏六腑虚极之处化生癌毒，但此癌毒化生乏力，不得精气所助，发展较为局限且缓慢，属于较为和缓的一类。二为心神尚调，肾精变异。此之谓君明而臣昏，变异肾精既成，全然不受心神之约束，择五脏六腑衰败之处而生，但此时君主尚明，其余脏腑之活动亦受约束，供变异肾精发展之处较为局限，其局部发展虽快，而不至迅速扩散。三为心神不力，肾精变异。此之谓君臣俱昏，五脏六腑不受心神之约，不循常道，加速衰败，使得变异肾精有了极为广阔的发展空间，此时癌毒不仅化生迅速，且极易扩散，为三者中最恶性的一类。

针对肾精变异与心神不力学说，提出心肾同治的大纲领，在治肾的同时固护心神，从根本上减少癌毒的产生与扩散。①肾五行属水，八卦中属坎卦，当补元阴而抑坎中之异常阳爻。②肾与膀胱相表里，当泻腑而安脏，通泻膀胱。③根据五行生克理论，当补土而抑金，临床应当健脾益胃而泻肺通肠。④固护心神，约束脏腑，防止相火上炎，心肾同病。

参考文献

[1] 郁仁存，王笑民，徐咏梅．郁仁存中西医结合肿瘤学［M］．北京：中国协和医科大学出版社，2008.

[2] 王笑民．实用中西医结合肿瘤内科学［M］．北京：中国中医药出版社，2014.

[3] 彭子益．圆运动的古中医学［M］．北京：学苑出版社，2008.

[4] 南京中医药大学．中药大辞典［M］.2 版．上海：上海科学技术出版社，2006.

[5] 张灿玾．黄帝内经文献研究［M］．上海：上海中医药大学出版社，2005.

[6] 马莳．黄帝内经素问注证发微［M］．田代华，主校．北京：人民卫生出版社，1998.

[7] 马莳．黄帝内经灵枢注证发微［M］．刘更生，郭瑞华，点校．北京：人民卫生出版社，1994.

[8] 张机．伤寒论［M］．上海中医学院伤寒温病教研组，校注．上海：上海科学技术出版社，1983.

[9] 葛洪．肘后备急方［M］．汪剑，邹运国，罗思航，整理．北京：中国中医药出版社，2016.

[10] 巢元方．诸病源候论［M］．王旭东，校证．北京：中国中医药出版社，2018.

[11] 孙思邈．备急千金要方［M］．李景荣，校注．北京：人民卫生出版社，1994.

[12] 周仲瑛．中医古籍珍本集成续外伤科卷：外科精要卫济宝书大河外科［M］．长沙：湖南科学技术出版社，2014.

[13] 俞震．古今医案按［M］．达美君，校注．北京：中国中医药出版社，1998.

[14] 王清任．医林改错［M］．李天德，张学文，整理．北京：人民卫生出版社，2005.

[15] 张景岳．类经［M］．李廷荃，王新民，王润平，校注．太原：山西科学技术出

版社，2013.
［16］张从正．儒门事亲［M］．萧国钢，校注．北京：中医古籍出版社，1996.
［17］张志聪．侣山堂类辩 2 卷［M］．王新华，点注．南京：江苏科学技术出版社，1982.
［18］唐宗海．血证论［M］．欧阳兵，点校．天津：天津科学技术出版社，2003.
［19］张璐．张氏医通［M］．王兴华，整理．北京：人民卫生出版社，2006.
［20］赵佶敕．圣济总录校点本下［M］．郑金生，汪惟刚，犬卷太一，校点．北京：人民卫生出版社，2013.
［21］龚廷贤．寿世保元［M］．孙洽熙，点校．北京：中国中医药出版社，1993.
［22］薛己．薛氏医案［M］．张慧芳，伊广谦，校注．北京：中国中医药出版社，1997.
［23］陈自明．妇人大全良方［M］．田代华，点校．天津：天津科学技术出版社，2003.
［24］魏之琇．续名医类案［M］．黄汉儒，点校．北京：人民卫生出版社，1997.
［25］孙一奎．赤水玄珠［M］．叶川，建一，校注．北京：中国中医药出版社，1996.
［26］王肯堂．证治准绳［M］．吴唯，校注．北京：中国中医药出版社，1997.
［27］缪希雍．先醒斋医学广笔记［M］．盛燕江，校注．北京：中国中医药出版社，1998.10.
［28］周仲瑛，于文明．神农本草经疏［M］．长沙：湖南科学技术出版社，2014.
［29］张介宾．景岳全书［M］．赵立勋，主校．北京：人民卫生出版社，1991.
［30］吴谦．医宗金鉴［M］．石学文，点校．沈阳：辽宁科学技术出版社，1997.
［31］王子接．中医非物质文化遗产临床经典读本：绛雪园古方选注［M］．谷建军，校注．北京：中国医药科技出版社，2012.
［32］何梦瑶．医碥［M］．邓铁涛，刘纪莎，点校．北京：人民卫生出版社，1994.
［33］高秉钧．疡科心得集［M］．盛维忠，校注．北京：中国中医药出版社，2000.
［34］朱丹溪．中医非物质文化遗产临床经典读本：丹溪心法［M］．周琦，校注．北京：中国医药科技出版社，2012.
［35］张璐．张氏医通［M］．王兴华，整理．北京：人民卫生出版社，2006.
［36］吴有性．温疫论［M］．孟澍，江杨进，点校．北京：人民卫生出版社，1990.

[37] 张锡纯．中医非物质文化遗产临床经典名著：医学衷中参西录［M］．于华芸，赵艳，季旭明，等，校注．北京：中国医药科技出版社，2011.

[38] 林佩琴．类证治裁［M］．李德新，整理．北京：人民卫生出版社，2005.

[39] 孔子．论语［M］．裔一，译注．南京：南京大学出版社，2019.

[40] 孟轲．孟子［M］．刘财元，译注．西宁：青海人民出版社，2004.

[41] 严用和．重订严氏济生方［M］．浙江省中医研究所文献组，湖州中医院，整理．北京：人民卫生出版社，1980.

[42] 柴中元．老寿星彭祖长寿秘诀［M］．上海：上海中医药大学出版社，1996.

[43] 杨永，王笑民．基于“肝主生发”从肝论治肿瘤的复发与转移［J］．中医杂志，2023，64（1）：95-97

[44] 杨永，王笑民．癌症“心”论［J］．辽宁中医杂志，2019，46（1）：47-49

[45] 杨永，王笑民．从“岩”“燚”与象思维认识恶性肿瘤的本质［J］．中医杂志，2017，58（14）：1253-1255

[46] 杨永，王笑民．王笑民应用毒性药治疗癌症经验［J］．中医药导报，2017，23（22）：52-54.

[47] 杨永，王笑民．肿瘤转移器官偏嗜性探析［J］．中医药导报，2017，23（1）：38-40.

[48] 杨永，杨霖，于明薇，等．癌毒阴阳辨［J］．中医杂志，2016，57（17）：1522-1523.

[49] 张葛，花宝金．从炎性微环境探究中医肿瘤病机与治则治法［J］．中医杂志，2012，53（13）：1101-1104.

[50] 孙宏新，朴炳奎．流式细胞仪检测益肺清化膏对荷瘤小鼠瘤组织 E-cad CD44v6 表达水平的影响［J］．中医药学刊，2005（6）：1014-1016.

[51] 李忠，刘丹，刘杰，等．肿瘤中医“耗散病机假说”的建立和固摄法的提出［J］．南京中医药大学学报，2006，22（3）：140-142.

[52] 卢雯平，林洪生．160 例乳腺癌术后血行转移患者中医辨证分型的研究［J］．临床肿瘤学杂志 2006，11（6）：425-427.

[53] 刘胜，孙霈平，花永强．试论“治未病”思想在乳腺癌术后抗复发转移治疗中的应用［J］．上海中医药大学学报，2008，22（6）：3-6.

[54] 刘胜，花永强，孙霈平，等. 乳移平抗乳腺癌术后复发转移的临床研究 [J]. 中西医结合学报，2007，5（2）：147–149.

[55] 关新军，王娅玲. 骨转移癌的病因病机探讨 [J]. 中国中医基础医学杂志，2009，15（3）：176.

[56] 王云启. 阳和汤加味合云克治疗骨转移癌30例临床观察 [J]. 浙江中医杂志，2005，40（1）：16–17.

[57] 何好臣，郭勇. 益气养阴中药抗肿瘤转移的研究现状 [J]. 山西中医学院学报，2007，8（2）：57–58.

[58] 辛海，马琴. 防治恶性肿瘤转移的理论探讨 [J]. 中国中医基础医学杂志，2004，10（2）：45–47.

[59] 张杰，李涢，崔成德，等. 补肾益精方药对老年大鼠染色体端粒D N A重复序列长度的影响 [J]. 中国中医基础医学杂志，2004，10（10）：16–17.

[60] DUNN G P，BRUCE A T，Ikeda H，et al. Cancer immunoediting：from immunosurveillance to tumor escape. [J]. Nature Immunology，2002，3（11），991–998.

[61] WHITESIDE T L. Immune suppression in cancer：effects on immune cells，mechanisms and future therapeutic intervention. [J]. Seminars in Cancer Biology，2006，16（1），3–15.

[62] VIVIER E，TOMASELLO E，BARATIN M，et al. Functions of natural killer cells. [J]. Nature Immunology，2008，9（5），503–510.

[63] ZHANG L，CONEJO-GARCIA J R，KATSAROS D，et al. Intratumoral T cells，recurrence，and survival in epithelial ovarian cancer. [J]. New England Journal of Medicine，2003，348（3），203–213.

[64] SEPHTON S E，SAPOLSKY R M，KRAEMER，et al. Diurnal cortisol rhythm as a predictor of breast cancer survival. [J]. Journal of the National Cancer Institute，2000，92（12），994–1000.

[65] REICHE E M V，NUNES S O V，MORIMOTO H K. Stress，depression，the immune system，and cancer. [J]. The Lancet Oncology，2004，5（10），617–625.

[66] 王琦，李建生，王永炎．中医证候与免疫功能关系的研究进展［J］．中国中西医结合杂志，2003，23（5），389-392.

[67] 王静，李伟，张晓峰．化痰类中药抗肿瘤转移的分子机制研究进展［J］．中国中药杂志，2020，45（12），2801-2808.

[68] 刘友章，李静，王丽．脾虚证与线粒体功能障碍的相关性研究进展［J］．中国中西医结合杂志，2018，38（6），752-756.

[69] 李明，张华，王磊．肿瘤细胞线粒体功能异常与肿瘤微环境的关系研究进展［J］．中国肿瘤临床，2021，38（15），923-927.

[70] 王磊，张晓峰，李伟．中医脾虚证与痰浊内生的关系研究进展［J］．中医杂志，2019，60（8），689-693.

[71] 李明，张华，王磊．恶性肿瘤患者血液流变学指标的变化及其临床意义［J］．中国肿瘤临床，2020，47（15），789-794.

[72] WANG Y，LI X，ZHANG H. Changes in hemorheological parameters in patients with advanced cancer：A systematic review and meta-analysis.［J］. Clinical Hemorheology and Microcirculation，2019，72（3），245-256.

[73] LIU Y，CHEN X，WANG Y. The role of fibrinogen in cancer progression and metastasis.［J］. Journal of Cancer Research and Clinical Oncology，2020，146（5），1129-1141.

[74] 吴云鹏，李明，张华．肺癌转移患者血液流变学指标的变化及其临床意义［J］．中国肺癌杂志，2018，21（6），456-462.

[75] CHEN Y，WANG L. Hemorheological changes in cancer patients with metastasis：A clinical perspective.［J］. Clinical Oncology，2021，33（8），521-529.

[76] ZHANG H，LI X，WANG Y. Hemorheological parameters as diagnostic markers for distinguishing between benign and malignant tumors：A clinical study.［J］. Journal of Clinical Laboratory Analysis，2020，34（6），223-245.

[77] 王磊，张华，李明．血液流变学在原发性肝癌与肝硬化鉴别诊断中的应用［J］．中国肿瘤临床，2019，46（12），623-628.

[78] 孙娴，向春婕，徐硕，等．胃癌患者常见舌苔类型与肠道菌群的相关性分析［J］．世界科学技术－中医药现代化，2020，22（3）：759-769.

[79] 夏士安，吴国华，吴敏.53例患者舌受辐射后舌苔的变化分析［J］.中医杂志，1998（12）：745、708

[80] 左明焕，王芬，孙韬.晚期肺癌的中医证候研究［J］.北京中医药大学学报（中医临床版），2003（4）：7-9.

[81] 瞿彬，张培彤.肺癌并发胸水患者中医证型分布规律研究［J］.中医杂志，2011，52（6）：483-485.

[82] KARAGIANNIS G N，PASTORIZA J M，WANG Y，et al. Paclitaxel enhances tumor metastasis in breast cancer through the induction of pro-tumorigenic extracellular vesicles［J］. Cancer Research，2017，77（5），1335-1347.

[83] HAI T，ZHANG L，CHEN X，et al. Paclitaxel-mediated changes in the lung microenvironment aid metastatic colonization of breast cancer cells［J］. Journal of Clinical Investigation，2017，127（7），3023-3035.

[84] KEKLIKOGLOU I，DE PALMA M，COSTE A，et al. Chemotherapy promotes the release of exosomes from breast cancer cells，influencing tumor progression and metastasis［J］. Cancer Cell，2017，32（3），485-499.

[85] AL-ASSAR O，MUSCHEL R J，MCKENNA W G，et al. γ-H2AX as a biomarker of DNA damage and repair in cancer stem cells following radiation exposure［J］. Radiotherapy and Oncology，2017，122（2），234-241.

[86] HELLMAN S，VRHOVEC B，CEMAZAR M，et al. The role of blood rheology in cancer metastasis and chemotherapy［J］. Journal of Hematology Oncology，2017，10（1），49.

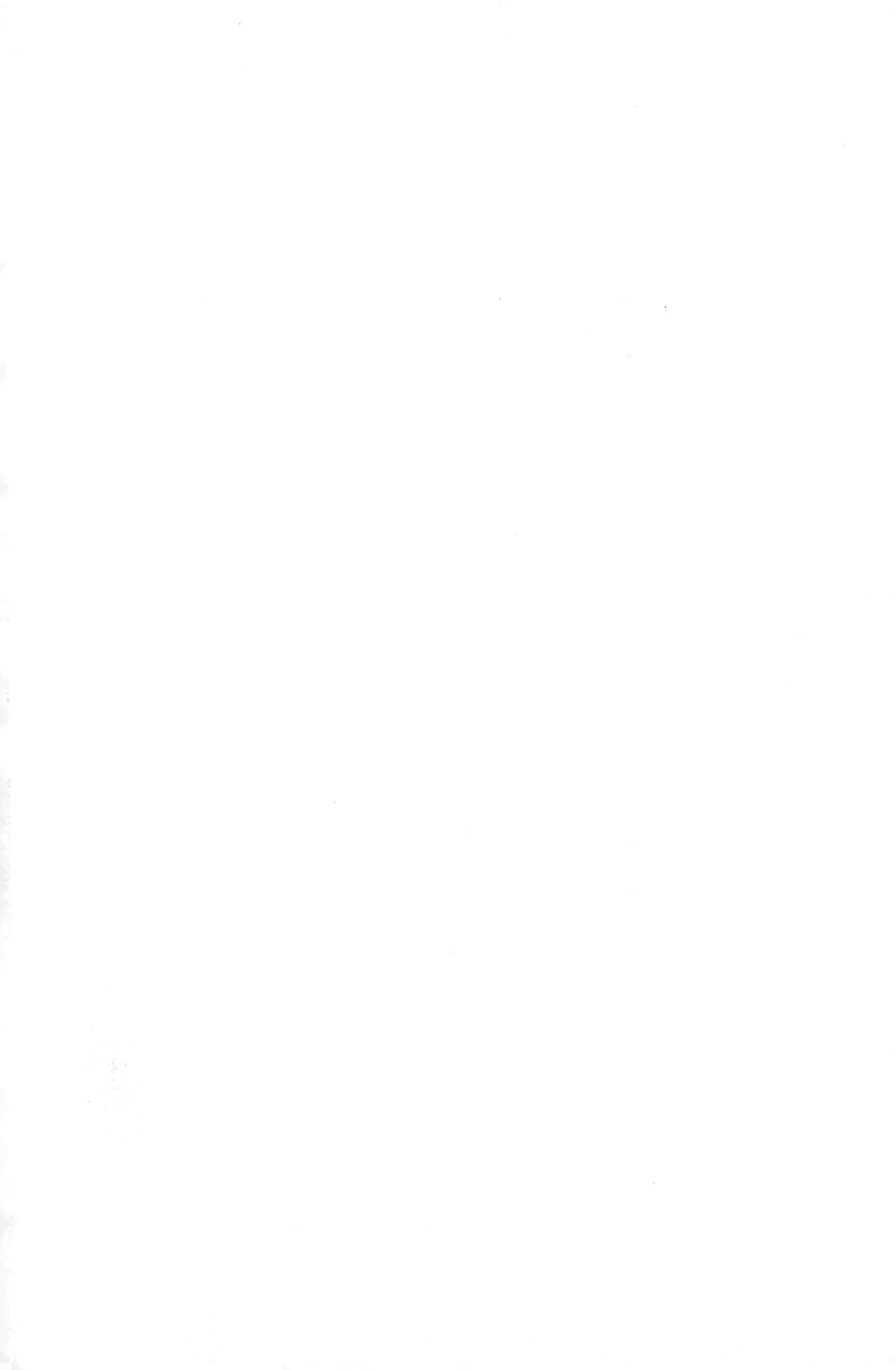